全国高等院校医学实验教学规划教材

医学免疫学
与病原生物学实验

主　编　吴学敏　张　佩

副主编　卢　颖　金旭鹏　单　颖　佟　伟
　　　　崔洪雨

编　委　(按姓氏笔画排序)

王　岚(沈阳医学院)　　　　王　琴(辽宁医学院)

王光川(辽宁医学院)　　　　卢　颖(辽宁医学院)

李淑华(辽宁医学院)　　　　吴　囡(辽宁医学院)

吴学敏(辽宁医学院)　　　　佟　伟(辽宁医学院)

沈雁飞(辽宁医学院)　　　　张　佩(辽宁医学院)

张轶博(辽宁医学院)　　　　金旭鹏(辽宁医学院)

单　颖(辽宁医学院)　　　　官　杰(齐齐哈尔医学院)

赵玉玲(赤峰学院医学院)　　柳明杰(辽宁医学院)

董　颖(辽宁医学院)　　　　程　峰(辽宁医学院)

科学出版社

北　京

内 容 简 介

本教材是在结合本校教学工作实际、借鉴兄弟院校的成熟经验基础上编写而成。全书共四篇13章,第一篇为常用仪器使用、试剂配制及基本实验操作,主要介绍实验室常规仪器设备的使用与维护、常用试剂的配制、常用动物实验技术及免疫学、微生物学、寄生虫学基本实验方法;第二篇为经典验证性实验,目的是训练学生的基本技能,并巩固基本知识、验证基本理论;第三篇的综合性实验,是在有一定的实验基础上为解决临床某些具体问题而开设的,目的是提高学生对学科内的知识和技术进行综合运用与分析的能力;第四篇的创新性实验旨在培养学生的创新思维能力和基本科研能力。

在编写形式方面,每项实验都包括实验目的、实验原理、实验材料、实验方法及注意事项,并在每个实验后附有一定量的思考题。

本书可供高等医学院校临床、口腔、影像、麻醉、护理、预防及药学等各专业学生使用。

图书在版编目(CIP)数据

医学免疫学与病原生物学实验 / 吴学敏,张佩主编 .—北京:科学出版社,2011.6
（全国高等院校医学实验教学规划教材）
ISBN 978-7-03-031573-1

Ⅰ.医… Ⅱ.①吴… ②张… Ⅲ.①医药学;免疫学-实验-医学院校-教材
②病原微生物-实验-医学院校-教材 Ⅳ.①R392-33 ②R37-33

中国版本图书馆 CIP 数据核字(2011)第 113488 号

责任编辑:周万灏 / 责任校对:包志虹
责任印制:赵　博 / 封面设计:范璧合

科 学 出 版 社 出版
北京东黄城根北街 16 号
邮政编码:100717
http://www.sciencep.com

北京世汉凌云印刷有限公司　印刷
科学出版社发行　各地新华书店经销
*
2011 年 6 月第 一 版　　开本:787×1092　1/16
2017 年 1 月第七次印刷　　印张:13
字数:304 000
定价:39.00 元
(如有印装质量问题,我社负责调换)

总　序

随着生命科学及其实验技术的飞速发展，我国高等医学教育对医学实验教学提出了更高的要求，大量先进医学实验进入实验教学课程体系将成为必然趋势。要全面推进现代医学实验教学的发展，必须加大对实验项目、实验条件、实验教学体系的改革力度，这对培养适应 21 世纪医药卫生事业发展的高素质医学人才具有重要意义。建立以能力培养为主线，分层次、多模块、相互衔接的实验教学体系，与理论教学既联系又相对独立，实现基础与前沿、经典与现代的有机结合是我们编写本系列教材的初衷。依照此要求编写的医学基础课实验系列教材，其基本理念是面向学生未来，立足创新能力教育，体现科学本质，突出科学探索，反映当代科学成果。设计思路突出"整合"和"探究"两大特点。力图从实际应用性出发构建具有自身特点的实验教学内容，进而通过实验结果的分析与思辨，期望在医学基础课实验教学体系和方法上有所继承与突破。

本系列实验教材由长期工作在教学和科研一线的教师编写而成，将实验内容分为基本实验操作及常用仪器使用、经典验证性实验、综合性实验和创新性实验，并将实验报告融入到实验教材中。系列教材共九本，包括《大学计算机基础实践教程》、《医学大体形态学实验》、《医学显微形态学实验》、《医学机能实验学》、《生物化学与分子生物学实验》、《医学免疫学与病原生物学实验》、《医用物理学实验》、《医用化学实验》和《临床技能学》。

本系列教材读者对象以本科、专科临床医学专业为主，兼顾预防、口腔、影像、麻醉、检验、护理、药学等专业需求，涵盖医学生基础医学全部的实验教学内容。

由于水平和时间的限制，缺点和错误在所难免，恳请读者和同行专家提出宝贵意见。

《全国高等院校医学实验教学规划教材》

总编委会

2011.1

前　言

　　《医学免疫学与病原生物学实验》涵盖了医学免疫学、医学微生物学及人体寄生虫学的实验内容。实验教学是体现三基(基本理论、基本知识、基本技能)中基本技能的主要手段,它是加深和验证基本理论和基本知识的途径,是学好相关课程的重要环节。通过实践,使学生掌握基本的实验诊断技术,为今后的学习及医疗科研工作打下良好基础。

　　结合教学工作实际,并参考兄弟院校的成熟经验,我们编写了适合于临床、口腔、影像、麻醉、护理、预防及药学等各专业使用的实验指导。全书共四篇13章,第一篇为常用仪器使用、试剂配制及基本实验操作,主要介绍实验室常规仪器设备的使用与维护、常用试剂的配制、常用动物实验技术及免疫学、微生物学、寄生虫学基本实验方法;第二篇为经典验证性实验,目的是训练学生的基本技能,并巩固基本知识、验证基本理论;第三篇的综合性实验,是在有一定的实验基础上为解决临床某些具体问题而开设的,目的是提高学生对学科内的知识和技术进行综合运用与分析的能力;第四篇的创新性实验旨在培养学生的创新思维能力和基本科研能力。

　　本书以其实用性、科学性、先进性为原则,尽可能满足各层次学生实验要求。每项实验都由实验目的、实验原理、实验材料、实验方法及注意事项构成,并附有一定量的思考题。

　　本书中各实验相对独立,在教学中各不同专业可根据各自教学大纲的要求、学时分配、实验条件及专业的特点选择相应实验内容。

　　编写本书是我们多年教学改革的愿望和尝试,但由于我们的编写能力有限,书中难免有不妥和疏漏之处,恳请同行及使用者多提宝贵意见。

编　者

2011 年 3 月

目　　录

实验室安全守则

医学免疫学与病原生物学实验包括医学免疫学、医学微生物学和人体寄生虫学三个专业的基本技术和实验方法。实验中所用标本大多含有病原生物,有些病原生物传染性强。因此,实验中要严格遵守无菌操作技术规范,避免发生自身感染和环境污染。为此,全体师生必须遵守下列实验室安全守则。

(1)进入实验室,穿上实验室专用的白大衣;非必需的物品不要带入室内。

(2)严禁饮食、咬笔杆、触摸隐性眼睛、随便走动及大声喧哗等;无特殊情况不得中途离开实验室。

(3)爱护共物,节约使用实验材料;严禁在白大衣、吸水滤纸、桌面、抽屉和墙壁上乱写乱画;未经教师允许不得擅自将实验室内物品带出。

(4)实验中若发生任何意外污染(如传染性材料污染了桌面和物品,划破皮肤,吸入菌液或实验器材打破等),应立即报告指导教师,进行相应处理。

(5)用过的有菌器材等应放到指定的消毒容器内,不得随意放在桌上或水池中。

(6)易燃品切勿接近火;丢失或损坏器材及标本时要立即报告并予赔偿。

(7)实验结束后,显微镜镜头上的香柏油和其他部件上无意溅落的香柏油要擦拭干净;洗刷试管及用过的器材;及时清理实验区,物归原处,摆放整齐。

(8)关闭水、电及煤气;然后脱下白大衣,洗手消毒后方可离开实验室;值日同学打扫卫生,关好门窗,经老师允许后方可洗手消毒,离开实验室。

第一篇 常用仪器使用、试剂配制及基本实验操作

第一章 常用仪器设备的使用

一、显 微 镜

（一）显微镜的种类

显微镜是一种精密的光学仪器，是由一个或几个透镜组合构成，可用于放大微小物体使人用肉眼可以观察。显微镜以显微原理进行分类，可分为光学显微镜与电子显微镜；按可移动性进行分类，可分为台式显微镜与便携式显微镜。其中光学显微镜还可细分为普通光学显微镜、暗视野显微镜、荧光显微镜、相差显微镜、激光共聚焦扫描显微镜、偏光显微镜、微分干涉差显微镜、倒置显微镜等。下面介绍几种比较常用的显微镜：

1. 普通光学显微镜　用日光或灯光为光源，在最佳条件下分辨率可达 $0.25\mu m$，在油浸镜放大 1000 倍时，能将 $0.25\mu m$ 的微粒放大到 $0.25mm$ 的肉眼可观察范围（肉眼可见最小形态为 $0.2mm$）。由于一般病原生物都大于 $0.25\mu m$，故利用普通光学显微镜都可进行观察。

2. 暗视野显微镜　暗视野显微镜是光学显微镜的一种，也叫超显微镜。暗视野显微镜的聚光镜中央有挡光片，使照明光线不直接进入物镜，只允许被标本反射和衍射的光线进入物镜，因而视野的背景是黑的，物体的边缘是亮的。利用这种显微镜能见到小至 4 ~ 200nm 的微粒子，分辨率可比普通显微镜高 50 倍。

3. 荧光显微镜　荧光显微镜是以紫外线为光源，现多采用 200W 的超高压汞灯作为光源照射，由于光源波长短，故分辨率高于普通显微镜。用荧光染料或荧光抗体染色细菌或病毒等微生物后，经紫外线照射可发荧光，利用荧光显微镜可进行定性和定量分析。

4. 相差显微镜　相差显微镜可利用光的衍射和干涉现象将透过标本的光线光程差或相位差转换成肉眼可分辨的振幅差，从而提高了密度不同物质图像的明暗区别。活细胞和未染色的生物标本，因其各部细微结构的折射率和厚度不同，光波通过时，波长和振幅并不变化，仅相位变化（振幅差），这种振幅差人眼无法观察。而相差显微镜通过改变这种相位差，利用光的衍射和干涉现象，把相位差变为振幅差来观察活细胞和未染色的标本。

5. 电子显微镜　电子显微镜是根据电子光学原理，用电子束和电子透镜代替光束和光学透镜，使物质的细微结构在非常高的放大倍数下成像的仪器。电子显微镜的放大倍数可达到数十万倍，能分辨 1nm 的物体。电子显微镜除了最早发明的透射电子显微镜外，还有其他多种类型，如扫描电镜、分析电镜、超高压电镜等。

（二）普通光学显微镜的构造

1. 机械装置

（1）镜座和镜臂：镜座位于显微镜底部，呈马蹄形，它支持全镜。镜臂有固定式和活动式两种，活动式的镜臂可改变角度。镜臂支持镜筒。

（2）镜筒：是由金属制成的圆筒，上接目镜，下接转换器。镜筒有单筒和双筒两种，单筒又可分为直立式和后倾式两种。而双筒则都是倾斜式的，倾斜式镜筒倾斜45°。双筒中的一个目镜有屈光度调节装置，以备在两眼视力不同的情况下调节使用。

（3）转换器：为两个金属碟所合成的一个转盘，其上装 3 ~ 4 个物镜，可使每个物镜通过镜筒与目镜构成一个放大系统。

（4）载物台：又称镜台，为方形或圆形的盘，用以载放被检物体，中心有一个通光孔。载物台上有的装有两个金属压夹称标本夹，用以固定标本；有的装有标本推动器，将标本固定后，能前后左右推动。有的推动器上有刻度，能确定标本位置，便于找到变换的视野。

（5）调焦装置：调节物镜和标本间距离的机件，有粗动螺旋即粗调节器和微动螺旋即细调节器，利用它们使镜筒或镜台上下移动，当物体在物镜和目镜焦点上时，得到清晰图像。

2. 光学装置

（1）物镜：物镜安装在镜筒下端的转换器上，因接近被观察的物体，故又称接物镜。其作用是将物体作第一次放大，是决定成像质量和分辨能力的重要部件。物镜上通常标有数值孔径、放大倍数、镜筒长度、焦距等主要参数。如：NA 0.30；10×；160/0.17；16mm。其中"NA 0.30"表示数值孔径（numerical aperture，简写为 NA）；"10×"表示放大倍数；"160/0.17"分别表示镜筒长度和所需盖玻片厚度（mm）；16mm 表示焦距。

（2）目镜：装于镜筒上端，由两块透镜组成。目镜把物镜成的像再次放大，不增加分辨率，上面一般标有7×、10×、15×等放大倍数，可根据需要选用。一般可按与物镜放大倍数的乘积为物镜数值孔径的 500 ~ 700 倍为准，最大也不能超过 1000 倍。目镜的放大倍数过大，反而影响观察效果。

（3）聚光器：光源射出的光线通过聚光器汇聚成光锥照射标本，增强照明度和造成适宜的光锥角度，提高物镜的分辨力。聚光器由聚光镜和虹彩光圈组成，聚光镜由透镜组成，其数值孔径可大于1，当使用大于1的聚光镜时，需在聚光镜和载玻片之间加香柏油，否则只能达到1.0。虹彩光圈由薄金属片组成，中心形成圆孔，推动把手可随意调整透进光的强弱。调节聚光镜的高度和虹彩光圈的大小，可得到适当的光照和清晰的图像。

（4）光源：较新式的显微镜光源通常安装在镜座内，通过按钮开关控制；老式的显微镜大多是采用附着在镜臂上的反光镜，反光镜是一个两面镜子，一面是平面，另一面是凹面。使用低倍和高倍镜观察时，用平面反光镜；使用油镜或光线弱时可用凹面反光镜。

（5）滤光片：可见光是由各种颜色的光组成的，不同颜色的光线波长不同。如只需某一波长的光线时，就要用滤光片。选用适当的滤光片，可以提高分辨力，增加影像的反差和清晰度。滤光片有紫、青、蓝、绿、黄、橙、红等各种颜色的，分别透过不同波长的可见光，可根据标本本身的颜色，在聚光器下加相应的滤光片。

（三）普通光学显微镜使用方法

1. 低倍镜的使用方法

（1）取镜和放置：取下绸布和外罩，右手紧握镜臂，左手托住镜座，将显微镜放在自己左前方的实验台上,镜座后端距桌边1~2寸为宜,便于坐着操作。

(2)对光:用拇指和中指移动旋转器,使低倍镜对准镜台的通光孔。打开光圈,上升集光器,并将反光镜转向光源,以左眼在目镜上观察,同时调节反光镜方向,直到视野内的光线均匀明亮为止。

(3)放置玻片标本:取一玻片标本放在镜台上,一定使有盖玻片的一面朝上,切不可放反,用推片器弹簧夹夹住,然后旋转推片器螺旋,将所要观察的部位调到通光孔的正中。

(4)调节焦距:以左手按逆时针方向转动粗调节器,使镜台缓慢上升至物镜距标本片约5mm处,应注意在上升镜台时,切勿在目镜上观察,一定要从右侧看着镜台上升,以免上升过多,造成镜头或标本片的损坏。然后,两眼同时睁开,用左眼在目镜上观察,左手顺时针方向缓慢转动粗调节器,使镜台缓慢下降,直到视野中出现清晰的物像为止。

如果物像不在视野中心,可调节推片器将其调到中心,注意移动玻片的方向与视野物像移动的方向是相反的。如果视野内亮度不合适,可通过升降集光器的位置或开闭光圈大小来调节,如果在调节焦距时,镜台下降已超过工作距离(>5.40mm)而未见到物像,说明此次操作失败,则应重新操作,切不可心急而盲目地上升镜台。

2. 高倍镜的使用方法

(1)选好目标:一定要先在低倍镜下把需进一步观察的部位调到中心,同时把物像调节到最清晰的程度,才能进行高倍镜的观察。

(2)转动转换器,调换上高倍镜头,转换高倍镜时转动速度要慢,并从侧面进行观察,防止高倍镜头碰撞玻片,如高倍镜头碰到玻片,说明低倍镜的焦距没有调好,应重新操作。

(3)调节焦距:转换好高倍镜后,用左眼在目镜上观察,此时一般能见到一个不太清楚的物像,可将细调节器的螺旋逆时针移动约0.5~1圈,即可获得清晰的物像。

如果视野的亮度不合适,可用集光器和光圈加以调节,如果需要更换玻片标本时,必须顺时针转动粗调节器使镜台下降,方可取下玻片标本。

3. 油镜的使用方法

(1)使用油镜前,须先经低、高倍镜观察,后将需进一步放大部分移到视野中心。

(2)将集光器上升到最高位置,光圈开到最大。

(3)转动转换器,使高倍镜镜头离开通光孔,在需要观察部位的玻片上滴加一滴香柏油,然后慢慢转动油镜,在转换油镜时,从侧面水平注视镜头与玻片的距离,使镜头浸入油中而又不以压破载玻片为宜。

(4)观察目镜,并慢慢转动细调节器至物像清晰为止。如果不出现物像或者目标不理想要重找,在加油区之外重找时应按:低倍到高倍到油镜程序;在加油区内重找应按:低倍到油镜程序,不得经高倍镜,以免油沾污镜头。

(5)油镜使用完毕,先用擦镜纸沾少许二甲苯将镜头上和标本上的香柏油擦去,然后再用干擦镜纸擦干净。

4. 显微镜使用注意事项

(1)持镜时须右手握臂、左手托座,不可单手提取,以免零件脱落或碰撞其他地方。

(2)轻拿轻放,不可把显微镜放置在实验台边缘,以免将其碰翻落地。

(3)保持显微镜的清洁,光学和照明部分只能用擦镜纸擦拭,切忌口吹手抹或用布擦,机械部分用布擦拭。

(4)水滴、酒精或其他药品切勿接触镜头和镜台,如果沾污应立即擦净。

（5）放置玻片标本时要对准通光孔中央,且不能反放玻片,防止压坏玻片或碰坏物镜。

（6）要养成两眼同时睁开的习惯,以一眼观察视野,另一眼用以绘图。

（7）使用完毕后,取下标本片,转动旋转器使镜头离开通光孔,下降镜台,平放反光镜,下降集光器,关闭光圈,推片器回位,盖上绸布和外罩,最后填写使用登记表。

二、高压蒸汽灭菌器

（一）高压蒸汽灭菌器的工作原理

高压蒸汽灭菌器是由一个具有两层壁的能耐高压的锅炉构成,蒸汽进入消毒室内,积聚产生压力。蒸汽压力增高,温度随之增高。在压力 104.0 ~ 137.3kPa 时,温度可达 121 ~ 126℃,维持 30 分钟,即能杀死包括具有顽强抵抗力的细菌芽胞在内的一切微生物,达到灭菌目的。此法常用于一般培养基、手术器械及敷料等耐湿和耐高温物品的灭菌。

（二）高压蒸汽灭菌器的使用方法

（1）将需要灭菌的物品放入消毒室内,紧闭器门。

（2）先使蒸汽进入夹套,在达到所需的控制压力后,将冷凝水泄出器前面的冷凝阀旋开少许,再将总阀开放,使蒸汽进入消毒室。

（3）冷凝阀的开放是使冷凝水和空气从消毒室内排出,以确保消毒室所需的温度。

（4）此时可看到夹套的蒸汽压力下降,消毒室的蒸汽压力上升。

（5）在消毒室温度表达到预选温度时,开始计算灭菌时间。

（6）灭菌时间终了后,让消毒室内的蒸汽自然冷却或予以排气。

（7）在消毒室压力表下降到"0"位 1 ~ 2 分钟后,将门打开。

（8）再等 10 ~ 15 分钟后取出已灭菌的物品。

（9）由于余热的作用和蒸发,包裹即能干燥。物品灭菌后,一般可保留 2 周。

（三）高压蒸汽灭菌器的使用注意事项

（1）需要灭菌的各种包裹不应过大、过紧,一般应小于 55cm×33cm×22cm。

（2）放入灭菌器内的包裹,不要排得太密,以免妨碍蒸汽透入,影响灭菌效果。

（3）包内和包外各贴一条灭菌指示带(长约 6 ~ 8cm),如压力达到 15 分钟时,指示纸带上即出现黑色条纹,表示已达灭菌的要求。

（4）易燃和易爆炸物品如碘仿、苯类等,禁用高压蒸汽灭菌法;锐利器械如刀、剪不宜用此法灭菌,以免变钝。

（5）瓶装液体灭菌时,要用玻璃纸和纱布包扎瓶口,如用橡皮塞的,应插入针头排气。

（6）已灭菌的物品应做记号,以便识别,并需与未灭菌的物品分开放置,以免弄错。

（7）专人负责,每次灭菌前,检查安全阀性能是否良好,以防锅内压力过高,发生爆炸。

三、电热恒温培养箱

（一）电热恒温培养箱的工作原理

电热恒温培养箱是利用电加热方式,通过控温仪控制,达到工作室内温度均匀恒定,可为受试培养物提供理想稳定的温度环境。电热恒温培养箱外壳一般由钢板制成,工作室用碳钢板或镜面不锈钢板折制而成,工作室与外壳之间填充保温棉。工作室内部放有试验用品搁板,用来放置各种试验物品,工作室顶部装有离心式风扇叶轮和环形电热管。冷空气经电热管加热后使工作室温度上升,通过离心风机的作用,保证工作室内部温度均匀,箱门上设有可供观察用的视镜。电热恒温培养的前面板上装有温度控制仪表、电源开关及加热开关等,利于观察及操作。电热恒温培养箱适于细菌培养、发酵及恒温试验用。

(二) 电热恒温培养箱的使用方法

(1) 接通电源,将仪器电源开关拨到"I"位,电源指示灯亮,控温仪示培养箱内当时温度。

(2) 温度设定:所需温度与设定温度相同时不需设定;反之,则需重新设定。

1) 按控温仪的功能键"SET"进入温度设定状态,此时"SV"设定闪现。

2) 按移位键,并配合加键"△"或减键"▽"设定培养温度至所需温度。

3) 按功能键"SET"确认设定,温度设定相符合。

(三) 电热恒温培养箱的使用注意事项

(1) 箱内不应放入过热或过冷之物,取放物品时,应随手关闭箱门,以维持恒温。

(2) 培养箱内最底层温度较高,培养物不宜与之直接接触。箱内培养物不宜放置过挤,以保证培养物受温均匀。各层金属孔架上放置物品不宜过重,以免将金属孔架压弯滑脱。

(3) 定期消毒内箱,可每月一次。方法为断电后,先用3%来苏溶液涂布消毒,再用清水抹布擦净。

四、生物安全柜

(一) 生物安全柜工作原理

生物安全柜是为操作原代培养物、细菌病毒毒株以及诊断性标本等具有感染性的实验材料时,用来保护操作者本人、实验室环境以及实验材料,使其避免暴露于上述操作过程中可能产生的感染性气溶胶和溅出物而设计的。生物安全柜可提供样品和工作人员的双重保护,是一种负压过滤排风柜。在一级生物安全柜内操作时,排出的气体先经过废气通道到达高效空气过滤器(High-efficiency particulate air, HEPA),再排除到环境中,进而防止微生物气溶胶扩散造成污染。二级和三级生物安全柜,进入空气也需经过 HEPA 过滤器。

(二) 生物安全柜使用方法

(1) 操作前应将本次操作所需的全部物品移入安全柜,避免双臂频繁穿过气幕破坏气流;并且在移入前用70%乙醇溶液擦拭表面消毒,以去除污染。

(2) 打开风机5～10分钟,待柜内空气净化并气流稳定后再进行实验操作。将双臂缓缓伸入安全柜内,至少静止1分钟,使柜内气流稳定后再进行操作。

(3) 安全柜内不放与本次实验无关的物品。柜内物品摆放应做到清洁区、半污染区与污染区基本分开,操作过程中物品取用方便,且三区之间无交叉。物品应尽量靠后放置,但不得挡住气道口,以免干扰气流正常流动。

(4) 操作时应按照从清洁区到污染区进行,以避免交叉污染。为防止可能溅出的液滴,可在台面上铺一用消毒剂浸泡过的毛巾或纱布,但不能覆盖住安全柜格栅。

(5) 柜内操作期间,严禁使用酒精灯等明火,以避免产生的热量产生气流,干扰柜内气流稳定;且明火可能损坏 HEPA 滤器。

(6) 工作时尽量减少背后人员走动以及快速开关房门,以防止安全柜内气流不稳定。

(7) 在实验操作时,不可打开玻璃视窗,应保证操作者脸部在工作窗口之上。在柜内操作时动作应轻柔、舒缓,防止影响柜内气流。

（8）安全柜应定期进行检测与保养,以保证其正常工作。工作中一旦发现安全柜工作异常,应立即停止工作,采取相应处理措施,并通知相关人员。

（9）工作完全后关闭玻璃窗,保持风机继续运转 10～15 分钟,打开紫外灯 30 分钟。

（10）安全柜应定期进行清洁消毒,柜内台面污染物可在工作完成且紫外灯消毒后用 2% 的 84 消毒液擦拭。柜体外表面则应每天用 1% 的 84 消毒液擦拭。

（11）柜内使用的物品应在消毒后再取出,以防止将病原微生物带出而污染环境。

五、超净工作台

（一）超净工作台工作原理

超净台又叫无菌工作台,是在接种罩的基础上设计出来的无菌工作台。目前多采用垂直层流的气流形式,通过变速离心机将负压箱内经过预滤器过滤的空气压入静压箱,在经高效过滤器进行二级过滤,从出风面吹出洁净风流,以一定的和均匀的断面风速通过工作区时,将尘埃颗粒和微生物颗粒带走,从而形成无尘无菌的工作环境。

（二）超净工作台使用方法

（1）打开无菌工作台及净化室的紫外灯,消毒 30 分钟以上。

（2）进入净化室前先关闭紫外灯,打开超净台风机,等待 30 分钟以上,以排尽臭氧。

（3）穿好隔离衣,戴好口罩、帽子。

（4）风淋 2 分钟。

（5）0.1% 过氧乙酸溶液泡手,擦干。

（6）点燃酒精灯;超净台内避免放入过多物品;吸管、试管、培养瓶等均事先灭菌。

（7）打开各类瓶盖前先过火,以固定灰尘;镊子使用前应经火焰烧灼。

（8）水平式风机的超净台,应使瓶口斜置,应尽量避免瓶口敞开直立进行实验操作。

（9）漏在培养瓶上或台上的液体,立即用酒精棉球擦净。

（10）操作完毕后恢复工作台面。

六、厌氧培养箱

（一）厌氧培养箱工作原理

厌氧培养箱是通过催化除氧系统和自动连续循环换气系统保持箱内的厌氧状态,是一种在无氧环境条件下进行细菌培养及操作的专用装置。厌氧培养箱由手套操作箱和传递箱两个部分组成,操作箱内还附有小型恒温培养箱,它能提供严格的厌氧状态、恒定的温度培养条件和具有一个系统化、科学化的工作区域。在厌氧培养箱内,可以培养最难生长的厌氧生物,又能避免以往厌氧生物在大气中操作时接触氧而死亡的危险性。

（二）厌氧培养箱使用方法

1. 操作室厌氧环境形成

（1）按使用要求放置好必要的附件和器具。

（2）通电源开照明灯,开温控仪,调节所需温度。

（3）操作室内放入 1000g 钯粒(封闭)和 500g 干燥剂,并放入美兰指示纸。

（4）关紧取样室内外门,并抽真空校验。

（5）操作室内第一次置换(氮气置换)

1）把乳胶手套套在观察板法兰圈上并扎紧。

2）接通氮气进气路，打开氮气控制阀1，使手套鼓起，关闭阀门1，然后扎紧袋口。

（6）操作室第二次置换（氮气置换）重复第一次充氮过程，取样室先抽真空，并注意随时用脚踏开关开闭排气。重复上述过程进行第三次氮气置换。

（7）操作室第四次置换（混合气体置换，混合气体配比为 N_2 85%、H_2 10%、CO_2 5%）

1）调换气路打开混合气阀3进气，充气时取样室先抽真空，随时开闭排气。

2）关掉混合气体阀3，打开阀5，使混合气体经过流量计，调整流量计，流量为每分钟10ml左右。

3）混合气体重复2~3次转换，经过上述过程，基本形成厌氧环境。

（8）操作室内打开钯粒除氧剂，接通除氧催化器电源进行催化除氧，一小时后打开美兰指示纸观察其变色情况，不变色为操作室内达到厌氧环境。

（9）开紫外线灭菌灯，室内进行灭菌处理，灭菌时间按具体实验自定。

2. 菌种的置入和培养

（1）检查取样室内门并关紧。

（2）打开取样室外门，将菌种放入取样室后即关上外门。

（3）取样室充氮置换三次过程：打开真空泵，先抽真空度500ml汞柱（66kPa）以上，然后人工打开氮气阀2进气，使指针回复零位，关掉阀2。第二次重复操作一次。第三次操作时，使真空度500ml汞柱（66kPa）以上，然后打开阀4进混合气，使指针回复零位，关掉阀4。取样室充氮置换三次过程结束。

（4）如选定真空度较低就需要增加置换的次数。

（5）取样室外门开启、关紧，再抽低真空度100ml汞柱（13kPa）检验。

（6）厌氧培养箱需要长期连续使用的条件

1）每天在操作室内打开美兰指示纸观察，如不正常就必须重新换气。

2）要长期连续输入微量的混合气体，使补进的氮气能和微量的氧结合通过催化吸收，保证室内厌氧状态，补入混合气流量选定为每分钟10ml左右。

3）连续培养运行一天，更换一次除氧剂和干燥剂。

4）操作室内温度可任意选择和控制。

（7）混合气瓶、氮气瓶输出压力调整：调节减压阀，使输出压力0.1 MPa左右。

（三）厌氧培养箱使用注意事项

（1）仪器尽可能地安装于空气清净、温度变化较小的地方。

（2）开机前应全面了解各组成配套仪器、仪表的使用说明，掌握正确的使用方法。

（3）培养物必须是在操作室内达到绝对厌氧环境后放入。

（4）如发生故障（停气等原因）操作室内仍可保持10小时厌氧状态（超过10小时则根据需要把培养物取出另作处理）。

（5）经常注意气路有无漏气现象。

（6）调换气瓶时，注意要扎紧气管，避免流入含氧气体。

七、菌落计数器

（一）菌落计数器工作原理

手动菌落计数器专为细菌和真菌菌落快速准确计数而设计。由计数器、探笔、计数池等部分组成，计数器内部由一块刻有144个面积为 $1cm^2$ 的正方形小格的玻璃计数板和放大镜组成。此机器操作简单,只需将培养皿放置在压力感应垫上,用尖式触笔按顺序点压即可。通过点压传导转化成数字形式显示在 LCD 屏幕上,并音响证实计数,尖式触笔能避免漏计或重复计数。

全平板菌落总数 CFU＝每平方厘米平均菌落数×平板面积

1ml 标本中活菌数＝全平板 CFU×标本稀释倍数

(二)菌落计数器使用方法

(1)将电源插头插入 220 伏电源插座内。

(2)将计数笔插头插入仪器上的插孔内。

(3)将电源开关拨向"开",计数池内灯亮,同时数字显示应为"000",表示允许进行计数。如数字不为"000",应按复零键。

(4)将待检的培养皿(皿底朝上),放入计数池内。

(5)用计数笔在培养皿底面对所有的菌落逐个点数。每数一个应听到"嘟"声才说明有效,否则应重点。此时,点到的菌落被标上颜色,显示数字自动累加。

(6)用放大镜仔细检查,确认点数无遗漏,计数即完毕。

(7)显示的数字即为该培养皿内的菌落数。

(8)记录数字后取出培养皿。按复"0"键,显示恢复"000",为另一培养皿的计数做好准备。

(三)菌落计数器使用注意事项

(1)仪器应放置在平整牢固的实验台上使用。

(2)点数菌落时,计数笔不要过于倾斜,轻轻点下至有弹跳感,听到"嘟"声即可,如点按过重,易损坏计数笔。

(3)仪器应防潮、防剧烈震动、防直接日光暴晒、防酸碱侵蚀,用后应加防尘罩。

(4)注意防止细菌污染计数池。

(5)如仪器发生不计数的问题,可按检验键。若发现故障,请不要随意拆卸,应请有经验的技术人员检修。

八、微量移液器

(一)微量移液器工作原理

微量移液器的应用原理主要是依靠活塞通过弹簧的伸缩运动来实现吸液和放液。在活塞推动下,排出部分空气,利用大气压吸入液体,再由活塞推动空气排出液体。使用移液器时,配合弹簧的伸缩性特点来操作,可以很好地控制移液的速度和力度。

(二)微量移液器使用方法

1. 标准操作 适用的液体:水、缓冲液、稀释的盐溶液和酸碱溶液。

(1)根据所需取液量选择相应移液器及吸液嘴。

(2)旋转移液器按钮设定移液量。

(3)将移液器按钮压至第一点位置垂直进入液面几毫米吸取液体;转移液体至目的容器,轻压按钮至第一点位置,一秒钟后,继续将按钮压至第二点位置将吸液嘴中液体全部放干。

(4)弃去吸液嘴,将移液器放回移液器支架。

2. 黏稠或易挥发液体的移取 在移取黏稠或易挥发的液体时,很容易导致体积误差较大。为了提高移液准确性,建议采取以下方法:

(1)移液前先用液体预湿吸头内部,即反复吸打液体几次使吸头预湿,吸液或排出液体时最好多停留几秒。尤其对于移取体积大的液体,建议将吸头预湿后再移取。

(2)采用反相移液法:吸液时按到第二挡,慢慢松开控制按钮,打液时按到第二挡,部分液体残留在吸头内。

(三)微量移液器使用注意事项

(1)根据所需取液量选择相应移液器及吸液嘴。

(2)在取液体前,所取液体应在室温(15~25℃)平衡。

(3)吸取液体时应缓慢均匀吸取,避免液体溅到移液器头上;打出液体后拇指不应松开按钮,将吸液嘴打掉后再将拇指松开,避免液体回吸。

(4)调整取液量旋钮时,不要用力过猛,注意计数器显示的数字不要超过其可调范围。

(5)连续可调式移液器在取样加样过程中应注意移液嘴不能触及其他物品,以免被污染;移液嘴盒、废液瓶、所取试剂及加样的样品管应按《实验台面摆放规则》摆放,以方便操作和避免污染。

(6)连续可调式移液器在使用完毕后应放置于移液器支架上,远离潮湿及腐蚀性物。

九、二氧化碳培养箱

(一)二氧化碳培养箱工作原理

二氧化碳培养箱是通过在培养箱箱体内模拟形成一个类似细胞/组织在生物体内的生长环境,如稳定温度(37℃)、稳定CO_2水平(5%)、恒定酸碱度(pH为7.2~7.4)、较高相对饱和湿度(95%),来对细胞/组织进行体外培养的一种装置,广泛应用于细胞、组织培养。二氧化碳培养箱有两条最基本的要求,一是二氧化碳培养箱能够对温度、二氧化碳浓度和湿度提供最精确稳定的控制,以便于其研究工作的进展;二是二氧化碳培养箱能对培养箱内的微生物污染进行有效防范,并且能定期消除污染,以保护研究成果,防止样品损失。

(二)二氧化碳培养箱结构

1. 微处理控制系统　维持培养箱内温度、湿度和CO_2浓度稳态的操作系统。

2. 加热系统　气套式加热和水套式加热,两种加热系统都是精确可靠的,它们都有各自的优、缺点。由于水套式需要对水箱进行加水、清空和清洗,并要经常监控水箱运作的情况,还有潜在的污染隐患,故对于使用者来说气套式设计比水套式更简单化。

3. 二氧化碳浓度控制系统　红外传感器或热导传感器进行测量。红外传感器是通过光学传感器来检测CO_2水平。热导传感器通过对内腔空气热导率的连续测量监控CO_2浓度。

4. 相对湿度保持系统　目前大多数的二氧化碳培养箱是通过增湿盘的蒸发作用产生湿气,其产生的相对湿度水平可达95%。

(三)二氧化碳培养箱的使用方法

(1)将随机提供的减压阀装在二氧化碳钢瓶上,接头处不得有漏气现象,暂不打开钢瓶。将减压阀输出接头用胶管(可用血压计上用的外径φ8、内径φ4的橡胶管代用)与CO_2箱背后上方的CO_2进气管接头接通相连,用压紧圈压紧,以防漏气。

(2)用酒精将CO_2箱工作室内擦净,在箱体后背打开紫外线灯电源开关1~2小时。

(3)用加水管连接水龙头和箱体左上侧加水口。水套式CO_2箱依此操作。

(4)接通电源,电源开关置"Ⅰ",绿色指示灯亮。

水套式CO_2箱必须先进行加水操作,步骤如下所述:

（1）打开水龙头,缓慢给水箱加水,随水位逐渐升高,当低水位指示灯灭后,此时再等待3~5秒后停止加水,此时水位在低、高水位之间,水位灯均应不亮,设备可投入运行。在未加水至高于低水位时,低水位指示灯亮并有蜂鸣报警声。如进水过多,高水位指示灯亮后,水将从箱体背后溢水口溢出,故当高水位指示灯亮时,把左下侧的放水口橡皮管拉出后拔出放水塞放水(注意:放水橡皮管应向外拉直约300mm左右),直至高水位指示灯灭后2~3秒,再把放水塞头塞紧。低水位报警时,应及时加水,否则温度控制器停止加热。

（2）将温度设定值调到需要的温度(例如37℃),加热指示灯(绿)应亮,表示正在加热(注:环境温度超出25℃,可用空调降低环境温度)。

（3）将二氧化碳控制开关置于"0",关闭电磁阀。因为在未通二氧化碳培养时电磁阀长时间通电会发热,影响电磁阀寿命。

（4）待温度达到设定值后。将二氧化碳钢瓶开启(开启前,减压阀应尽量拧松,防止减压阀输出压力过高导致输气橡皮管爆裂!)减压阀上进气压力表指示钢瓶内二氧化碳压力,缓慢地顺时针拧减压阀旋钮。使减压阀输出压力指示为0.05MPa,指针处于刻度线中间。此时用拨盘设定二氧化碳浓度(出厂时调整为5%),开启二氧化碳控制开关前要关闭空气流量计和二氧化碳流量计,二氧化碳控制器显示"1",此时即有二氧化碳进入内室。随着浓度升高,二氧化碳控制器显示出二氧化碳浓度值,到设定值时,设备自动切换到空气及二氧化碳补气状态。此时需调整空气流量计浮子应指示在760ml/min(出厂时已调好),二氧化碳流量计浮子应指示在40ml/min(出厂时已调好);若浮子偏离上述数值时,可调节流量计旋钮到760ml/min(空气)及40ml/min(二氧化碳)准确为止(在开、关箱门后,短时间内空气流量计无流量,CO_2流量计流量也小于40ml/min这是正常现象)。

（5）出厂时一般调整为5%±0.3%二氧化碳浓度,已能满足广大用户的要求。

（6）当温度达到设定值,波动±0.5℃以内,二氧化碳浓度也达到要求后,即可进行细胞培养。放入水盘,使湿度符合要求。

（7）在首次使用本机或长期不用后使用本机,均应按上述要求操作,并且在正式培养前应作箱内污染检查。

十、酶 标 仪

（一）酶标仪的原理

使抗原或抗体结合到某种固相载体表面,并保持其免疫活性。使抗原或抗体与某种酶连接成酶标抗原或抗体,这种酶标抗原或抗体既保留其免疫活性,又保留酶的活性。测定时,受检标本(测定其中的抗体或抗原)和酶标抗原或抗体按不同步骤与固相载体表面的抗原或抗体反应。通过洗涤使固相载体上形成的抗原抗体复合物与其他物质分开,最后结合在固相载体上的酶量与标本中受检物质的量成一定比例。加入酶反应底物后,底物被酶催化变为有色产物,产物的量与标本中受检物质的量直接相关,可根据颜色反应的深浅定性或定量分析。酶的催化频率很高,故可极大放大反应效果,使测定方法达到很高的敏感度。

（二）酶标仪的使用方法

1. 开机、预热 将酶标仪后部的电源开关打开,仪器将显示自检,等候1分钟预热。

2. 打开打印机 将打印机开关打开,打印机自检,放置打印纸。

3. 检测

（1）选择程序模式时,先按转换键,确定程序模式后,再按输入键,进入自检并完成。

（2）选择测量模式：通过测量模式键来选择，可通过"↑↓"键查看测量模式目录，确定测量模式按输入键确认。

（3）选择测量参数：通过测量参数键或输入键来选择，也可通过"↑↓"键和数字键输入新参数。

（4）选择计算模式：用计算模式键设定。可用"↑↓"键查看计算模式。

（5）选择计算参数：用计算参数或输入键设定计算参数。

（6）储存程序：用可储存键进行。

（7）按开始键。

（8）检测完毕，关闭打印机电源开关及酶标仪电源开关，并记录酶标仪使用记录。

十一、常用器材及清洁方法

（一）容器

1. 洗涤容器 缸、盒、盆等。

2. 培养容器 培养板、培养瓶、培养皿等。

3. 分装液体容器 点滴瓶、安瓿等。

（二）器材

1. 计量移液器材 吸管、滴管、改良吸管、毛细管、加样器、量筒、注射器等。

2. 除菌器材 蠕动泵、过滤器、针头滤器等。

3. 包装用品 无墨迹包装纸、布袋、饭盒。

4. 工具 剪刀、镊子、止血钳、钢网等。

5. 贮藏用品 液氮罐。

（三）清洁方法

1. 洗刷 用洗洁精洗刷干净，然后用清水冲洗干净，晾干。

2. 浸酸 将洗刷干净的器材（玻璃器材）浸酸至少48小时，以去除重金属离子。清洁液变绿已失效，不可再用。

3. 冲洗 流水冲掉清洁液残留成分，清水浸泡过夜，用流水冲洗三次后，再用蒸馏水冲洗三次，烤干（50℃）包装。

4. 灭菌 避免用干烤灭菌，灭菌器添加一次蒸馏水，121℃ 20分钟即可，烤干备用。

5. 橡胶制品的处理 如胶塞、胶管等，先用清水洗净，再用肥皂水煮并洗刷干净，清水充分冲洗浸泡，再用蒸馏水煮两次，晾干即可包装灭菌。灭菌用8磅20分，以免长时间高压使橡胶老化。

6. 塑料制品的处理 同玻璃制品一样洗刷处理，要注意其是否耐热，聚丙烯耐热；聚乙烯不耐热，不耐热的则不能高压灭菌，以免变形。耐热塑料制品可高压灭菌（如加样器头、冻存管等）；不耐热塑料制品可用消毒酒精浸泡过夜，再以无菌蒸馏水冲洗三次除去酒精，培养板或平皿开盖放在紫外线灯下照射半小时以上达到消毒目的。如有条件，可用γ射线辐照法消毒，该法可将器材放在塑料袋内密封，照射后可长期保存。

7. 过滤器的处理 用肥皂水洗刷干净，然后用大量自来水冲洗干净，再用一蒸、二蒸水分别洗三遍。烤干、放滤膜、包装、高压灭菌。

（李淑华）

第二章　常用试剂配制

一、染色液及固定液

（一）革兰染色液

1. 结晶紫染液（初染剂）　称取结晶紫12g,溶于95%乙醇溶液100ml中,制成饱和液,再取饱和液20ml与1%草酸铵溶液80ml混合即成,过滤后备用。

2. 卢戈碘液（媒染剂）　先溶碘化钾2g于10ml蒸馏水,再加入碘1g,待碘全部溶解后,加蒸馏水至300ml即成。

3. 95%乙醇溶液（脱色剂）。

4. 稀释石炭酸（苯酚）**复红液**（复染剂）　取石炭酸（苯酚）复红染液（见姜-纳抗酸染液）10ml加入蒸馏水90ml即成。

（二）姜-纳抗酸染色液

1. 石炭酸（苯酚）**复红液**　称取碱性复红4g,溶于95%乙醇溶液100ml中制成饱和液。再取饱和液10ml与5%石炭酸（苯酚）溶液90ml混匀即成。

2. 3%盐酸乙醇　取浓盐酸3ml,95%乙醇溶液97ml混合。

3. 碱性美兰液　取美兰2g,溶于95%乙醇溶液100ml中,制成饱和液,取饱和液30ml,再加入蒸馏水100ml及0.1%氢氧化钾溶液0.1ml即可。

（三）镀银染色液

1. 固定液　冰醋酸1ml,甲醛2ml,蒸馏水97ml,充分混匀。

2. 媒染剂　鞣酸5g,石炭酸（苯酚）1g,用蒸馏水100ml充分溶解。

3. 硝酸银铵溶液　硝酸银5g,溶解于蒸馏水100ml中;临用前在硝酸银20ml中滴加10%氨溶液至刚产生棕色沉淀经摇动恰能重新完全溶解为止,如此时溶液澄清则再加入硝酸银溶液数滴至溶液摇匀后有轻度混浊为好。

（四）黑斯染液

1. 结晶紫染液　称取结晶紫12g,溶于95%乙醇溶液100ml中,制成饱和液,再取饱和液20ml与1%草酸铵溶液80ml混合即成,过滤后备用。

2. 20%硫酸铜水溶液（W/V）。

（五）芽胞染色液

1. 石炭酸（苯酚）**复红液**　称取碱性复红4g,溶于95%乙醇溶液100ml中制成饱和液。再取饱和液10ml与5%石炭酸（苯酚）水溶液90ml混匀即成。

2. 碱性美兰液　取美兰2g,溶于95%乙醇溶液100ml中,做成饱和液,取饱和液30ml,再加入蒸馏水100ml及10%氢氧化钾溶液0.1ml即成。

3. 95%乙醇溶液（V/V）　取95ml无水乙醇,5ml蒸馏水混合。

（六）鞭毛染色液

1. 甲液 饱和钾明矾液 2ml,5% 石炭酸（苯酚）溶液 5ml,20% 鞣酸液 2ml,混合。

2. 乙液 碱性复红乙醇饱和液：碱性复红 4g,溶于 95% 乙醇溶液 100ml 中,制成饱和液。使用前将甲液 9 份,乙液 1 份混合并过滤,室温保存。

（七）异染颗粒染色液

1. Albert 异染颗粒染色液

A 液：甲苯胺蓝 0.15g、孔雀绿 0.2g、95% 乙醇溶液 2ml、冰醋酸 1ml、蒸馏水 100ml。先将甲苯胺蓝及孔雀绿置于研钵内研磨溶解于乙醇中,再加冰醋酸及蒸馏水,放置 24 小时,以滤纸过滤即可。

B 液：先将碘化钾 3g 溶于 10ml 蒸馏水中,再加碘 2g,待溶解后,加蒸馏水至 300ml。

2. Neiser 异染颗粒染色液

A 液：美兰 1g 溶于 95% 乙醇溶液 2ml 后,加冰醋酸 5ml,加蒸馏水至 100ml,用滤纸过滤。

B 液：斯麦褐 0.2g 溶于 100℃ 蒸馏水 100ml 中,过滤。

（八）乳酸酚棉兰染色液

1. 称取以下药品 乳酸 20ml,苯酚（结晶）20g,甘油 40ml,蒸馏水 20ml,棉兰染料（甲基蓝）50mg。

2. 配制步骤 先将乳酸、苯酚、甘油、蒸馏水等混合,然后加入棉兰,溶解后避光保存备用。

（九）其他染色液

1. 苏木素染色液 苏木素 1g 溶于纯乙醇或 95% 乙醇溶液 10ml 中,加饱和硫酸铝铵（8% ~ 10%）100ml,倒入棕色瓶中,瓶口用两层纱布扎紧,在阳光下氧化 2 ~ 4 周,过滤,加甘油 25ml 和甲醇 25ml,用时稀释 10 倍左右。

2. 金胺-酚染色液配制方法 1g/L 金胺-酚染色液（第一液）：金胺 0.1g,苯酚 5.0g,蒸馏水 100ml;3% 盐酸乙醇（第二液）：浓盐酸 3ml,95% 乙醇溶液 97ml;5g/L 高锰酸钾液（第三液）：高锰酸钾 0.5g,蒸馏水 100ml。

3. 改良抗酸染色液 苯酚复红染色液（第一液）：碱性复红 4g,95% 乙醇溶液 20ml,苯酚 8ml,蒸馏水 100ml;10% 硫酸溶液（第二液）：纯硫酸 10ml,蒸馏水 90ml（边搅拌边将硫酸徐徐倾入水中）;1：10 孔雀绿工作液（第三液）：20g/L 孔雀绿原液 1ml,蒸馏水 10ml。

4. 汞碘醛液

（1）汞醛（MF）液：1/1000 硫柳汞酊 200ml,甲醛溶液（40%）25ml,甘油 50ml,蒸馏水 200ml。

（2）卢戈液：碘 5g,碘化钾 10g,蒸馏水 100ml。使用时取汞醛液 2.35ml 及卢戈液 0.15ml 混合备用。但混合液在 8 小时后即变质,不应再用。

5. 卡红染液 钾明矾饱和液 100ml,卡红 3g,冰醋酸 10ml。混合液置于 37℃ 温箱内过夜,过滤后即可应用。

6. 姬姆萨染色液 姬氏染剂粉 1g,甲醇 50ml,纯甘油 50ml。将姬氏染粉置于研钵中（最好用玛瑙研钵）,加小量甘油充分研磨,加甘油再磨,直至 50ml 甘油加完为止,倒入棕色玻瓶中。然后分几次用少量甲醇冲洗钵中的甘油染粉,倒入玻瓶,直至 50ml 甲醇用完为止,塞紧瓶塞,充分摇匀,置 65℃ 温箱内 24 小时或室温内一周过滤。

7. 瑞氏染色液 瑞氏染剂粉 0.1~0.5g,甲醇 97ml,甘油 3ml。将瑞氏染剂加入甘油中充分研磨,然后加入少量甲醇,研磨后倒入瓶内,再分几次用甲醇冲洗研钵中的甘油溶液,倒入瓶内,直至用完为止,摇匀,24 小时后过滤待用。一般 1、2 周后再过滤。

8. 瑞氏-姬姆萨复合染液(G-W 染液) 瑞氏染色粉 1g,姬姆萨染粉 0.3g,置洁净研钵中,加少量甲醇(分析纯),研磨片刻广吸出上层染液,再加少量甲醇,继续研磨,再吸出上液。如此连续几次,共用甲醇 500ml。收集于棕色玻璃瓶中,每天早、晚各振摇 3 分钟,共 5 天,以后存放一周即能使用。存储时间越久,染色效果越好。

二、常 用 试 剂

(一) Alsever's 液

葡萄糖 2.05g、柠檬酸钠 0.8g、柠檬酸 0.5g、氯化钠 0.42g、蒸馏水 100ml。调 pH 至 7.2,过滤灭菌或高压灭菌 10 分钟,4℃冰箱保存。

(二) 巴比妥缓冲液(0.05mol/L pH 8.6)

巴比妥钠 10.3g、巴比妥 1.84g,加蒸馏水至 1000ml。

(三) 碳酸盐缓冲液(0.05mol/L pH 9.6)

碳酸钠 1.59g、碳酸氢钠 2.93g、叠氮钠 0.2g、加蒸馏水至 1000ml,4℃保存。

(四) 磷酸盐缓冲液(PBS)

1. 配制 1/15mol/L 溶液

甲液(1/15mol/L KH_2PO_4 溶液):KH_2PO_4 9.073g,加蒸馏水至 1000ml。

乙液(1/15mol/L Na_2HPO_4 溶液):Na_2HPO_4 9.464g,加蒸馏水至 1000ml。

2. 不同 pH 的磷酸缓冲液配制比较参见表 2-1。

表 2-1 不同 pH 的磷酸缓冲液配制比较

pH	甲液(KH_2PO_4)ml	乙液(Na_2HPO_4)ml	pH	甲液(KH_2PO_4)ml	乙液(Na_2HPO_4)ml
6.4	73	27	7.6	13.2	86.8
6.6	63	37	7.8	8.5	91.5
6.8	51	49	8.0	5.6	94.4
7.0	37	63	8.2	3.2	96.8
7.2	27	73	8.4	2.0	98.0
7.4	19	81			

3. 配制不同浓度的磷酸盐缓冲液时 根据缓冲总量,加入 0.85% 浓度的氯化钠即成。如配制 0.01mol/L pH 6.4 的磷酸缓冲生理盐水,查表知 pH 6.4 需甲液 73ml,乙液 27ml 共 100ml。再变成 0.01mol/L,应加蒸馏水 566ml,共 666ml(1/15mol/L 变为 1/100mol/L 应稀释 6.66 倍),应加 NaCl 5.66g 即成。

4. 如用两个钠盐配制缓冲液时 首先制备 0.2mol/L NaH_2PO_4 液和 Na_2HPO_4 液,制备 pH 5.7~8.0 磷酸盐缓冲液时,可参考表 2-2 比例混合,其他同上。

0.2mol/L NaH_2PO_4 液:31.2g $NaH_2PO_4 \cdot 2H_2O$ 溶于 1000ml 水中。

0.2mol/L Na_2HPO_4 液:71.7g $Na_2HPO_4 \cdot 12H_2O$ 溶于 1000ml 水中。

表 2-2　不同 pH 磷酸盐缓冲液的配制

pH	0.2mol/L Na_2HPO_4(ml)	0.2mol/L NaH_2PO_4(ml)	pH	0.2mol/L Na_2HPO_4(ml)	0.2mol/L NaH_2PO_4(ml)
5.8	8.0	92.0	7.0	61.0	39.0
6.0	12.3	87.7	7.2	72.0	28.0
6.2	18.5	81.5	7.4	81.0	19.0
6.4	26.5	73.5	7.6	87.0	13.0
6.6	37.5	62.5	7.8	91.5	8.5
6.8	49.0	51.0	8.0	94.7	5.3

（五）10×TE 缓冲液（pH 8.0）

（1）量取 1mol/L Tris 缓冲液（pH 8.0）100ml、500mmol/L EDTA（pH 8.0）20ml 置于 1L 烧杯中。

（2）向烧杯中加入约 800ml 的去离子水，均匀混合。

（3）将溶液定容至 1L 后，高温高压灭菌，室温保存。

（六）Tris-HCl-Tween 20 洗涤液（0.02mol/L，pH 7.4）

取 Tris 2.42g、1mol/L HCl 13.0ml、Tween 20 0.5ml，加蒸馏水至 1000ml。

ELISA 用洗涤液

（七）Hanks 液

1. 原液甲

NaCl	160g
KCl	8g
$MgSO_4 \cdot 7H_2O$	2g
$MgCl_2 \cdot 6H_2O$	2g
$CaCl_2$	2.8g

溶于 1000ml 双蒸水中，加氯仿 2ml 防腐，4℃保存。

2. 原液乙

（1）

$Na_2HPO_4 \cdot 12H_2O$	3.04g
KH_2PO_4	1.2g
葡萄糖	20.0g

将以上各物溶于双蒸水 800ml 中。

（2）0.4% 酚红溶液：称取酚红 0.4g，放入玻璃研钵中，滴加 0.1mol/L NaOH，不断研磨，直至完全溶解，约加 0.1mol/L NaOH 10ml。将溶解的酚红吸入 100ml 量瓶中，用双蒸水洗下研钵中残留酚红液，并入量瓶中，最后补加双蒸水至 100ml。

将（1）液和（2）液混合，补加双蒸水至 1000ml，即为原液乙，加氯仿 2ml 防腐，置 4℃保存。

应用液：

原液甲	1 份
原液乙	1 份

双蒸水	18 份

混合后分装于 200ml 小瓶中,103.4kPa 高压蒸汽灭菌 15 分钟,4℃保存可使用 1 个月,临用前用无菌的 5.6% NaHCO₃ 调 pH 至 7.2 ~ 7.6。

三、培 养 基

(一)基础培养基

基础培养基含有多数细菌生长繁殖所需要的基本营养成分,例如营养肉汤、蛋白胨水和普通琼脂平板等。

1. 肉浸汤培养基

(1)成分:

新鲜牛肉(去脂、去肌膜、绞碎)	500g
蛋白胨	10g
氯化钠	5g
蒸馏水	1000ml

(2)制法:①取新鲜牛肉去肌腱、肌膜及脂肪,切成小块后用绞肉机绞碎,置于铝质锅中,每 500g 牛肉加 1000ml 水,混合后置 4℃冰箱中过夜;②次日从冰箱中取出铝锅,并搅拌均匀,煮沸 30 分钟,并不断搅拌以免沉淀烧焦;③冷却后,用纱布或绒布挤压过滤,将所有肉汁尽量挤出,再通过脱脂棉滤入大三角烧瓶内,并补足失去的水分;④在滤液中加入蛋白胨(10g/L)、氯化钠(5g/L),再加热使其全部溶解;⑤矫正 pH 至 7.6 ~ 7.8,煮沸 10 分钟,以滤纸过滤;⑥分于三角烧瓶内,瓶口用棉塞塞好,再用厚纸包扎好,高压蒸气灭菌 103.4kPa 30 分钟,冷却后放入 4℃冰箱中或荫凉处储存备用。

(3)用途:供作基础培养基用,用于增菌培养或扩增纯种细菌,一般营养要求不高的细菌均可生长。如无牛肉,可用牛肉膏代替,即成肉膏汤培养基,但其营养不如肉浸汤培养基。

2. 肉膏汤培养基

(1)成分:

牛肉膏	3 ~ 5g
蛋白胨	10g
氯化钠	5g
蒸馏水	1000ml

(2)制法:①将上述各成分加入到 1000ml 蒸馏水中,混合后加热溶解;②调整 pH 为 7.4 ~ 7.6,煮沸 3 ~ 5 分钟,用滤纸过滤;③分装于适当容器内,塞好棉塞,再用厚纸包扎好,高压蒸汽灭菌 103.4kPa,20 分钟,冷却后置荫凉处或 4℃冰箱内储存备用。

(3)用途:供一般细菌培养用,亦可用于制备糖发酵管和琼脂固体培养基。

3. LB 肉汤培养基

(1)成分:

胰蛋白胨	10g
酵母提取物	5g
氯化钠	10g
蒸馏水	1000ml

（2）制法：按上述重量称取各样品，加入 950ml 蒸馏水充分溶解，定容至 1000ml；调节 pH 至 7.4，分装，121℃高压灭菌 15 分钟，备用。

（3）用途：用于分子生物学实验中大肠埃希菌的增菌培养。如在此基础上加入 2% 琼脂即为 LB 固体培养基。

4. 普通肉汤琼脂培养基（营养琼脂培养基）

（1）成分：

牛肉膏	3 ~ 5g
蛋白胨	10g
氯化钠	5g
琼脂	20 ~ 25g
蒸馏水	1000ml

（2）制法：于 1L 蒸馏水中加入上述成分，加热煮沸促其溶解，并补足由于蒸发失去的水分。趁热矫正 pH 至 7.4 ~ 7.6，以双层纱布过滤，分装于试管或三角烧瓶内，高压蒸汽灭菌（103.4kPa，20 分钟），灭菌后试管摆成斜面待凝固。三角烧瓶内灭菌后培养基温度降至 50 ~ 60℃时无菌操作倒平板。

（3）用途：供一般细菌分离培养和纯培养用，观察菌落性状和保存菌种用。

（4）注意事项：琼脂是从海藻石花菜中提取出来的一种半乳糖胶，对细菌无营养作用。加入的目的是使培养基固态化，其熔点为 98℃，低于 4℃以下则凝固成凝胶状态。琼脂通常呈酸性，加入液体培养基后可使其 pH 下降 0.2 左右，故在制作固体培养基时，一般采用 pH 较高的液体培养基，当加入琼脂后，可以避免重新测定。

5. 半固体培养基

（1）成分：

肉浸汤或肉膏汤培养基	100ml
琼脂	0.25 ~ 0.5g

（2）制法：将琼脂加于肉浸汤中，加热溶化。趁热以双层纱布过滤并分装于小试管内。高压灭菌 103.43kPa 20 分钟，直立放置，待凝固后即成高层培养基，保存备用。

（3）用途：保存一般菌种，并可观察细菌的动力。

（二）营养培养基

营养培养基在基础培养基中添加一些其他营养物质，如血液、血清、酵母浸膏等，即成营养培养基，可供营养要求较高的细菌生长，例如链球菌需在含有血液或血清的培养基中生长，结核分枝杆菌培养基中需添加鸡蛋、马铃薯、甘油等。最常用的营养培养基是血琼脂平板。

1. 血液琼脂培养基

（1）成分：

营养琼脂培养基	100ml
脱纤维羊血（兔血）	8 ~ 10ml

（2）制法：①将高压灭菌后的营养琼脂培养基冷却至 50℃左右，以无菌操作加入脱纤维羊血（临用前至 37℃水浴箱中预温 30 分钟）8 ~ 10ml，轻轻摇匀（防止产生气泡），倾注于灭菌平皿内，制成血琼脂平板；②待凝固后，抽样于 37℃培养 18 ~ 24 小时做无菌试验，若培养基上无细菌生长即可使用或保存于 4℃冰箱内备用。

（3）用途：供分离营养要求较高的病原菌用。

2. 巧克力琼脂培养基

（1）成分：与血液琼脂相同。

（2）制法：与血琼脂培养基相似，但血液加入琼脂混合后，置于85℃水浴中10分钟，使培养基的温度逐渐上升，血液的色泽即由鲜红转变成暗棕色，似"巧克力"色。取出后待冷却至45~50℃，倾注于平板，放置37℃孵育18~24小时，如无细菌生长，保存于冰箱内备用。

（3）用途：供脑脊液标本分离培养脑膜炎萘瑟菌、流感嗜血杆菌等用。

3. 罗氏培养基

（1）成分：

1）磷酸二氢钾	2.4g
天门冬素（天门冬酰胺）	3.6g
枸橼酸镁	0.6g
硫酸镁	0.24g
纯甘油（中性）	12ml
蒸馏水	600ml
2）马铃薯粉	30g
3）新鲜鸡蛋液	1000ml
4）2%的孔雀绿溶液	20ml

（2）制法：①将"1）"中的各种成分混合，置沸水中加热溶解；②加入马铃薯粉，边加边搅拌，注意勿结成块，并继续在沸水加热0.5小时，边加热边搅拌。121℃高压蒸汽灭菌15分钟；③待冷却至65℃时无菌操作加入全蛋液1000ml及2%孔雀绿溶液20ml，充分混匀，避免出现气泡；④分装于无菌试管，每管约5~6ml，塞上橡皮塞，制成斜面；⑤85℃1小时间歇灭菌2次，再作无菌试验后2~8℃冰箱保存备用，切勿冻藏。

（3）用途：分离结核杆菌用。

（4）注意事项：本培养基pH约为6.0左右，一般无需矫正。孔雀绿可以抑制杂菌的生长。因此，该培养基既是营养培养基也是选择培养基。

（三）选择培养基

在培养基中加入某种化学物质，使之能抑制某些细菌的生长，而有利于另一些细菌的生长，从而将后者从多种细菌混杂的标本中分离出来，这种培养基称为选择性培养基。例如培养肠道致病菌的SS培养基、EMB（伊红美兰）培养基等。

1. SS琼脂培养基

（1）成分：

牛肉膏	5g
蛋白胨	5g
琼脂	25g
胆盐	10g
乳糖	10g
枸橼酸钠	12g
硫代硫酸钠	12g
枸橼酸铁	0.5g

0.1%煌绿水溶液	0.33ml
1%中性红水溶液	2.5ml
蒸馏水	1000ml

（2）制法：①首先将牛肉膏、蛋白胨、琼脂加入1000ml蒸馏水中,加热溶解,再加入胆盐、乳糖、枸橼酸钠、硫代硫酸钠、枸橼酸铁,用微火加热,使其完全溶解；②调整pH至7.2后,用脱脂棉过滤,补足失去的水分；③继续煮10分钟,加入0.1%的煌绿水溶液0.33ml及1%中性红水溶液2.5ml；④混匀后倾注于瓶皿中,凝固后将平板置于37℃温箱干燥0.5小时后应用。

（3）用途：粪便标本培养分离沙门氏菌与志贺菌用。

（4）注意事项：不可高压灭菌。

2. 碱性蛋白胨水

（1）成分：

蛋白胨	20g
氯化钠	5g
琼脂	15g
蒸馏水	1000ml

（2）制法：将上述成分溶解于水中,校正pH至8.6,分装于试管8~10ml,经121℃灭菌15分钟备用。

（3）用途：霍乱弧菌增菌培养

3. 碱性胆盐琼脂培养基　蛋白胨、牛肉浸粉提供碳氮源、维生素和生长因子,氯化钠维持均衡的渗透压,琼脂是培养基的凝固剂,牛胆盐抑制大肠菌群和其他杂菌的生长,有利于霍乱弧菌的生长。

（1）成分：

蛋白胨	20g
牛肉浸粉	5g
氯化钠	5g
牛胆盐	2.5g
琼脂	15g
蒸馏水	1000ml

（2）制法：称取各成分共计47.5g,加热搅拌溶解于1000ml蒸馏水中,调节pH 8.3~8.5,分装三角瓶,121℃高压灭菌15分钟,备用。

（3）用途：用于分离霍乱弧菌。

4. 伊红美兰琼脂培养基（EMB）

（1）成分：

蛋白胨	10g
乳糖	10g
磷酸氢二钾	2g
琼脂	15g
伊红	0.4g
美兰	0.065g

蒸馏水	1000ml

（2）制法：称取上述各样品，溶解于800ml蒸馏水中，待完全溶解后定容至1L，调节pH至7.2，分装，115℃高压灭菌20分钟，备用。

（3）用途：弱选择性培养基，用于肠道菌的选择性分离。伊红与美兰有抑制革兰阳性菌生长的作用，但粪链球菌仍能生长。伊红与美兰在培养基中起pH指示剂作用，如大肠埃希菌分解乳糖产酸使pH降低，致使伊红与美兰相结合形成紫黑色或紫红色化合物，故菌落呈紫黑色或紫红色，具有金属光泽。在碱性环境中，伊红、美兰不能结合，故不能分解乳糖的细菌菌落为无色。

5. 麦康凯琼脂

（1）成分：

蛋白胨	20g
猪胆盐	5g
氯化钠	5g
琼脂	17g
蒸馏水	1000ml
乳糖	10g
0.01%甲紫水溶液	10ml
0.5%中性红水溶液	5ml

（2）制法：①将蛋白胨、猪胆盐和氯化钠溶解于400ml蒸馏水中，校正pH至7.2。将琼脂加入600ml蒸馏水中加热溶解。将两液合并，分装于烧瓶内，121℃高压灭菌15分钟备用。②临用时加热溶化琼脂，趁热加入乳糖，冷至50～55℃时，加入结晶紫和中性红水溶液，摇匀后倾注平板。结晶紫及中性红水溶液配好后须经高压灭菌。

（3）用途：适用于肠道菌的选择性分离培养。该培养基利用胆盐来抑制革兰阳性菌生长，利用乳糖发酵，中性红的颜色可把分解乳糖和不分解乳糖的细菌分开，大肠埃希菌呈桃红色菌落。不发酵乳糖的肠道菌在培养基上形成无色菌落，光滑半透明。

6. 中国蓝琼脂平板

（1）成分：

蛋白胨	10g
牛肉膏粉	3g
乳糖	10g
氯化钠	5g
琼脂	13g
中国蓝	0.05g
玫红酸	0.1g

（2）制法：称取上述各样品，溶解于800ml蒸馏水中，待完全溶解后定容至1L，调节pH至7.2，分装，115℃高压灭菌20分钟，备用。

（3）用途：蛋白胨和牛肉膏粉提供氮源、维生素、氨基酸和碳源，氯化钠维持均衡的渗透压，乳糖为可发酵糖类，琼脂是培养基的凝固剂，玫红酸和中国蓝为pH指示剂。中国蓝无抑菌作用，玫红酸能抑制革兰阳性细菌生长，而对大肠埃希菌没有抑制作用，故标本接种量不宜太多，否则杂菌生长过密影响致病菌检出。分解乳糖的细菌在培养基上形成蓝色菌落,不分解乳糖的细菌在培养基上形成淡红色的透明菌落。本培养基仅适用于肠道菌的弱选择性分离培养,鉴定需作进一步试验。

7. 沙保弱培养基 真菌的营养要求不高,在一般细菌培养基上能生长。检查时常用沙保弱(Sabouraud)培养基,此培养基成分简单,主要含蛋白胨、葡萄糖、琼脂。皮肤癣菌在此培养基上生长较慢,需1~4周。常用此培养基的原因是为了统一标准,因在不同培养基上真菌菌落形成有很大差别,鉴定时以沙保弱培养基上的形态为标准。培养真菌最适宜的酸碱度是pH 4.0~6.0,最适温度为22~28℃;但某些深部感染真菌则在37℃生长最好。

(1)成分:

葡萄糖	40g
蛋白胨	10g
琼脂	20g
氯霉素	0.1g
蒸馏水	1000ml

(2)制法:把上述成分混合,加热溶化。用夹有脱脂棉的纱布过滤,分装于灭菌试管中,每管6~8ml。高压灭菌20分钟,冷却前摆成斜面。

(3)用途:分离真菌用的常规培养基。

8. 血清斜面培养基(吕氏血清斜面)

(1)成分:

含1%葡萄糖的肉汤(pH 7.4)	100ml
牛血清或兔血清(无菌)	300ml

(2)制法:①上述成分混合后,分装于试管内,每管约4ml;②斜面放在血清凝固器内(或蒸笼)加热80~85℃持续30分钟后,使血清凝固成斜面;③血清斜面的灭菌,应采用间歇灭菌法,每天以85℃灭菌30分钟,连续3天,经灭菌试验证明无杂菌生长后即可应用。

(3)用途:分离白喉杆菌用,也可观察细菌的色素及液化凝固蛋白质的能力。

(4)注意事项:分装试管时应避免产生气泡,加热时温度不可上升太快,亦不宜超过90℃。该培养基内加入5%~10%的中性甘油,则白喉杆菌的异染颗粒更明显。

9. 鸡蛋斜面培养基

(1)成分:

新鲜全蛋	1000ml
1%葡萄糖肉汤	500ml
甘油	120ml

(2)制法:①以无菌操作打开蛋壳,将全部蛋液倒入盛有玻璃珠的三角烧瓶内,充分摇匀;②量取蛋液1000ml,加入1%葡萄糖肉汤500ml混匀后用双层纱布过滤;③加入甘油,混匀并注意勿使产生气泡;④分装试管,每管3~4ml,置血清凝固器内制成斜面并行灭菌(方法与血清斜面相同)。

(3)用途:分离白喉杆菌用。

10. L型细菌分离琼脂培养基

(1)成分:

牛肉浸液	800ml
氯化钠	50g

蛋白胨	20g
琼脂粉	8g
血浆(人、马、羊)	200ml

（2）制法：将前四种成分称量混合加热溶解，校正 pH 至 7.5，分装每瓶 80ml，121℃灭菌15 分钟冷藏备用。临用时加热溶解后，冷却至 56℃每瓶加入血浆 20ml 摇匀倾注平板。放在密封塑料袋中，置 4℃冰箱备用(注意：血浆要预先灭菌处理，并经 56℃ 水浴灭活 30 分钟)。

（3）用途：用于常见 L 型细菌的分离培养。

（四）鉴别培养基

利用细菌分解糖类和蛋白质的能力及代谢产物的不同，在培养基中加入特定的作用底物，观察细菌在其中生长后对底物作用如何，从而鉴别细菌。这种含特定作用底物的培养基称鉴别培养基。例如在无糖的基础培养基中加入乳糖和指示剂，接种细菌培养。若该菌能发酵乳糖产酸，指示剂就会变色；不发酵乳糖则颜色无变化。常用的鉴别培养基有糖发酵管、葡萄糖蛋白胨水等。

1. 乳糖发酵管

（1）成分：

蛋白胨	20g
乳糖	10g
0.04%溴钾酚紫水溶液	25ml
蒸馏水	1000ml

（2）制法：将蛋白胨及乳糖溶于水中，校正 pH 至 7.4，加入 0.04%溴钾酚紫水溶液，分装于试管，并放入一个倒立的小管，115℃高压灭菌 15 分钟。

（3）用途：观察细菌对乳糖发酵能力，用于鉴定细菌，也用于水中大肠埃希菌菌群数的检测。

（4）注意事项：糖发酵培养基所用的糖、醇种类很多。

1）常用的单糖有：葡萄糖、阿拉伯胶糖、鼠李糖、甘露糖、果糖、牛乳糖等。

2）双糖有：乳糖、麦芽糖、蔗糖、蕈糖等。

3）多糖有：葡糖、淀粉、糊精等。

4）醇类有：甘露醇、山梨醇、肌醇、己矛醇、侧金盏花醇、甘油等。

5）苷类有：水杨苷(水杨素)、七叶苷等。

目前有微量发酵管商品供应，保存使用均较方便。微量管一端有颜色作为含糖种类的标记，使用时，以无菌操作锯掉未涂颜色的一端，以接种针进行接种，培养时须置于无菌培养皿内并放入一块湿脱脂棉球或纱布，防止水分蒸发。

2. 双糖铁培养基

（1）成分：

胰蛋白胨或蛋白胨	20g
氯化钠	5g
葡萄糖	1g
硫酸亚铁	0.2g
牛肉膏	3g

乳糖	10g
硫代硫酸钠	0.2g
琼脂	16g
4g/L 的酚红水溶液	6ml
蒸馏水	1000ml

（2）制法：①除糖类与酚红外，其他成分混合于水中加热溶解；②矫正 pH 至 7.4～7.6，再加糖类与指示剂混匀；③过滤后分装于试管中；④高压灭菌 15 分钟，趁热取出制成斜面，斜面约占试管的一半为宜。

（3）用途：分离培养肠道杆菌。本培养基主要用于观察下述生化反应：

1）葡萄糖、乳糖分解情况：细菌分解葡萄糖产酸产气，使斜面与底层均为黄色，且有气泡。若细菌只分解葡萄糖而不分解乳糖，葡萄糖分解产酸使 pH 降低，因此斜面和底层均先呈黄色，但葡萄糖含量较少，所产生的少量酸可因接触空气而氧化，并因细菌生长繁殖会利用含氮物质生成碱性化合物，使斜面部分又变成红色；底层由于处于缺氧状态，细菌分解葡萄糖所生成的酸类一时不会被氧化而仍保持黄色。

2）根据是否产气判断细菌分解相应糖类是否产气。

3）细菌产生硫化氢时与培养基中的硫酸亚铁作用，形成黑色的硫化铁，如有黑色物质出现，则硫化氢实验阳性；否则为阴性。

3. 乳糖胆盐培养基　蛋白胨提供碳源和氮源满足细菌生长的需求，猪胆盐可抑制革兰阳性细菌的生长，乳糖是大肠菌群可发酵的糖类，溴甲酚紫是 pH 指示剂，酸性呈黄色，碱性呈紫色。

（1）成分：

蛋白胨	20g
乳糖	5g
牛胆盐	5g
0.04% 溴甲酚紫水溶液	25ml
蒸馏水	1000ml

（2）制法：称取上述各样品，加热溶解于 1000ml 蒸馏水中，调节 pH 至 7.4，分装于试管内，每管 10ml，并放入一个倒立的小管，115℃高压灭菌 20 分钟，备用。

（3）用途：用于大肠埃希菌菌群数的检测。

4. 孟加拉红培养基（虎红培养基）　蛋白胨提供碳源和氮源，葡萄糖提供能源，磷酸二氢钾为缓冲剂，硫酸镁提供必需的微量元素，琼脂是培养基的凝固剂，氯霉素可抑制细菌的生长，孟加拉红作为选择性抑菌剂可抑制细菌的生长，并可减缓某些真菌因生长过快而导致菌落蔓延生长。

（1）成分：

蛋白胨	5g
葡萄糖	10g
磷酸二氢钾	1g
硫酸镁（七水）	0.5g
琼脂	20g
孟加拉红	0.033g

氯霉素	0.1g
蒸馏水	1000ml

（2）制法：称取上述各样品，加热溶解于1000ml蒸馏水中，分装，121℃高压灭菌20分钟，备用。

（3）用途：用于食品中真菌及酵母菌总数测定。

5. 西蒙枸橼酸盐培养基　氯化钠维持均衡的渗透压，镁离子是各种代谢中的辅因子，磷酸二氢铵提供氮源，磷酸氢二钾是缓冲剂，柠檬酸钠作为碳源，琼脂是培养基的凝固剂，溴麝香草酚蓝为pH指示剂，酸性呈黄色，碱性呈蓝色。当细菌可以利用铵盐作为唯一的氮源，同时利用枸橼酸盐作为唯一的碳源时，可在枸橼酸盐培养基上生长，分解枸橼酸钠，生成碳酸钠，使培养基产碱变蓝。

（1）成分：

氯化钠	5g
硫酸镁（七水）	0.2g
磷酸二氢铵	1g
磷酸氢二钾	1g
枸橼酸钠	5g
琼脂	15g
0.2%溴麝香草酚蓝溶液	40ml
蒸馏水	1000ml

（2）制法：称取上述各样品，加热搅拌溶解于1000ml蒸馏水中，调节pH至6.8，121℃高压灭菌15分钟，放成斜面，备用。

（3）用途：用于肠道菌的枸橼酸盐利用试验。

6. 缓冲葡萄糖蛋白胨水（MR-VP试验用培养基）

（1）成分：

磷酸氢二钾	5g
蛋白胨	10g
葡萄糖	5g
蒸馏水	1000ml

（2）制法：称取上述各样品，搅拌溶解于1000ml蒸馏水中，校正pH至7.0，分装试管，每管1ml，115℃高压灭菌15分钟。

（3）用途：用于肠道杆菌的甲基红实验和VP实验。

（4）备注

1）甲基红（MR）试验：自待检菌琼脂斜面挑取少量培养物接种本培养基中，于37℃培养2～5天，哈夫尼亚菌则应在22～25℃培养。滴加甲基红试剂一滴，立即观察结果，鲜红色为阳性，黄色为阴性。甲基红试剂配法：10mg甲基红溶于30ml 95%乙醇溶液中，然后加入20ml蒸馏水。

2）V-P试验：用琼脂培养物接种本培养基中，于37℃培养2～4天。哈夫尼亚菌则应在22～25℃培养。加入VP试剂甲液5% α-萘酚-乙醇溶液0.6ml和乙液40%氢氧化钾溶液0.2ml，充分振摇试管，观察结果。阳性反应立刻或于数分钟内出现红色，如为黄色则为阴性，应放在37℃下培养4小时再进行观察。

(五) 厌氧培养基

专供厌氧菌分离、培养和鉴别用的培养基,称为厌氧培养基。专性厌氧菌需在无游离氧环境中才能生长。厌氧培养方法主要有两种,一种是将普通培养基放在无氧环境中培养;另一种是在培养基中加入还原剂如动物组织(如肉渣)或还原性化学物质(如硫乙醇酸盐、半胱氨酸等)以降低其中的氧化还原电势,并在培养基表面用凡士林或石蜡等封住,与空气隔绝,使培养基本身成为无氧的环境,这就是厌氧培养基。常用的厌氧培养基有庖肉培养基、硫乙醇酸盐肉汤等。

庖肉培养基

1. 成分

(1) 牛肉渣

(2) 牛肉浸液或牛心、脑浸液培养基

2. 制法 ①取制备牛肉浸液所留下的肉渣,用自来水洗十余次,最后用蒸馏水洗一次,除去碎屑,洗净后的肉渣用纱布绞干;②分装中号试管中,加牛肉浸液或牛心、脑浸液培养基,肉渣与浸液的高度比例为 1:2,总量不超过所装试管的五分之二;③上盖厚度约 3 ~ 4mm 凡士林,经 103.43kPa 15 分钟高压蒸汽灭菌后备用。

3. 用途 厌氧菌的分离培养。

4. 注意事项 肉渣含有不饱和脂肪酸,能吸收氧气,而其中的氨基酸有还原作用,故培养基内氧化还原电势较低。用牛心、脑浸液培养基代替牛肉浸液有利于无芽胞厌氧菌的生长。接种细菌前,培养基应在水浴中煮沸 10 分钟以除氧。冷却后,才可接种标本。用此培养基分离有芽胞的梭状芽胞杆菌时,可在接种后再置 75℃ 水浴中加热 30 分钟,以杀死不带芽胞的细菌而有利于带芽胞细菌的分离。

本培养基可观察带芽胞厌氧菌的糖发酵和对蛋白质的分解能力。发酵糖显著的细菌如产气荚膜杆菌,产酸产气,肉渣不被消化,呈淡红色,不发臭;以分解蛋白质为主的细菌如破伤风杆菌,肉渣被消化,变黑、发臭。必须连续观察数日才能发现消化程度的差别,并以"+"表示之。"+"为少数肉渣边缘微发黑,"++"为大多数肉渣边缘发黑,"+++"为 1/2 肉渣变黑,"++++"为所有肉渣均变黑或全管变黑,有协助鉴定细菌的价值。

(王光川)

第三章　实验动物及动物实验技术

第一节　实验动物品系和选择

医学实验动物是经人工科学育种、饲养和繁殖,受遗传学、微生物学和寄生虫学控制,供生物医学实验用的动物。其遗传背景明确,来源清楚,具有较好的遗传均一性、对外来刺激的敏感性和实验的再现性。

一、医学实验动物的分类

(一) 按微生物学控制实验动物分类

1. 普通级动物　不携带人畜共患病和动物烈性传染病的病原,饲养于普通环境。

2. 清洁级动物　来源于 SPF 动物(剖腹产),饲养于清洁级环境下,排除规定的寄生虫、微生物。

3. SPF 动物　无特定病原体动物。没有特定的微生物、寄生虫。但未必没有特定以外的微生物和寄生虫。屏障条件下进行饲养。

4. 无菌动物　没有能被检查出微生物、寄生虫的动物。妊娠末期,通过剖腹产、子宫切除手术,将无菌取胎的仔鼠放在隔离器内无菌条件下进行饲养的动物。

5. 悉生动物　是指机体内带着已知微生物的动物。此种动物原是无菌动物,系人为将指定微生物接种于其体内,例如使大肠埃希菌定居在无菌小鼠体内,在进行微生物检查时仅能检出大肠埃希菌。

普通实验动物只能用于教学实验和某些科研工作的预实验。

(二) 按遗传学控制实验动物分类

1. 近交系　经连续 20 代(或以上)的全同胞兄妹交配(或者亲代与子代交配)培育而成,近交系数应大于 99%,品系内所有个体都可追溯到起源于第 20 代或以后代数的一对共同祖先。如:小鼠 BALB/c、C57BL/6、C3H、DBA/2 等。由于近交,隐性基因纯合性状得以暴露,可获得大量先天动物模型和自发性肿瘤。此类动物的使用最为广泛。

2. 突变系　保持有特殊的突变基因的品系动物,也就是正常染色体的基因发生了变异的、具有各种遗传缺陷的品系动物。生物在长期繁殖过程中,子代突变发生变异,其变异的遗传基因等位点可遗传下去,或即使没有明确的遗传基因等位点,但经过淘汰和选拔后,仍能维持稳定的遗传性质,这种变化了的能保持遗传基因特性的品系,称为突变品系。在小鼠和大鼠中,通过自然突变和人工定向突变,已培育出很多突变品系动物,如:无胸腺裸鼠、严重联合免疫缺陷小鼠,用于肿瘤、移植免疫等多领域研究中。

3. 封闭群(远交系)　在一定群体内,以非近亲交配方式育成的动物品系,连续 15 代不从外部引入新的动物种群,或者来源于近交系的种群,在封闭条件下至少经过 4 代繁殖的动物,都称为封闭群。除少数小鼠、大鼠以近交系或突变系保种和生产外,实验动物绝大多数以封闭群的形式繁育生产,如昆明系小鼠、SD 大鼠、Wistar 大鼠、大耳白家兔、Dunkin Harley

豚鼠、Beagle 犬等。

4. 杂交一代动物(F1)　两个不同近交系杂交所生的第一代动物称为杂交一代动物或 F1 代。F1 代动物非纯合子,但个体间基因型相同,与近交系相比,具有较强的疾病抵抗力。两个用于杂交生产杂种一代的近交系称为亲本品系,书写表示时把亲代母系符号写在前边,以"×"连接,后边是亲代父系符号。如:C57BL/6×DBA/2F1 表示用 C57BL/6 品系的雌种与 DBA/2 品系的雄种杂交后生育的杂交 F1 代。

医用实验动物是根据上述标准划分的,对于某一具体种类(生物学意义上)的实验动物而言,都具有其品系(品种)和等级。如同样的 BALB/C 小鼠,根据其环境条件可以是普通级,也可以是清洁级,SPF 级或无菌。因此在表明实验动物时,既要说明其品系也要表明其等级。

二、常用实验动物及品系

1. 小鼠　属哺乳纲,啮齿目,鼠科,小鼠属,是品系最多、使用数量最大、应用领域最广、使用历史最长的实验动物,目前品系有 500 多个,常用近交系有 BALB/c、C57BL/6、C3H、DBA/2、CBA、AKR、A 等;突变系有裸小鼠、SCID 小鼠、CBA/N 小鼠(B 淋巴细胞功能异常)、Beige 小鼠(NK 细胞活力缺乏);杂交群有 C57BL/6×DBA/2F1、NZB×NZWF1、C3H×IF1(糖尿病的模型)等;封闭群有 KM(昆明小鼠)、ICR、NIH 等。

2. 大鼠　属哺乳纲,啮齿目,鼠科,大鼠属。国际上公认的近交系大鼠约有 20 种,如 F344/N、Lou/CN;也有许多突变系,如裸大鼠、SHR/Ola 等;常见的远交系为 Wistar、SD(Sprague dawley)。

3. 豚鼠　又名荷兰猪,属哺乳纲,啮齿目,豚鼠科,豚鼠属。因其脚形似豚,故名豚鼠。豚鼠目前近交系较少,用于医学科研的近交系有纯系 2 号和纯系 13 号。远交系有 30 个,常用的是英国种(Dunkin Harley 豚鼠),国内各单位多来源此种。

4. 家兔　属哺乳纲,啮齿目,兔科。兔近交品系培育相当困难,其主要应用的是封闭群家兔。常用品种有中国白兔、日本大耳白兔、新西兰兔和青紫兰兔。

医学实验与研究应当根据不同目的,选用相应合格的医学实验动物,并在合格的相应级别动物实验环境设施内进行。医学实验动物的选择原则:

(1) 在种属选择上:应选用与人体结构,机能,代谢及疾病特征相似的实验动物。

(2) 在品种或品系选择上:应选用有类似人类疾病的近交系或突变系动物。

(3) 在等级选择上:科研实验最好达到三级,即 SPF 级。

(4) 选用与实验设计、技术条件,实验方法等条件相适应的标准化动物,要避免用高精仪器,试剂与低品位动物相匹配,或用低性能测试手段与高品位动物相匹配。

(5) 为减少误差,在体重、年龄、性别、生理状态、健康状况等方面要一致。

(6) 在不影响实验质量的前提下,选用最易获得、最经济、最易饲养管理的动物。

第二节　动物实验基本技术

一、动物捉拿、固定方法

捉拿和固定是动物实验操作技术中最基本最简单而又很重要的一项基本功。捉拿和固定各种动物的原则是:保证实验人员的安全,防止动物意外性损伤,禁止对动物采取粗暴动作。动物一般都是害怕陌生人接触其身体的,对于非条件性的各种刺激则更是进行防御性反抗。在捉拿、固定时，首先应慢慢友好地接近动物，并注意观察其表情，让动物有一个适应过程。捉拿的动作力求准确、迅速、熟练，力求在动物感到不安之前捉拿好动物。

1. 小鼠、大鼠的捉拿、固定 小鼠的捉拿，首先从笼盒内将小鼠尾部捉住并提起，放在笼盖(或表面粗糙的物体)上，然后用右手轻轻向后拉鼠尾，在小鼠向前挣脱时，用左手(熟练者也可用同一只手)拇指和食指抓住两耳和颈部皮肤，无名指、小指和手掌心夹住背部皮肤和尾部，并调整好动物在手中的姿势(参见图3-1)。大鼠的捉拿有一些危险性，捉拿大鼠特别注意不能捉提尾尖，也不能让大鼠悬在空中时间过长，否则易激怒大鼠和易致尾部皮肤脱落。抓大鼠时最好戴防护手套(帆布或硬皮质均可)。这类捉拿方法多用于灌胃以及肌肉、腹腔和皮下注射等。

如若进行心脏采血、解剖、外科手术等实验时，就必须要固定小鼠和大鼠。使小鼠呈仰卧位(必要时先进行麻醉)，用橡皮筋将小鼠固定在小鼠实验板上。大鼠固定方法与小鼠相同，但应注意选择合适的大鼠固定架。麻醉的大鼠可置于大鼠实验板上(仰卧位)，用橡皮筋固定好四肢(也可用棉线)，为防止苏醒时咬伤人和便于颈部实验操作，应用棉线将大鼠两上门齿固定于实验板上。

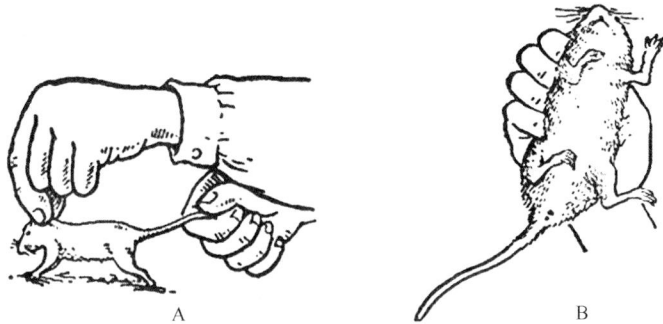

图3-1 小鼠的捉拿与固定示意图
A. 小鼠的捉拿；B. 小鼠的固定

2. 豚鼠的捉拿、固定 豚鼠胆小易惊，抓取时必须稳、准、迅速。先用手掌扣住鼠背，抓住其肩胛上方，将手张开，用手指环握颈部，另一只手托住其臀部，即可轻轻提起、固定(参见图3-2)。

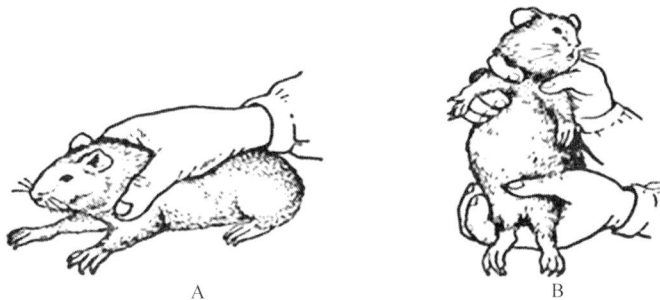

图3-2 豚鼠的捉拿与固定示意图
A. 豚鼠的捉拿；B. 豚鼠的固定

3. 家兔的捉拿固定 家兔比较驯服，不会咬人，但脚爪较尖，应避免家兔在挣扎时抓伤皮肤。常用的抓取方法是先轻轻打开笼门，勿使其受惊，随后手伸入笼内，从头前阻拦

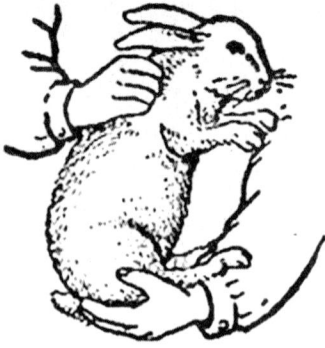

图 3-3 家兔的捉拿示意图

它跑动。然后一只手抓住兔的颈部皮毛,将兔提起,用另一只手托其臀,或用手抓住背部皮肤提起来,放在实验台上,即可进行采血、注射等操作(参见图3-3)。因家兔耳大,故人们常误认为抓其耳可以提起,或有人用手挟住其腰背部提起均为不正确的操作(会被小兔子抓伤)。在实验工作中常用兔耳作采血、静脉注射等用,所以家兔的两耳应尽量保持不受损伤。家兔的固定方法有台式固定和盒式固定(参见图3-4),台式固定适用于测量血压、呼吸和进行手术操作等;盒式固定适用于采血和耳部血管注射。

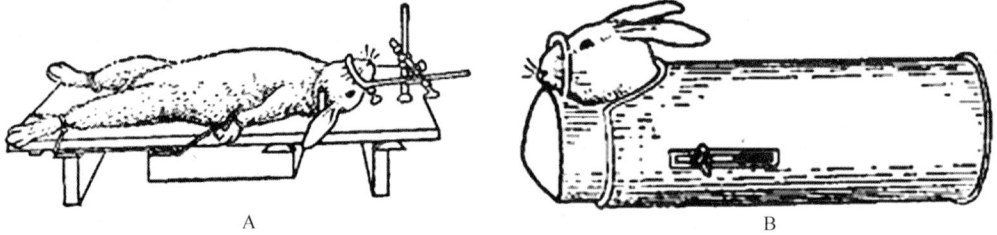

图 3-4 家兔的台式固定和盒式固定示意图
A. 台式固定;B. 盒式固定

二、动物编号方法

实验动物常需要标记以示区别。编号的方法很多,根据动物的种类数量和观察时间长短等因素来选择合适的标记方法。

1. 挂牌法 将号码烙压在圆形或方形金属牌上(最好用铝或不锈钢的,它可长期使用不生锈),或将号码按实验分组编号烙在栓动物颈部的皮带上,将此颈圈固定在动物颈部。该法适用于犬等大型动物。

2. 打号法 用刺数钳(又称耳号钳)将号码打在动物耳朵上。打号前用蘸有酒精的棉球擦净耳朵,用耳号钳刺上号码,然后在烙印部位用棉球蘸上溶在食醋里的黑墨水擦抹。该法适用于耳朵比较大的兔、犬等动物。

3. 针刺法 用七号或八号针头蘸取少量碳素墨水,在耳部、前后肢以及尾部等处刺入皮下,在受刺部位留有一黑色标记。该法适用于大、小鼠和豚鼠等。在实验动物数量少的情况下,也可用于兔、犬等动物。

4. 化学药品涂染动物被毛法 涂染红色用 0.5% 中性红或品红溶液,涂染黄色用3% ~5% 苦味酸溶液,涂染黑色用煤焦油的乙醇溶液。根据实验分组编号的需要,可用一种化学药品涂擦于动物不同部位的背部皮毛上以示不同编号。如果实验动物数量较多,则可以选择两种染料,如选黄色为个位,红色为十位,可编到 100 号。该方法对于实验周期短的实验动物较合适,时间长了染料易退掉;对于哺乳期的子畜也不适合,因母畜容易咬死子畜或把染料舔掉。

5. 剪毛法 该法适用于大、中型动物,如犬、兔等。方法是用剪毛刀在动物一侧或背部剪出号码,此法编号清楚可靠,但只适于短期观察。

6. 打孔或剪缺口法 可用打孔机在兔耳一定位置打一小孔来表示一定的号码。如用剪子剪缺口,应在剪后用滑石粉捻一下,以免愈合后看不出来。该法可以编至1～9999号,此种方法常在饲养大量动物时作为终身号采用。

三、实验动物接种及取血方法

(一) 动物接种法

1. 皮下接种　注射时用左手拇指及食指轻轻捏起皮肤,右手持注射器将针头刺入,固定后即可进行注射。一般小鼠在背部或前肢腋下,大鼠在背部或侧下腹部;豚鼠在后大腿内侧、背部等脂肪少的部位;兔在背部或耳根部注射;犬多在大腿外侧注射,拔针时,轻按针孔片刻,防药液逸出。

2. 皮内接种　此法用于观察皮肤血管的通透性变化或观察皮内反应。如将一定量的放射性同位素溶液、颜料或致炎物质、药物等注入皮内,观察其消失速度和局部血液循环变化,作为皮肤血管通透性观察指标之一。方法是将动物注射部位的毛剪去,消毒后,用皮试针头紧贴皮肤皮层刺入皮内,然后使针头向上挑起并再稍刺入,即可注射药液。注射后可见皮肤表面鼓起一白色小皮丘。

3. 腹腔内接种　先将动物固定,腹部用酒精棉球擦拭消毒,然后在左或右侧腹部将针头刺入皮下,沿皮下向前推进约0.5cm,再使针头与皮肤呈45度角方向穿过腹肌刺入腹腔,此时有落空感,回抽无肠液、尿液后,缓缓推入药液。此法大小鼠用得较多。

4. 静脉接种　是将药液直接注射于静脉管内,使其随着血液分布全身,迅速奏效,但排泄较快,作用时间较短。

(1) 小鼠、大鼠的静脉注射:常采用尾静脉注射。鼠尾静脉共有3根,左右两侧和背侧各1根,两侧尾静脉比较容易固定,故常被采用。操作时,先将动物固定在暴露尾部的固定器内(可用烧杯、铁丝罩或粗试管等物代替),用75%乙醇棉球反复擦拭使血管扩张,并可使表皮角质软化,以左手拇指和食指捏住鼠尾两侧,使静脉充盈,注射时针头尽量采取与尾部平行的角度进针(参见图3-5)。开始注射时宜少量缓注,如无阻力,表示针头已进入静脉,这时用左手指将针和尾一起固定起来,解除对尾根部的压迫后,便可进行注射。如有白色皮丘出现,说明未穿刺入血管,应重新向尾部方向移动针头再次穿刺。注射完毕后把尾部向注射侧弯曲以止血。如需反复注射,尽量从尾的末端开始。一次的注射量为每10g体重0.1～0.2ml。

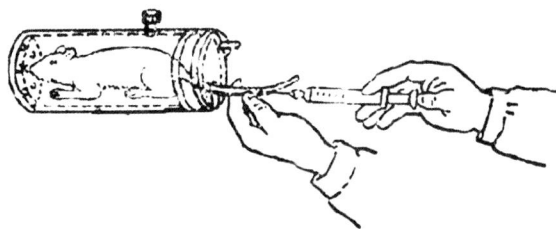

图3-5　小鼠尾静脉注射法示意图

(2) 豚鼠的静脉注射:一般采用前肢皮下头静脉。鼠的静脉管壁较脆,注射时应特别注意。

(3) 兔的静脉注射:一般采用外耳缘静脉,因其表浅易固定。注射部位除毛,用75%的乙醇溶液消毒,手指轻弹兔耳,使静脉充盈,左手食指和中指夹住静脉的近心端,拇指绷紧静脉的远心端,无名指及小指垫在下面,右手持注射器,尽量从静脉的远端刺入血管,移动拇指于针头上以固定,放开食、中指,将药液注入,然后拔出针头,用手压迫针眼片刻以止血。

(4)犬的静脉注射:犬的静脉注射多采用前肢外侧静脉或后肢外侧的小隐静脉。注射部位除毛后,在静脉血管的近心端用橡皮带扎紧,使血管充盈,从静脉的远心端将注射针头平行血管刺入,回抽注射器针栓,如有回血,即可放开橡皮带,将药液缓缓注入。

5. 脑内接种法 作病毒学实验研究时,有时用脑内接种法,多用小白鼠,特别是乳鼠(1~3日龄)。接种时通常使小白鼠以乙醚作轻度麻醉,用碘酒消毒其颅部毛发再以酒精棉球拭去碘液,用1ml结核菌素注射器,以最小号针头吸取接种物,于两耳根连接线中点略偏左(或右)处,经皮肤及颅骨稍向后下刺入少许即可,注射完毕拔出针头,以棉球压住针孔片刻。接种乳鼠时一般不麻醉,不用碘酒。家兔和豚鼠脑内接种法基本上和小白鼠相同。

(二)实验动物的采血

实验研究中,经常要采集实验动物的血液进行常规质量检测、细胞学实验或进行生物化学分析,故必须掌握正确的采集血液的技术。采血方法的选择,主要取决于实验的目的和所需血量以及动物种类。

1. 大鼠、小鼠的采血方法

(1)剪尾采血:需血量很少时常用本法,如进行红、白细胞计数、血红蛋白测定、制作血涂片等。动物麻醉后,将尾尖剪去约5mm,从尾部向尾尖部按摩,血即从断端流出,也可用刀割破尾动脉或尾静脉,让血液自行流出。如不麻醉,采血量较小。采血结束后,消毒、止血。用此法每只鼠可采血10余次,小鼠可每次采血约0.1ml,大鼠约0.4ml。

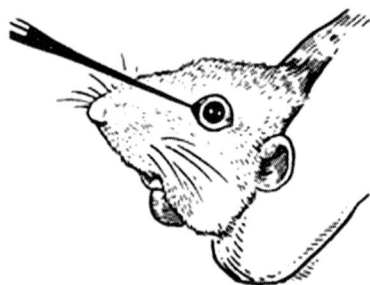

图3-6 大鼠眼眶后静脉丛取血法示意图

(2)眼眶后静脉丛采血:穿刺采用一根特制的长7~10cm硬的玻璃取血管,其一端内径为1~1.5mm,另一端逐渐扩大,细端长约1cm即可,将取血管浸入1%肝素溶液,干燥后使用。采血时,左手拇指及食指抓住鼠两耳之间的皮肤使鼠固定,并轻轻压迫颈部两侧,阻碍静脉回流,使眼球充分外突,提示眼眶后静脉丛充血。右手持取血管,将其尖端插入内眼角与眼球之间,轻轻向眼底方向刺入,当感到有阻力时即停止刺入,旋转取血管以切开静脉丛,血液即流入取血管中(参见图3-6)。采血结束后,拔出取血管,放松左手,出血即停止。用本法在短期内可重复采血。小鼠一次可采血0.2~0.3ml,大鼠一次可采血0.5~1.0ml。

(3)颈(股)静脉或颈(股)动脉采血:将鼠麻醉,剪去一侧颈部外侧被毛,作颈静脉或颈动脉分离手术,用注射器即可抽出所需血量。大鼠多采用股静脉或股动脉,方法是:大鼠经麻醉后,剪开腹股沟处皮肤,即可看到股静脉,把此静脉剪断或用注射器采血即可,股动脉较深需剥离出,再采血。

(4)摘眼球采血:此法常用于鼠类大量采血。采血时,用左手固定动物,压迫眼球,尽量使眼球突出,右手用镊子或止血钳迅速摘除眼球,眼眶内很快流出血液。

(5)断头采血:用剪子迅速剪掉动物头部,立即将动物颈朝下,提起动物,血液可流入已准备好的容器中。

2. 豚鼠、家兔心脏取血方法

(1)将兔仰卧固定于手术台上,剪去左前胸相当于心脏部位的兔毛。

（2）用碘酒棉球和酒精棉球消毒局部皮肤。

（3）用左手触摸左侧由下向上数第3~4肋间，选择心跳最明显处进针，进针部位一般为第三肋间隙，胸骨左缘3mm处。当针头接近心脏时，就会有心跳感觉，此时将针头向里插入少许即进入心室。

（4）如确实刺入心脏，血液会因心搏的力量自然进入注射器，徐徐抽出血液，待取足后，拔出针头，并用干棉球按压针刺处，以防出血。

（5）将血轻轻注入无菌容器内，以免溶血(豚鼠的心脏采血与家兔相同，但进针部位一般在胸骨左缘第4~6肋间隙)。在有助手协助手持固定动物情况下心脏采血要较一人独立操作会更好。

3. 绵羊颈静脉采血方法

（1）由一人骑在羊背上，一侧身依着墙边，双手扶住下颚及耳朵，将羊头向上仰，以使颈皮伸直。

（2）在颈侧部用弯头剪刀剪去羊毛，局部先用碘酒后用酒精消毒。

（3）于颈部近心端处缚以橡皮管使颈静脉扩张；右手取连有粗针头的注射器沿静脉以30°角度由头端向心脏方向刺入血管，血即进入针筒，松开橡皮管，缓缓抽取血液。

（4）取血完毕，拔出针头。采血部位以无菌干棉球压迫止血，同时取下针头，迅速将血液注入装有抗凝剂的容器中，摇匀，或将血液注入盛有玻璃珠的无菌烧瓶内，振摇数分钟，以脱去纤维蛋白来防止凝血。

四、实验动物消毒、麻醉方法及处死方法

（一）实验动物消毒方法

动物消毒前，先去掉手术部位的被毛，然后用3%~5%碘酒棉球涂抹皮肤，待干后，再用75%的乙醇溶液涂抹，消毒顺序是先中心后外周。若消毒感染伤口，则应从外周开始，最后擦伤口，已被污染的棉球不能再擦清洁部位。几种常用的消毒液如下。

1. 3%~5%碘酒　主要用于皮肤消毒。杀菌效力强，但有强烈的刺激性，故不适合用于黏膜消毒。

2. 75%乙醇溶液　主要用于皮肤消毒(或手术器械消毒)，用于碘酒消毒后脱碘。

3. 1%煌绿　多用于皮肤薄嫩的动物。

4. 2%红汞　用于各种黏膜消毒，如鼻腔、口腔、阴道及眼结膜等。

（二）实验动物麻醉方法

麻醉的基本任务是消除实验过程中所致的疼痛和不适感觉，保障实验动物的安全，使动物在实验中服从操作，确保实验顺利进行。

1. 局部麻醉　适用于大中型动物各种短时间内的实验。局部麻醉操作方法很多，可分为表面麻醉、局部浸润麻醉、区域阻滞麻醉以及神经干(丛)阻滞麻醉。1%普鲁卡因，常用于局部浸润麻醉；2%利多卡因，作为大动物神经干阻滞麻醉，也可用0.25%~0.5%溶液作局部浸润麻醉；地卡因用于表面麻醉。

2. 全身麻醉

（1）吸入麻醉法：使用乙醚麻醉兔及大小鼠时，可将动物放入玻璃麻醉箱内，把装有浸润乙醚棉球的小烧杯放入麻醉箱，然后观察动物。开始动物自主活动，不久动物出现异常

兴奋,不停地挣扎,随后排出大小便。渐渐地动物由兴奋转为抑制,倒下不动,呼吸变慢。如动物四肢紧张度明显减低,角膜反射迟钝,皮肤痛觉消失,则表示动物已进入麻醉,可行手术和操作。在实验过程中应随时观察动物的变化,必要时把乙醚烧杯放在动物鼻部,以维持麻醉的时间与深度。

(2)注射麻醉法:常用的麻醉药有戊巴比妥钠、硫喷妥钠、氨基甲酸乙酯等。

大、小鼠和豚鼠常采用腹腔注射法进行全身麻醉。犬、兔等动物既可腹腔注射给药,也可静脉注射给药。在麻醉兴奋期出现时,动物挣扎不安,为防止注射针滑脱,常用吸入麻醉法进行诱导,待动物安静后再行腹腔或静脉穿刺给药麻醉。

在注射麻醉药物时,先用麻醉药总量的三分之二,密切观察动物生命体征的变化,如已达到所需麻醉的程度,余下的麻醉药则不用,避免麻醉过深抑制延脑呼吸中枢导致动物死亡。

(三)实验动物处死方法

当实验中途停止或结束时,实验者应站在实验动物的立场上以人道的原则去处置动物,原则上不给实验动物任何恐怖和痛苦,也就是要施行安乐死。安乐死是指实验动物在没有痛苦感觉的情况下死去,实验动物安乐死方法的选择取决于动物的种类与研究的课题。

1. 大鼠和小鼠

(1)颈椎脱臼法:右手抓住鼠尾用力向后拉,同时左手拇指与食指用力向下按住鼠头。将脊髓与脑髓拉断,鼠便立即死亡(参见图3-7)。

(2)断头法:用剪刀在鼠颈部将鼠头剪掉,鼠立即死亡。

(3)击打法:右手抓住鼠尾,提起,用力摔击其头部,鼠痉挛后立即死去。或用木槌用力击打鼠头部也可致死。

(4)急性大出血法:可采用鼠眼眶动脉和静脉急性大量失血方法使鼠立即死亡。

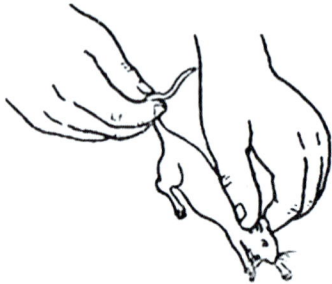
图3-7 颈椎脱臼法示意图

(5)药物致死法:吸入一定量的一氧化碳、乙醚、氯仿等均可使动物致死。

2. 犬、兔、豚鼠

(1)空气栓塞法:向动物静脉内注入一定量的空气,使之发生栓塞而死。当空气注入静脉后,可在右心随着心脏的跳动使空气与血液成泡沫状,随血液循环到全身。如进到肺动脉,可阻塞其分支,进入心脏冠状动脉,造成冠状动脉阻塞,发生严重的血液循环障碍,动物很快致死。一般兔、猫等静脉内注入20~40ml空气即可致死;每条犬由前肢或后肢皮下静脉注入80~150ml空气,可很快致死。

(2)急性失血法:先使动物轻度麻醉,如犬可按每公斤体重静脉注射硫喷妥钠20~30mg,动物即很快入睡。暴露股三角区,用锋利的杀犬刀在股三角区作一个约10cm的横切口,把股动、静脉全切断,立即喷出血液。用一块湿纱布不断擦去股动脉切口周围处的血液和血凝块,同时不断地用自来水冲洗流血,使股动脉切口保持畅通,动物在3~5分钟内即可致死。采用此种方法,动物十分安静,对脏器无损伤,对活杀采集病理切片标本是一种较好的方法。

如果处死犬的同时要采集其血液时,则在用硫喷妥钠轻度麻醉后,将犬固定在犬手术台上。分离颈动脉,插一根较粗的塑料管,放低犬头,打开动脉夹,使动脉血流入装有抗凝血的容器内,并不断摇晃,以防血液凝固。

(张轶博)

第四章　基本实验方法

第一节　微生物形态结构观察法

一、细菌标本不染色观察法

不染色的细菌标本镜检,虽可观察细菌的大小、形态,但主要用于观察细菌的动力,可用普通光学显微镜观察。某些活菌、螺旋体等体积微小而且半透明,在普通显微镜下不易看清楚,如果用暗视野显微镜,可很大程度上提高观察的效果。

细菌未染色时无色透明,在显微镜下主要靠细菌与周围环境的折光率不同来进行观察。有鞭毛的细菌运动活泼,能从一处移至另一处,有明显的方向性位移;无鞭毛的细菌则呈不规则的布朗运动。

（一）悬滴法

（1）取洁净凹玻片1张,用牙签涂少许凡士林于凹窝周围。

（2）用镊子取盖玻片一张,再用无菌接种环挑取细菌肉汤培养物2~3环,放在盖玻片中央。若为固体培养物,则须先用生理盐水2~3接种环涂于盖玻片上,然后用接种环取菌苔少许放于盐水中,磨散呈云雾状。

（3）将凹玻片反转,使凹窝对准盖玻片中心的菌液,覆于其上,轻压凹玻片,使其与盖玻片粘合紧密。

（4）两手持凹玻片两端,迅速反转过来,使菌液悬垂于凹窝中心,置于显微镜载物台上（参见图4-1）。

（5）将显微镜光圈缩小或降低集光器,先用低倍镜找到悬滴的边缘后,移至视野中央,再换用高倍镜观察（因凹玻片较厚,油镜焦距很短,故一般不能用油镜观察）。

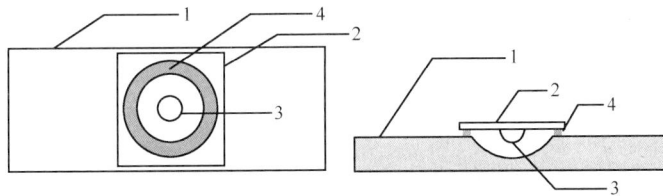

图4-1　悬滴标本制作法示意图
1. 凹玻片;2. 盖玻片;3. 菌液;4. 凡士林

（二）压滴法

（1）用无菌接种环取菌液2~3环,放于载玻片中央。

（2）用镊子取盖玻片,盖在菌液上,放置时,先使盖玻片一边接触菌液,缓缓放下,以不产生气泡为准。如标本需要长时间观察,可预先于盖玻片边缘涂凡士林少许以封之（参见图4-2）。

（3）置于载物台上,先用低倍镜找位置,再换高倍镜观察。

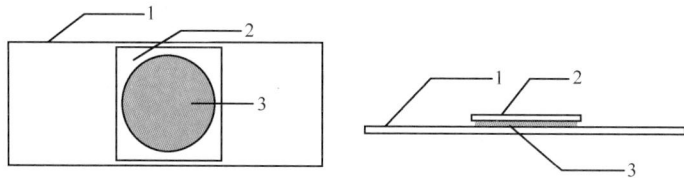

图 4-2 压滴法标本制作示意图

1. 载玻片;2. 盖玻片;3. 菌液

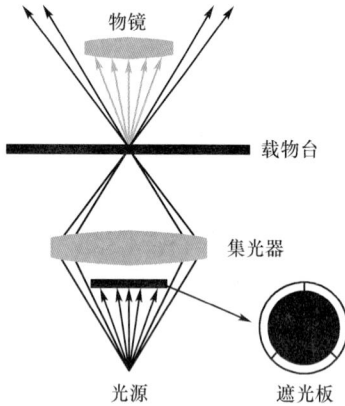

图 4-3 暗视野显微镜工作原理

（三）暗视野法

暗视野显微镜是在普通光学显微镜上安装一个特制的集光器,光线不能从中间直接透入,视野呈暗色,当标本接受从集光器边缘斜射光后可发生散射,可在暗视野背景下观察到光亮的微生物(参见图 4-3)。暗视野观察的分辨率远高于明视野观察,最高达 0.004~0.02mm。

（1）将显微镜原有集光器取下,换上暗视野集光器,并将暗视野集光器上端的透镜面与载物台齐平。将镜头旋下,加遮光器后再装上,如应用附有光栏的油浸镜头时,调节好接物镜的孔径数即可。

（2）将光源对准显微镜的凹面反光镜,并调节两者的距离,使灯丝在反光镜上清晰可见。拨动反光镜,使在低倍镜下所见的光环亮度最大。

（3）在低倍镜下找集光器的光亮环状圈,并扭动暗视野集光器两旁的调节棒使移至视野的正中央。

（4）将集光器稍扭向下,于集光器透镜面上端滴加镜油一滴,暂将电源关闭。

（5）将标本滴加载玻片上,如标本浓稠时可用 0.9% 盐水溶液适当稀释。滴加的标本液不可过多或过少。以盖玻片覆盖标本液,但必须使液体不致外溢或产生气泡。

（6）将涂片置镜台上,将集光器上移,使与载玻片紧密接触但不可有气泡存在,在盖玻片上再滴加镜油一滴。

（7）将镜头下移使之与标本上的镜油接触。

（8）开启光源,按常法调节接物镜与标本间焦距及反光镜的位置,以求获得在均匀的暗视野中看到明亮清晰的微生物个体。

不染色观察细菌时应注意:①悬滴法中,凹玻片和盖玻片都要洁净无油,否则将影响细菌的运动,且菌液悬滴不能与凹玻片接触;②压滴法中,制片时菌液应适量,以加盖玻片后标本不外溢为度,并避免发生气泡;③温度应控制在 20℃ 以上,保持细菌活力;④用过的标本立即处理以免污染环境。

二、细菌标本染色观察法

细菌的菌体在强光下呈透明或半透明,并有与玻片相似的折光系数,故在光学显微镜下较难看清楚。若将细菌制成涂片,固定后加以染色,便可在普通光学显微镜下清楚地看到细菌的大小和形态,且能清楚地识别细菌的某些不同结构,从而协助鉴别细菌。细菌的等电点较低,pH 约在 2～5,在中性及弱碱性环境中多带负电荷,故易与带正电荷的碱性染料结合,所以细菌染色多用碱性苯胺染料,如美兰、结晶紫、碱性复红等。染色方法可分为单染色法和复染色法两大类。前者只用一种染料染色,多用于观察细菌的大小、形态和排列;后者是以两种以上的染料染色,可显示出细菌的特殊结构或染色反应性,在细菌的鉴别上有一定意义。复染色法种类很多,主要有革兰染色法和抗酸染色法,尤以前者应用最广。此外还有对细菌的芽胞、鞭毛、荚膜、核质、细胞壁、荧光色素等特殊染色法。

(一) 细菌标本染色的基本方法

1. 涂片 接种环在火焰上灭菌、冷却后,取少量细菌(接种环上沾有少量的白色物即可),均匀涂于载玻片事先滴好的盐水中,涂抹成直径约 $1cm^2$ 大的面积。若采用液体培养物,则不必加生理盐水,可直接取 1～2 环菌液涂布,涂片应薄而均匀。

2. 干燥 涂片标本最好在室温中使其自然干燥。必要时可将标本面向上,间断地在微火高处借热干燥,标本片置火焰上的高度以手感觉温热为宜,切忌靠近火焰,以免标本烤焦。

3. 固定 将干燥后的涂片用玻片夹夹住,使标本面向上,快速通过火焰三次,温度不能太高,然后使其自然冷却。固定的目的在于通过高温杀死细菌,并使细菌菌体较牢固地黏附于玻片上,以免染色时脱落。固定又可使细菌蛋白凝固,改变细菌对染料的通透性而易于着色。

4. 染色 染色液多为水溶液,一般用低浓度的染色液为好,滴加染液覆盖涂膜。为了使染料与菌体结合,有时染料中需加入明酚、明矾、碘液,起到媒染作用,也可加热促进着色。

5. 脱色 醇类、酮类、氯仿等是常用的脱色剂。酸类可作为碱性染料的脱色剂,而碱类可作为酸性染料的脱色剂。无机酸的脱色能力大于有机酸。乙醇是常用的脱色剂,70%乙醇溶液和无机酸脱色能力强,常用作抗酸染色的脱色剂。95%的乙醇溶液常用于革兰染色法。

6. 复染 又称为对比染色,起到反衬作用。复染液与初染液颜色不同,以形成鲜明对比。复染液可使脱色的细菌重新着色。

(二) 常用的细菌染色法

1. 革兰染色法 革兰染色法可将所有的细菌分为革兰阳性菌(G^+)和革兰阴性菌(G^-)两大类,是细菌学最常用的鉴别染色法。该染色法能鉴别 G^+ 菌和 G^- 菌,这两类菌的细胞壁结构和成分不同。G^+ 菌细胞壁中肽聚糖层厚且交联度高,类脂质含量少,经脱色剂处理后使肽聚糖层的孔径缩小,通透性降低,因此细菌仍保留初染时结晶紫和碘复合物的颜色。G^- 菌的细胞壁中含有较多易被乙醇溶解的类脂质,而且肽聚糖层较薄,交联度低,乙醇脱色时溶解了类脂质,增加了细胞壁的通透性,使初染的结晶紫和碘的复合物易渗出,经复红复染后成红色。染成紫色的为革兰阳性细菌(G^+菌),染成红色的为革兰阴性细菌(G^-菌)。

(1) 初染:已固定好并冷却的涂片上滴加结晶紫染液,染色液的量以能盖住涂膜面为宜,静置 1 分钟,用细水流从玻片的一端把游离的染色液洗去,并将玻片上的积水轻轻甩净。

(2) 媒染:滴加碘液盖满标本处,作用 1～2 分钟后水洗,甩净玻片上的积水。

(3) 脱色:滴加 95% 乙醇溶液数滴,轻轻摇动玻片使乙醇溶液在涂膜上流动,在此过程中可有紫色染液随乙醇溶液脱下。如脱色不完全而乙醇溶液已流失,可再加数滴,直到流下的乙醇溶液无紫色为止,约 30 秒,立即水洗,甩干。

(4)复染:滴加稀释复红染液盖满标本,作用 1～2 分钟后水洗,用吸水纸印干后镜检。

革兰染色法需注意如下事项:①标本片不能涂的太薄或太厚,以免影响结果观察。②革兰染色成败的关键在于脱色时间。如脱色过度,革兰阳性菌也可被脱色而被误认为是革兰阴性菌;如脱色时间过短,革兰阴性菌也会被认为革兰阳性菌。脱色时间的长短还受涂片厚薄、脱色时玻片晃动的快慢及乙醇用量多少等因素影响,难以严格规定。③染色过程中勿使染色液干涸,用水冲洗后,应甩去玻片上的残水,以免染色液被稀释而影响染色效果。④选用培养 16～24 小时的细菌为宜。若菌龄太老,由于菌体死亡常使革兰阳性菌转呈阴性反应。

2. 抗酸染色法 凡具有抵抗酸类脱色剂脱色作用的性质,称为抗酸性。抗酸性主要为分枝杆菌属细菌所特有。分枝杆菌属的细菌(如结核杆菌和麻风杆菌等)因含脂质多(含量高达 40%),一般染色法不易着色。此类细菌可用齐-尼抗酸染色法加以鉴别。该染色法可将细菌分为抗酸性细菌和非抗酸性细菌两类。抗酸菌呈红色,背景及非抗酸杆菌均呈蓝色。此染色法不作为常规检查,一般仅在怀疑有抗酸性细菌时使用。

(1)初染:将涂片、干燥、固定后的玻片冷却片刻,在涂膜上加盖一滤纸片,用木夹夹住载玻片,于滤纸上滴加苯酚复红染液数滴盖满整个材料,在酒精灯火焰上方 10～15cm 高度徐徐加温至出现蒸气(不可沸腾),可暂时离开火焰,如此反复 2～3 次(约 5 分钟)。在加温过程中为防止染液干涸,可随时追加染液。然后去掉滤纸片,使涂片冷却片刻后水洗。

(2)脱色:用 3% 盐酸乙醇溶液脱色。不时轻摇玻片,直至标本片无颜色继续脱下为止(约 30 秒)。然后用水轻轻冲洗,使剩余盐酸乙醇溶液充分洗净。

(3)复染:将玻片平放于染色架上,滴加碱性美兰液复染数滴,30 秒后水洗,用吸水纸印干、镜检。

抗酸染色法需注意如下事项:①用苯酚复红加温染色时,切勿煮沸,烧干,注意要随时添加染液;②注意染色效果与抗酸菌细胞壁的完整性有关,当细胞破裂时,其抗酸染色性质亦消失。

3. 镀银染色法

(1)媒染:涂片干燥后加固定液固定 1～2 分钟,滴加媒染剂,持片在火焰上方加温至出现蒸气,30 秒后移开火焰、水洗。

(2)染色:将硝酸银溶液滴于涂膜上染色 30 秒,水洗,吸干,油镜观察。镜下可见棕褐色菌体,背景为淡黄色。

(三)细菌结构特殊染色法

细菌除具有细胞壁、细胞膜、细胞质、核质等基本结构外,某些细菌还有荚膜、芽胞、鞭毛、菌毛等特殊结构。运用相应的特殊染色法进行染色,可辅助细菌特殊结构的检查和菌种的鉴别。

1. 芽胞染色法

(1)涂片:将细菌培养物低速离心 1 分钟后,取上清液在 4500r/min 离心 20 分钟,去掉上清,留沉淀。加入少量生理盐水,混匀后涂片,自然干燥。

(2)染色:在涂片上滴加等量 95% 乙醇溶液与氯仿各数滴,脱脂 1 分钟。将玻片斜置,利于乙醇与氯仿留下。待氯仿完全挥发,用 5% 铬酸溶液作用 1～2 分钟,也可用 5% 的苯酚溶液加热处理 1～2 分钟,然后用水冲洗。用苯酚复红染液加热染色 1～2 分钟,至出现蒸气即可,切勿将染液烘干。

(3)脱色:用3%的硫酸溶液脱色,直至红色几乎消失,然后用水冲洗。

(4)复染:用碱性美兰溶液染色1分钟,然后用水冲洗,自然干燥后在油镜下观察,芽胞呈红色,菌体呈蓝色。

2. 鞭毛染色法

(1)涂片:将细菌培养物与等量蒸馏水混合后,离心、沉淀再悬浮后利用悬液涂片,自然干燥,甲醇固定。

(2)染色:滴加甲液1～2滴,染色2～3分钟,加水轻轻冲洗。滴加乙液1～2滴,染色30秒,加水轻轻冲洗。自然干燥后油镜观察,菌体呈现深红色,鞭毛呈现红色。

3. 荚膜染色法

(1)涂片:标本涂片后自然干燥。

(2)染色:涂片上加一滤纸片,然后滴加结晶紫染液,并在火焰上方略加热至冒蒸气为止。倾去染液,除去滤纸片,用20%硫酸铜溶液盖上涂膜,染色2分钟,倾去染液,吸水纸吸干。油镜镜检,菌体为深紫色,荚膜为无色。

三、病毒的观察法

1. 病毒负染色法　是利用染液里的重金属离子为染料,由于病毒标本较重金属离子电子密度低,电子束对于重金属离子和病毒标本的穿透力不同,从而使病毒呈现明亮清晰的结构。

将处理后的标本滴在铜网上,滤纸吸取多余标本,滴加磷钨酸PTA染液,滤纸吸去多余染料,干燥后电镜观察。

病毒负染色法需注意如下事项:①标本制备后应该在火焰上或沸水中消毒,用过的镊子、铜网也应消毒;②用过的铜网应用滤纸充分吸干残余标本,以免污染其他标本出现假阳性。

2. 病毒免疫染色法　许多情况下,病毒颗粒与标本中其他颗粒混杂在一起,很难分辨形态。免疫电镜技术是借助抗血清与病毒颗粒特异性结合,包被病毒使之凝聚加以区别,可以观察病毒含量较少的标本是其优点。

(1)取0.9ml病毒悬液,加入0.1ml稀释的病毒抗血清,37℃反应30分钟。

(2)取10g/L琼脂凝胶块,下面垫三层普通滤纸,将一滴抗原抗体复合物悬滴在琼脂凝胶块上,将涂膜的铜网扣在悬滴表面使之漂浮。

(3)在悬滴未被吸干之前取下铜网,倒转在蜡板上,立即滴加PTA染液染色1分钟,滤纸吸去多余染料,干燥后电镜观察。

病毒免疫染色法需注意抗原、抗体比例,比例适当方可形成大小合适的抗原抗体复合物。

(柳明杰)

第二节　微生物分离培养技术

在病原微生物的实验中,无论是临床感染的诊断、致病机制研究或是制备疫苗,都必须首先分离病原微生物。因此,学习病原微生物的分离培养技术对于医学生尤为重要。

一、细菌的分离培养技术

(一)细菌培养基的分类

细菌培养基是由人工方法制备而成的,专供其生长繁殖使用的混合营养物质。培养基的基本成分有蛋白胨、糖类、无机盐和水分。任何培养基除含有必需的营养物质外,还必须具有一定的酸碱度(pH 7.2~7.6),并保证无菌。细菌培养基分类方法有多种,在这里主要介绍常用的两种:

1. 按其营养组成和用途分为

(1)基础培养基:含有多数细菌生长繁殖所需要的基本营养成分。例如,营养肉汤、蛋白胨水和普通琼脂平板等。

(2)增菌营养培养基:若了解某种细菌的特殊营养要求,可配制出适合这种细菌而不适合其他细菌生长的增菌培养基,包括通用增菌培养基和专用增菌培养基,前者如血液或血清培养基;后者如碱性蛋白胨水等。

(3)选择性培养基:在培养基中加入某种化学物质,使之能抑制某些细菌的生长,而有利于另一些细菌的生长,从而将后者从多种细菌混杂的标本中分离出来,这种培养基称为选择性培养基。例如,培养肠道致病菌的 SS 培养基等。

(4)鉴别培养基:利用细菌分解糖类和蛋白质的能力及代谢产物的不同,在培养基中加入特定的作用底物和指示剂,观察细菌在其中生长后对底物作用如何,从而鉴别细菌,这种用于培养和区分不同细菌种类的培养基称鉴别培养基。例如,糖发酵管、双糖铁培养基等。

(5)厌氧培养基:专供厌氧菌的分离、培养和鉴别用的培养基,称为厌氧培养基。造成厌氧环境的方法较多,如在培养基中加入动物组织(如肉渣)或还原性化学物质(如硫乙醇酸盐、半胱氨酸等),并在培养基表面用凡士林或石蜡封住,使与外界空气隔绝。常用的厌氧培养基有庖肉培养基、硫乙醇酸盐肉汤等。

2. 按物理性状可分为 ①液体培养基;②固体培养基;③半固体培养基。

(二)细菌的培养(接种)技术

根据待检标本的性质、培养目的和所用培养基的种类,采用不同的接种方法。

1. 平板划线分离培养法 对混有多种细菌的临床标本,采用划线分离和培养,使原来混杂在一起的细菌沿划线在琼脂平板表面分离,得到分散的单个菌落,以获得纯种。平板划线分离通常有两种方法:

(1)分区划线分离法

1)分区:在皿底将整个平板划分成"Ⅰ"、"Ⅱ"、"Ⅲ"三个区。

2)接种环灭菌:右手持接种环的绝缘柄,在外焰中烧红镍丝部分,在使金属杆在火焰中通过 3 次灭菌。接种环与火焰之间相交成 15°角。冷却后蘸取细菌标本—接种环。

3)划线

A. 左手立即持起平板,五指固定平皿盖边缘,向外反转手掌使平板落于手掌内,皿盖朝上。用拇指和中指固定平皿边缘,使皿盖向上张开与皿底成 70°左右,将平板置于煤气灯火焰左前上方约 5~6cm 距离,使平板面向火焰,以免空中杂菌落入,也可将平皿放置在一定平面上进行操作(参见图 4-4A)。

B. 在已标注"Ⅰ"区的区域涂开并在平板的 1/3 面积上划密集的平行线,合上皿盖(参见图 4-4B)。

C. 接种环在火焰上灭菌,将平板转动约 70°,按前述方法使接种环通过已划过线的"Ⅰ"区 5~7 次,以后即不与"Ⅰ"区接触做连续密集划平行线,约占平板面积的 1/3,此为"Ⅱ"区,接种环再次通过火焰灭菌。

D. 再转 70°,如上法在第"Ⅲ"区划线,划满余下的培养基表面(参见图 4-4C)。划线完毕,盖好平板,再将接种环上的残留细菌用火焰灭菌,放回试管架上。

4)培养:在划完线的平板底面用特种铅笔做好标记,然后将平皿底面向上,送 37℃ 培养 18~24 小时。如有孤立菌落生长,即可获得纯种细菌。

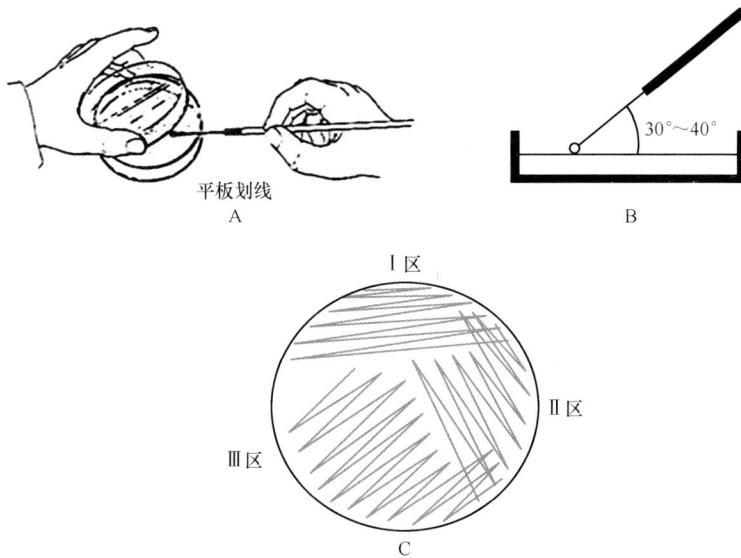

图 4-4 平板分区划线法示意图

划线时需注意接种环与琼脂呈 30°~40°,轻轻接触,利用腕力滑动,切忌划破琼脂。

(2)连续划线分离法

1)先将接种物在琼脂平板上 1/5 处轻轻涂抹。

2)用接种环或拭子在平板表面曲线连续划线接种,直至划满琼脂平板表面。

2. 琼脂斜面接种法

(1)接种环(针)烧灼灭菌,冷却。

(2)用接种环(针)挑取单个菌落或培养物,从培养基斜面底部向上划一条直线。

(3)从琼脂斜面培养基底部沿直线向上曲折连续划线,直至斜面近顶端处止(参见图 4-5)。培养后观察琼脂斜面细菌生长情况,形成一片细菌膜称为菌苔,一般不出现单个菌落。

3. 穿刺接种法 多用于半固体培养基或双糖铁、明胶等具有高层的培养基接种。

(1)接种时用接种针挑取菌落,由培养基中央垂直刺入至距管底 0.4cm 处,再沿穿刺线退出接种针(参见图 4-6AB)。

(2)双糖铁等有高层及斜面之分的培养基,穿刺高层部分,退出接种针后直接划线接种斜面部分(参见图 4-6ABC)。

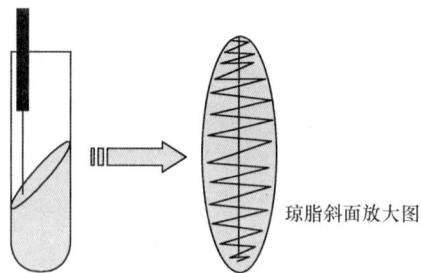

图4-5 琼脂斜面接种法

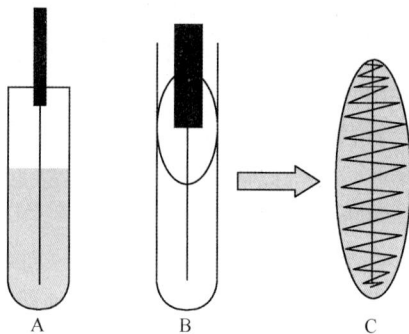

图4-6 穿刺接种法示意图

半固体培养基的穿刺培养用于观察细菌有无鞭毛,如有鞭毛细菌在穿刺线周围扩散生长呈混浊状。双糖铁培养基中培养的某些细菌如沙门或致贺菌可使其培养基上下层呈现不同颜色,也有可能出现黑色混浊物。

4. 液体培养基接种法 多种细菌可以在液体培养基如肉汤、蛋白胨水、糖发酵管内生长,细菌在液体培养基中的生长现象不尽相同,主要包括混浊生长、沉淀生长和菌膜生长。

(1)接种环灭菌冷却后,挑取少量菌苔,后伸入液体培养基管中,在接近液体表面的管壁上轻轻研磨,然后蘸取少许液体调和,使细菌混合到液体培养基中,退出接种环烧灼灭菌。

(2)将已经接种的培养基管管口在火焰上烧灼灭菌,塞上管塞,放置到37℃孵育箱培养18~24小时,观察结果。

(三)细菌的培养方法

根据不同的标本及不同的培养目的,可选用不同的培养方法。通常把细菌的培养方法分为需氧培养、二氧化碳培养、微需氧培养和厌氧培养四种。

1. 需氧培养法 又叫常规培养法,是指需氧菌或兼性厌氧菌在有氧条件下的培养,将已接种好的平板、斜面、液体培养基等在空气中置37℃孵育箱内培养,无特殊要求的细菌均可生长。

将已接种的培养基放置于试管架或瓷盘中,再送入37℃孵育箱培养18~24小时后,取出观察细菌的生长状况。

2. 二氧化碳培养法 某些细菌,如肺炎链球菌、淋病奈瑟菌、脑膜炎奈瑟菌、布鲁菌和流感嗜血杆菌等的培养,特别是在初次分离时,须在5%~10%二氧化碳环境中培养才能生长。

(1)二氧化碳培养箱法:二氧化碳孵箱能自动调节二氧化碳的含量、温度和湿度,培养物置于孵育箱内阁,孵育一定时间后可直接观察生长结果。

(2)烛缸培养法:取有盖磨口标本缸或玻璃干燥器,将接种好的培养基放入缸内,点燃蜡烛后放在缸内稍高于培养物的位置上,缸盖或缸口均涂以凡士林,加盖密闭。因缸内蜡烛燃烧氧逐渐减少,数分钟后蜡烛自行熄灭,此时容器内二氧化碳含量约占5%~10%。将缸置于37℃普通孵育箱内孵育(参见图4-7)。

(3)气袋法:选用无毒透明的塑料袋,将已接种标本的培养皿放入袋内,尽量祛除袋内空气后将开口处折叠并用弹簧夹夹紧袋口。使袋呈密闭状态,折断袋内已置的二氧化碳产气管(安瓿)产生二氧化碳,数分钟内就可达到需要的二氧化碳培养环境,置于37℃孵育箱内孵育。

(4)化学法:常用碳酸氢钠-盐酸法。按每升容积称取碳酸氢钠0.4g与浓盐酸0.35ml比例,分别置容器内,连同容器置于玻璃缸内,盖紧密封,倾斜缸位使盐酸与碳酸氢钠接触而生成二氧化碳,置于37℃孵育箱内孵育。

3. 厌氧培养法 厌氧菌对氧敏感,人工培养厌氧性细菌,必须提供无游离氧的气体环境。通

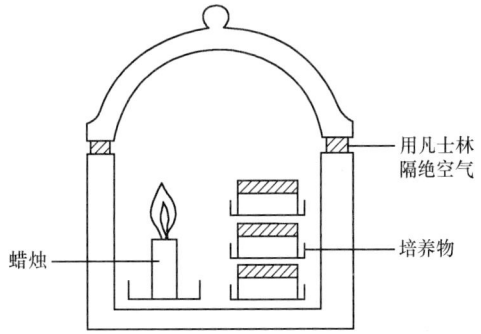

图4-7 烛缸培养法示意图

常是在培养基中加入还原剂来还原培养基中的氧,降低培养基的氧化还原电势,或通过物理、化学方法除去培养环境中的游离氧。

(1)保险粉法:将接种环烧灼灭菌冷却后,取破伤风梭菌或产气荚膜梭菌疱肉培养基培养物,用平行划线法接种于琼脂培养基。先在平皿表面放置一块双层消毒小纱布,再将0.2g连二亚酸钠、0.2g NaHCO₃放置于小纱布的中央,加水2滴。然后将以接种的血琼脂平板扣盖于平皿盖上,用棉签蘸取已经融化的石蜡迅速将四周间隙封闭,置于37℃孵育箱内孵育48小时后观察结果。

(2)产气袋法:将已接种的细菌血琼脂培养基平板放置于复合厌氧培养袋中,将袋口夹紧,然后打折气袋发生管中的柠檬酸安瓿,其中的$NaBH_4$与水发生反应产生氢气,氢气在金属钯的催化作用下与袋中的氧气发生反应生成水,使袋中形成无氧环境,$NaHCO_3$与柠檬酸钠反应生成二氧化碳,形成二氧化碳环境。数分钟后再打折美兰安瓿瓶,若美兰溶液无色即表示袋内形成无氧状态,然后放置于37℃孵育箱内孵育48小时后观察结果(参见图4-8)。

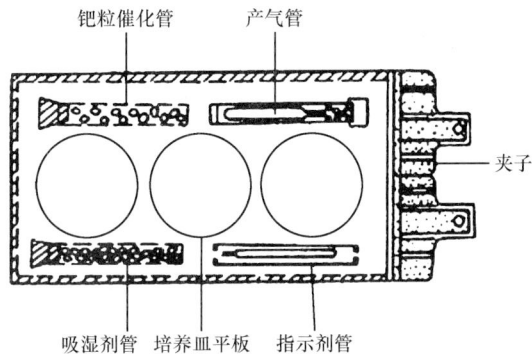

图4-8 产气袋厌氧培养法

(3)抽气换气法:将真空干燥缸或厌氧罐作为放置培养基的容器,通过用真空泵抽出容器中的氧气,再注入N_2、CO_2、H_2,以达到厌氧气体环境。具体操作是将已接种的细菌血琼脂培养基、钯粒、美兰指示剂放入真空干燥缸或厌氧罐中,用真空泵把干燥缸或厌氧罐抽成负压,在充入无氧氮气,反复3次,最后充入80%氮气,10%氢气和10%二氧化碳混合气体。如美兰指示剂无色,表明干燥缸或厌氧罐内达到了无氧状态,将干燥缸或厌氧罐置于37℃孵育箱内孵育48小时后观察结果。

二、真菌培养技术

真菌营养要求不高,需氧,生长繁殖最适 pH 接近中性,最佳温度为 25～30℃,但某些深部真菌为 37℃,与人体温度相同。由于真菌繁殖一代的时间较长,因而培养时间也较久。真菌培养最常用沙保弱培养基。

真菌的分离培养的目的是进行致病性真菌的菌种鉴定,辅助诊断。常用的方法有斜面培养法、玻片培养和平板培养法三种。

(一) 斜面培养法

(1) 待检标本用 75% 乙醇溶液浸泡数分钟以杀死表面细菌,然后用灭菌生理盐水充分洗涤。

(2) 按无菌操作法用接种针将标本接种在含青霉素、链霉素的沙保弱斜面培养基上。

(3) 试管口用硫酸纸包好扎紧棉塞口,放置 22℃ 温箱培养。

(4) 第 1 周观察 2 次,第 2 周隔日观察一次,3 周内不长出菌落,再重复做一次,若仍无菌落生长,可报告阴性。

长出的菌落分为:酵母型菌落、类酵母型菌落和丝状菌落三种:①酵母型菌落呈奶油色,硬度与细菌的菌落相似。镜检可见圆形或卵圆形壁薄真菌细胞,以发芽方式繁殖,幼芽成熟则脱离母细胞,这种孢子称为芽生孢子。②类酵母菌落表面与酵母菌落相似,也呈奶白色或黄色,但有深入培养基的假菌丝。所谓的假菌丝,即培养基内菌细胞发芽,但芽不从母细胞脱离,而延长发育,继续发芽,细胞相连接形成分枝呈网状。③丝状菌落由菌丝(气中菌丝、营养菌丝)组成,外观上可呈棉絮样、毛样、粉状、颗粒状,又因真菌孢子具有各种颜色,所以通常称为“霉菌”。

(二) 玻片培养法

玻片培养又称小培养,小培养法可以随时观察真菌的生长形态(如大分生孢子、小分生孢子及孢子柄等),还可以随时观察其生长发育的全部情况,有利于菌种的鉴定。

1. 钢环法

(1) 用无菌镊子取无菌小培养钢环,环的两面分别蘸取熔化的固体石蜡,平置于无菌载玻片上,另取一无菌盖玻片,在酒精灯火焰上加热后覆盖于钢环上,待冷却后,小培养钢圈即被固定于载玻片与盖玻片之间。

(2) 用毛细滴管吸取融化的培养基,从钢环上端孔注入,注入量占容积的 1/2 即可。

(3) 培养基冷却凝固后,用接种针挑取材料,由上端孔接种于环内培养基上。

(4) 置湿盒内,室温或 37℃ 下培养 2～3 天后,逐日观察,镜下可连续看到真菌生长过程及菌丝、孢子等特征,一般 7 天左右即可长好。

2. 小块琼脂玻片培养法

(1) 用无菌操作法将制好的待用琼脂平板用无菌接种针或接种环切成大约 1cm×1cm 的方块,将其放置于灭菌的载玻片上。

(2) 将标本或待检菌接种于琼脂块四周边缘靠上方部位,然后用无菌镊子取一无菌的盖玻片盖在琼脂上。

(3) 在无菌平皿内放入少量无菌水和一个无菌 U 形(或 V 形)玻璃棒。

(4) 将此载玻片置于玻璃棒上,盖上平皿盖培养。每日用肉眼和显微镜观察孢子和菌丝的特点。

三、病毒的分离培养技术

分离病毒对病毒性疾病的科学研究、制备疫苗和抗血清及实验室诊断等有重要的意义。由于病毒只能在活细胞内复制增殖,因此病毒分离培养的技术要求更高。首先应保证活细胞的生长条件,然后将待检标本接种到活细胞中继续培养,观察各种感染指标进行鉴定。实验室分离培养病毒的方法主要有动物接种、鸡胚培养、组织培养三种。

(一) 动物接种法

动物接种法是分离培养病毒最原始的方法。根据病毒的亲嗜性,选择敏感的动物,以合适的途径接种,观察动物的发病情况,并进一步分离鉴定病毒。实验动物常用乳鼠、小白鼠、地鼠、豚鼠、家兔、绵羊、鸡和猴等。实验动物要确保健康无病。同一实验要选择年龄和体重相同(或接近)的动物。不同的病毒具有不同的易感动物,故实验前应注意选择对所诊断和研究的病毒易感的动物。如有需要应选择纯系动物,实验时最好选择同一性别实验动物。

1. 小白鼠脑内接种法

(1) 左手拇、食指固定鼠头部,左手掌轻轻按住鼠体部。

(2) 碘酒、乙醇消毒头部右侧眼、耳间部位。

(3) 以 1ml 注射器抽取病毒悬液,以右手持注射器,将针头向眼外与耳根边线略偏耳的方向刺入颅腔,约进针 2~3mm,注入量为 0.02~0.03ml。

(4) 注射完毕,将用过之物煮沸消毒。

(5) 接种后每日观察动物两次。动物一般在接种 3~4 天后开始发病、食欲减退、活动迟钝、耸毛、震颤、卷曲、尾强直,逐渐导致麻痹、瘫痪及死亡。

2. 小白鼠滴鼻感染法

(1) 将小白鼠放入带盖小容器内,容器内放置蘸有乙醚的棉球,将小白鼠行全身麻醉,注意麻醉深度,不能太深或太浅。

(2) 用无菌毛细滴管吸取病毒悬液少许,连同毛细滴管插入无菌小试管内备用。

(3) 用左手将小鼠握在掌中,拇指及食指抓住小鼠耳部使其头部朝前并呈仰卧,另一手用事先吸有病毒悬液的滴管,慢慢滴出一点于滴管口而不使其自然掉落呈悬滴状,将悬滴靠近动物鼻尖,使其液滴随动物呼吸时带入,一般滴入 0.03~0.05ml,不宜过多。

(4) 动物慢慢苏醒,放鼠笼中逐日观察。

(二) 鸡胚培养法

鸡胚培养为常用病毒培养法之一,操作简便,管理容易,本身带病毒的情况少见,对某些呼吸道病毒如正黏病毒、副黏病毒以及痘类病毒、疱疹病毒和某些脑炎病毒却很敏感,可用来从患者材料中分离上述病毒。

1. 鸡胚的孵育及检卵

选用新鲜(不超过 7 天为好)的来亨鸡受精卵,因其色白壳薄,易于照视,将受精卵放入恒温箱中孵育(温度 38~39℃,相对湿度 45%~60%),每日翻动 2~4 天后,在检卵灯下检卵,未受精卵只见模糊的卵黄阴影,应淘汰。鸡胚发育时可在壳壁上看到清晰的血管影和鸡胚暗影,胚影逐渐增大,有胚动,血管增多、增粗(参见图4-9)。鸡胚死亡时,血管及胚体均呈暗红或暗黑色,境界模糊,胎动停止,要将其淘汰。

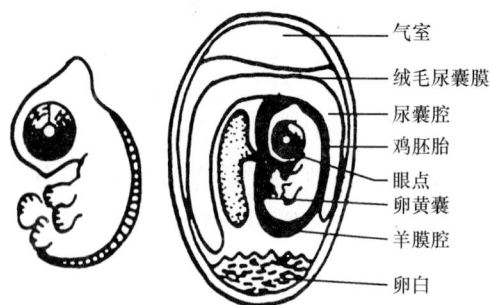

图4-9 鸡胚的解剖结构示意图

刀尖在标记处打一小孔。

2. 鸡胚接种法 实验室常用的鸡胚接种法有尿囊腔接种、绒毛尿囊膜接种、卵黄囊接种及羊膜腔接种(参见图4-10)。按各类病毒在鸡胚中的适宜生长部位选用适当方法接种。

(1)尿囊腔接种法

1)取孵育 10～12 天鸡胚,在检卵灯下画出气室界线,于胚胎附近无大血管处画出标记作为注射入口。

2)将卵置卵架上,消毒标记处,用无菌剪

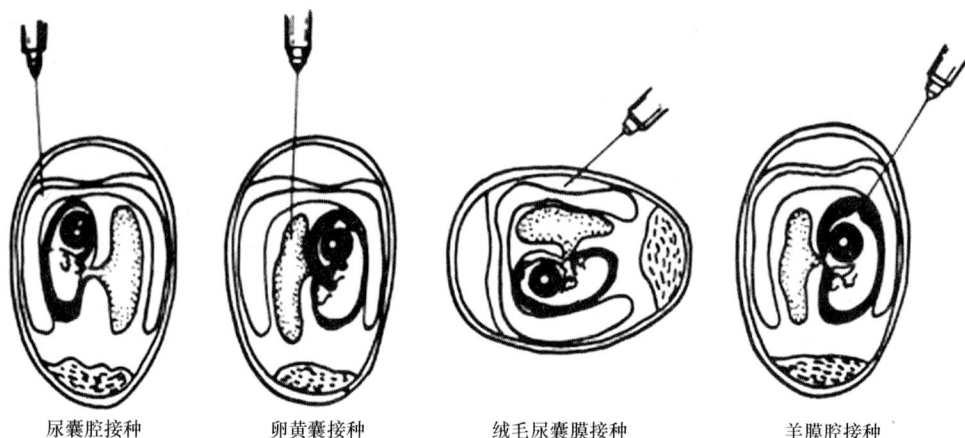

尿囊腔接种　　卵黄囊接种　　绒毛尿囊膜接种　　羊膜腔接种

图4-10 鸡胚接种的各种途径示意图

3)用灭菌注射器吸取流感病毒液 0.2ml,由小孔刺入 0.5cm 后,进行注射。

4)注射后,用加热熔化的石蜡封孔,置于35℃温箱孵育。

5)每日在灯下检视鸡胚情况(若鸡胚在接种后 24 小时内死亡为非特异性死亡,应弃之)。孵育 3 天后取出,放 4℃冰箱过夜,次日取出鸡胚,消毒气室端卵壳,用无菌剪刀击破气室端卵壳,用小镊子撕去卵膜,并在无大血管处撕破,以无菌毛细管吸取尿囊液,放入无菌试管中待做血球凝集试验作病毒鉴定及进行传代培养。

(2)绒毛尿囊膜接种

1)取 10～12 天龄鸡胚,于检卵灯下标记胎位,附近无大血管处碘酒酒精消毒气室端。

2)用小锯片在标记处卵壳上锯一个三角形,同时于气室端用刀尖锥一小孔。

3)用针头挑去三角形之卵壳,勿伤及卵壳膜,滴加灭菌生理盐水一滴于壳膜上。

4)用橡皮乳头从气室小孔吸气,可见盐水被吸下,绒毛膜下沉,去壳膜后可见人工气室形成。

5)以注射器吸取 0.2～0.5ml 单纯疱疹病毒液滴于绒毛尿囊膜上,无菌透明胶纸封口,37℃孵育。

6)孵育 2 天后,一旦发现鸡胚活动减弱,血管昏暗模糊,处于濒死状态者,即取出放4℃冰箱,如不死亡,经 4～5 天再放入冰箱过夜后取出。消毒卵壳,除去透明胶纸,扩大气窗。观察绒毛尿囊膜上出现白色斑点,为病毒在绒毛尿囊膜细胞中生长所形成的病变。剪下有病变的绒毛尿囊膜,经固定后,可长期保存。

（3）卵黄囊接种法

1）取 6 ~ 8 天鸡胚,检卵灯下画出胎位和气室,垂直放于卵架上,气室端向上。

2）碘酒酒精消毒气室中央,以无菌剪刀尖锥一小孔。

3）以 1ml 注射器及 12 号针头吸取乙型脑炎病毒液 0.5ml,自小孔穿入垂直接种于卵黄囊内,深度为 3cm 左右。注入标本 0.2 ~ 0.5ml,退出注射器,以胶纸封口,37℃孵育,每天检卵并翻动 2 次。

4）取孵育 24 小时以上濒死的鸡胚,无菌条件下,于气室端开窗,用镊子提起卵黄蒂,挤去卵黄液,用无菌生理盐水洗去卵黄囊上的卵黄液后将卵黄囊置于无菌平皿内,低温保存、备用。

（4）羊膜腔接种法

1）取 12 天鸡胚,检卵灯划出气室及胚胎位置。

2）在气室端开方形天窗,紧捏无菌镊子,选无大血管处,快速穿刺绒毛囊尿囊膜,镊子头进入尿囊后,再夹起羊膜,轻轻将其自绒毛尿囊膜破裂处拉出,以 1ml 注射器穿破羊膜,注入病毒液 0.1 ~ 0.2ml,用镊子将羊膜轻轻送回原位,用无菌透明胶纸封闭气室端天窗,37℃孵育。

3）培养 3 ~ 5 天后,消毒人工气室,剪去壳膜及绒毛尿囊膜,吸弃尿囊液,夹起羊膜,用细头毛细吸管穿入羊膜吸取羊水于小瓶中冷藏。

（三）组织培养法

组织培养法是目前培养病毒应用最广泛的方法,经济适用,结果正确敏感,较实验动物来说,易于控制和管理。组织培养法是用离体的活组织或细胞来培养病毒,组织来源多种多样,如各种动物组织、鸡胚组织、人胚羊膜组织或人胚组织等。实验室常用的细胞有原代细胞,如鸡胚单层细胞、人胚肾及猴肾细胞;传代细胞,如 HeLa 细胞及二倍体细胞等。

1. 鸡胚单层细胞培养法 利用 9 ~ 11 天龄鸡胚肌皮组织制备成单个细胞悬液,经培养可形成原代成纤维样单层细胞,接种病毒后,可观察病毒所致细胞病变效应（CPE）。

（1）取 9 ~ 11 天龄鸡胚以碘酒将卵壳消毒后,无菌操作取出鸡胚于平皿内,去头、爪、内脏及骨骼,用 Hanks 液洗涤 3 次,除去残存血液。

（2）将组织块移入链霉素小瓶内,用无菌剪刀将鸡胚剪碎成 0.5 ~ 2mm^3 的小块,用含有双抗的 Hanks 液洗涤 3 次。

（3）加入 5 倍量的 0.25% 胰酶溶液,每一鸡胚约加胰酶 37℃水浴箱消化 15 ~ 30 分钟,弃去胰酶,用冷 Hanks 液洗涤一次,以除去剩余的胰酶(如用冷消化法,则需置 4℃冰箱过夜,以代替 37℃的处理)。

（4）加入 2ml 生长液,用毛细管反复吹打(约 30 ~ 50 次),使细胞分散,加适量生长液以稀释细胞悬液。

（5）吸取 0.1ml 细胞悬液加 0.8ml Hanks 液及 0.1ml 0.4% 台盼蓝染液,混匀后,滴入血细胞计数盘内,按白细胞计数法数出四角的 4 个大方格内活(未染色)细胞数,用下列公式可计算每毫升细胞数。

细胞数/ml = 4 大方格细胞总数÷4×10000×稀释倍数

（6）将细胞悬液分至 4 个小培养瓶中(每瓶 1.5ml)或根据细胞计数结果,用生长液将细胞稀释成 30 ~ 50 万细胞/ml,每个链霉素瓶内各分装 37℃培养。一般 4 小时内可使细胞贴壁,24 ~48 小时后可在显微镜下观察,见到生长成片的单层鸡胚成纤维细胞。

(7)取已长成单层的细胞 2 瓶,弃去培养液并用 Hanks 液洗涤一次,取一瓶细胞接种病毒,另一瓶不接种病毒,只加入维持液 1.5ml,二瓶细胞均置于 37℃孵箱中培养 1 小时取出,试验瓶弃去病毒液,补加 1.5ml 维持液,二瓶细胞均置于 37℃孵箱中培养 24 小时。

(8)用低倍镜观察细胞病变(CPE)。与不加病毒的对照瓶比较观察。

病变程度用"+"号表示:

-:表示无细胞变化。

+:表示 25% 的细胞出现病变。

++:表示 25% ~50% 的细胞病变。

+++:表示 50% ~75% 的细胞病变。

++++:表示 75% ~100% 的细胞病变。

2. HeLa 细胞传代培养法　　HeLa 细胞是 Gey 由宫颈癌患者 HeLa 的癌组织中分离的一株能长期在体外进行传代培养的上皮细胞。因能无限地进行传代,故可供实验室长期进行各种试验使用。

(1)选生长良好的 HeLa 细胞一瓶,轻轻摇动培养瓶数次,悬浮起浮在细胞表面的碎片,连同生长液一起倒至小三角烧瓶(废液瓶)内,用 Hanks 液洗涤一次。

(2)从无细胞面侧加入 0.25% 胰蛋白酶,或 0.02% EDTA,或胰蛋白酶-EDTA 消化液 4 ~5ml,翻转培养瓶,使消化液浸没细胞 1 分钟左右,再翻转培养瓶使细胞层在上,放置 5 ~ 10 分钟,至肉眼观察细胞面出现布纹状网孔为止。

(3)倒出消化液,如系胰酶消化,倒掉胰酶可不用洗涤;如系 EDTA 消化,需沿细胞层的对面缓缓加入 Hanks 液 4 ~5ml 洗涤,洗涤时轻轻转动培养瓶,让洗液在瓶内慢慢流动,以洗掉消化液。

(4)沿细胞面加入适量生长液,洗下细胞,并用吸管吹打数次(将生长液吸入吸管内,将吸管口对准瓶底或瓶壁用力吹出管内液体,冲打贴壁细胞,并使其细胞脱落分散)使其成为细胞悬液,视其细胞数量,按"1 传 2"或"1 传 3"分装成 2 ~3 个培养瓶,原瓶可留作其中之一,继续使用。置于 37℃孵箱静止培养,接种后 30 分钟左右可贴壁,48 小时可换生长液,一般 3 ~4 天可形成单层。

(5)已长成单层的细胞,接种病毒并观察细胞病变。

(柳明杰)

第三节　病原微生物菌种、毒种保藏技术

一个优良的菌种被选育出来以后,必须保持其优良性状不变或尽可能地少变、慢变,能长期使用。因此,菌种保藏具有重要的意义。

菌种保藏的方法很多,但原理大同小异。根据其生理、生化性状,人为创造低温、干燥或缺氧等条件,抑制微生物的代谢作用,使其生命活动降低到极低的程度或处于休眠状态,从而延长菌种生命以及使菌种保持原有的性状,防止变异。不管采用哪种保藏方法,在菌种保存过程中要求不死亡、不污染杂菌和不退化。

有些菌种、毒种是具有传染性的生物因子,且容易发生变异和死亡,为保障微生物工作顺利进行,医学生应掌握扎实的菌种保藏技术。

1. 低温定期移植保藏法 将需要保藏的菌种接种在适宜的斜面培养基上,适温培养,当菌丝健壮地长满斜面时取出,放在 3~5℃低温干燥处或 4℃冰箱、冰柜中保藏,每隔 3~6 个月时间移植转管一次,具体应根据菌种特性决定。

2. 液体石蜡保藏法 取化学纯液体石蜡装于三角瓶中加棉塞并包纸后灭菌,再放入 40℃恒温箱中数天,以蒸发其中水分,至石蜡油完全透明为止。将处理好的石蜡油移接在空白斜面上,28~30℃下培养 2~3 天,证明无杂菌生长方可使用。然后用无菌操作的方法把液体石蜡注入待保藏的斜面试管中。注入量以高出培养基斜面 1~1.5cm,塞上橡皮塞,用固体石蜡封口,直立于低温干燥处保藏。

3. 冷冻真空干燥法 将已培养、生长丰富的菌体或孢子悬浮于灭菌的血清、卵白、脱脂奶制成菌悬液,将悬液以无菌操作分装于灭菌的玻璃安瓿瓶中,每管约 0.3~0.5ml,然后用耐压橡皮管与冷冻干燥装置连接,安瓿瓶放在冷冻槽中于-30℃至-40℃迅速冷冻,在冷冻状态下抽空干燥,并在真空状态下熔封安瓿,置于-20℃保存。

4. 液氮超低温保藏法 首先将要保藏的菌种制成菌悬液备用;其次,准备安瓿瓶,每瓶加入 0.8ml 冷冻保护剂(10%甘油蒸馏水溶液),塞棉塞灭菌。无菌检查后,接入要保藏的菌种,火焰熔封瓶口,检查是否漏气,将封好口的安瓿瓶放在冻结器内,以每分钟下降 1℃的速度缓慢降温,使保藏品逐步均匀地冻结,直至-35℃,以后冻结速度就不需控制,安瓿冻结后立即放入液氮罐内,在-196℃保藏。

保存菌种时必须用纯培养物,无菌操作规范,避免污染,并选择幼龄菌或生长良好的培养物保存,切忌反复传代。同时注意正确规范菌种编号,详细登记菌名、保存时间、来源等信息。

(赵玉玲)

第四节 寄生虫病原学实验诊断技术

一、粪便检查方法

(一) 直接涂片法

1. 生理盐水直接涂片法 滴一滴生理盐水于洁净的载玻片,用棉签棍或牙签挑取绿豆大小的粪便块,在碘液中涂抹均匀;涂片的厚度以透过涂片约可辨认书上的字迹为宜。一般在低倍镜下检查,如用高倍镜观察,需加盖片。应注意虫卵与粪便中异物的鉴别,虫卵都具有一定形状和大小;卵壳表面光滑整齐,具固有色泽;卵内含卵细胞或幼虫。

粪便检查是诊断寄生虫病常用的方法。要取得准确的结果,粪便必须新鲜,送检时间一般不宜超过 24 小时。该法用于检查蠕虫卵、原虫的包囊和滋养体,方便简洁,应连续做 3 次涂片提高检查率。盛粪便的容器要干净,并防止污染与干燥;粪便不可混杂尿液等,以免影响检查结果。如检查肠内原虫滋养体,最好立即检查。检查滋养体时涂片应较薄,气温愈接近体温,滋养体的活动愈明显。必要时可用保温台保持温度。

2. 碘液染色检查 滴一滴碘液于洁净的载玻片,用棉签棍或牙签挑取绿豆大小的粪便块,在碘液中涂抹均匀;涂片的厚度以透过涂片约可辨认书上的字迹为宜。如碘液过多,可用吸水纸从盖片边缘吸去过多的液体。若同时需检查活滋养体,可在用生理盐水涂匀的粪滴附近滴一滴碘液,取少许粪便在碘液中涂匀,再盖上盖片。涂片染色的一半查包囊;未染色的一半查活滋养体。

该法用于检查原虫包囊,染色后包囊呈现黄色或棕黄色,糖原泡为棕红色,囊壁、核仁和拟染色体均不着色。粪便和碘液量要适当,否则影响观察结果。

3. 金胺酚改良抗酸染色法 先用金胺酚染色,再用改良抗酸染色法复染。

(1)金胺酚抗酸染色法:滴加第一液于晾干的粪膜上,10~15 分钟后水洗;滴加第二液,1 分钟后水洗;滴加第三液,1 分钟后水洗,待干;置荧光显微镜检查。

(2)改良抗酸染色法:滴加第一液于粪膜上,1.5~10 分钟后水洗;滴加第二液,1~10分钟后水洗;滴加第三液,1 分钟后水洗,待干;置显微镜下观察。

隐孢子虫卵囊染色检查目前较佳的方法为金胺酚改良抗酸染色法。对于新鲜粪便或经 10% 福尔马林固定保存(4℃,1 个月内)的含卵囊粪便都可用此法染色。不具备荧光镜的实验室,亦可用上述方法先后染色,然后在光镜低、高倍下过筛检查,发现小红点再用油镜观察。本法效果好,可提高检出速度和准确性。

4. 铁苏木精粪膜染色法

(1)用竹签挑取粪便少许,按一个方向在洁净的载玻片上涂成薄粪膜,立即放入 60℃的肖丁固定液中 2 分钟。

(2)依次将标本放入碘酒、70% 及 50% 乙醇溶液中各 2 分钟,用自来水和蒸馏水各洗1 次。

(3)置于 40℃的 2% 的铁明矾溶液中 2 分钟,流水冲洗 2 分钟,放入 40℃的 0.5% 苏木精溶液中染色 5~10 分钟,再流水冲洗 2 分钟,放入冷的 2% 铁明矾溶液中退色 2 分钟。

(4)将载玻片置显微镜下检查退色情况(观察时勿使玻片干燥),如颜色偏深,应继续退色,直至核膜、核仁均清晰可见为止。然后,流水冲洗 15~30 分钟,至标本显现蓝色,再用蒸馏水洗 1 次。继而,依次在 50%、70%、80%、95% 乙醇溶液(2 次)中逐渐脱水各 2 分钟。在二甲苯中处理 3~5 分钟后用中性树胶封片。

此法主要用于各种阿米巴和蓝氏贾第鞭毛虫滋养体和包囊的染色鉴定。染色后,原虫胞质呈灰褐色,胞核、包囊内的拟染色体及溶组织内阿米巴滋养体吞噬的红细胞均被染成墨色,糖原泡则被溶解呈空泡状。

(二)厚涂片透明法

1. 加藤厚涂片透明法 粪便用 100 目的钢筛除去粪便粪渣,取 50mg 置于载玻片上,覆以处理过的玻璃纸,轻压,使粪便铺开(20mm×25mm),置于 30~36℃温箱 30 分钟或 25℃约60 分钟,待粪膜透明,镜下观察。

检查时需注意粪膜的厚度,粪膜厚,透明时间短,虫卵难以发现;粪膜薄,透明时间过长,虫卵变形,不易辨认。

2. 改良加藤厚涂片透明法

(1)置尼龙网于受检粪样上,用刮片在尼龙网上轻刮,粪便细渣即由网片微孔中透至网片表面。

(2)取定量板 1 片放在载玻片中部,用刮片将尼龙网上细粪渣填入定量板的中央孔中,填满刮平。

(3)小心提起定量板,粪样即留在载玻片上。

(4)取 1 张经复合染液浸渍 24 小时的玻璃纸,盖在粪便上均匀展开。

(5)编号后置于 30~40℃,30 分钟后即可镜检并计数。

覆盖玻璃纸时应刮去上面多余的染液。对薄壳虫卵,如钩虫卵等的透明时间最长不能超过2小时,避免因透明过度而漏检。建议每份粪样做两张涂片,求其均值。

(三) 沉淀法

1. 重力沉淀法　取粪便20~30g,加水成混悬液,经金属筛(40~60孔)或2、3层湿纱布过滤,再加清水冲洗残渣;过滤粪液在容器中静置25分钟,倒去上液,重新加满清水,以后每隔15~20分钟换水一次(3~4次),直至上液清晰为止。最后倒去上液,取沉渣进行涂片镜检。如检查包囊,换水间隔时间宜延长至约6小时换一次。

2. 离心沉淀法　将上述滤去粗渣的粪液离心(1500~2000r/min)1~2分钟,倒去上液,注入清水,再离心沉淀,如此反复沉淀3~4次,直至上液澄清为止,最后倒去上液,取沉渣镜检。

3. 汞碘醛离心(MIFC)沉淀法　粪便1g,加适量(约10ml)汞碘醛液,充分调匀,用2层脱脂纱布过滤,再加入乙醚4ml,摇匀2分钟,离心(2000r/min)1~2分钟,即分成乙醚、粪渣、汞碘醛及沉淀物4层。吸弃上面3层,取沉渣镜检。

4. 醛醚沉淀法　置粪便1~2g于小容器内,加水10~20ml调匀,将粪便混悬液经2层纱布(或100目金属筛网)过滤,离心(2000r/min)2分钟;倒去上层粪液,保留沉渣,加水10ml混匀,离心2分钟;倒去上液,加10%甲醛溶液7ml。5分钟后加乙醚3ml,塞紧管口并充分摇匀,取下管口塞,离心2分钟,即可见管内自下而上分为4层。取管底沉渣涂片镜检,如检查原虫包囊,可加卢戈液染色,加盖片镜检。

沉淀法是由于原虫包囊和蠕虫卵的比重大,可沉集于水底,有助于提高检出率。但比重较小的钩虫卵和某些原虫包囊则效果较差。检查时取汞醛液2.35ml及5%卢戈液0.15ml混合备用。但混合液在8小时后即变质,不应再用。

(四) 浮聚法

1. 饱和盐水浮聚法　用竹签取黄豆粒大小的粪便置于浮聚瓶(高3.5cm,直径约2cm的圆形直筒瓶)中,加入少量饱和盐水调匀,再慢慢加入饱和盐水到液面略高于瓶口,但不溢出为止。此时在瓶口覆盖一载玻片,静置15分钟后,将载玻片提起并迅速翻转,镜检。

2. 硫酸锌离心浮聚法　取粪便约1g,加10~15倍的水,充分搅碎,按离心沉淀法过滤,反复离心3~4次,至水清为止,最后倒去上液,在沉渣中加入比重1.18的硫酸锌液(33%的溶液),调匀后再加硫酸锌溶液至距管口约1cm处,离心1分钟。用金属环取表面的粪液置于载玻片上,加碘液一滴,镜检。

3. 蔗糖离心浮聚法　取粪便约5g,加水15~20ml,以260目尼龙袋或4层纱布过滤。取滤液离心5~10分钟,吸弃上清液,加蔗糖溶液(蔗糖500g,蒸馏水320ml,苯酚6.5ml)再离心,然后如同饱和盐水浮聚法,取其表液膜镜检(高倍或油镜)。

饱和盐水浮聚法用以检查钩虫卵效果最好。硫酸锌离心浮聚法可用于检查原虫包囊、球虫卵囊和蠕虫卵。蔗糖离心浮聚法适用于检查粪便中隐孢子虫的卵囊。蔗糖离心浮聚法观察卵囊透明无色,囊壁光滑,内有一小暗点和发出淡黄色的子孢子。隐孢子虫的卵囊在漂浮液中浮力较大,常紧贴于盖片之下,但1小时后卵囊脱水变形不易辨认,故应立即镜检,也可用饱和硫酸锌溶液或饱和盐水替代蔗糖溶液。

(五) 幼虫孵化法

1. 毛蚴孵化法　取粪便约30g,先经重力沉淀法浓集处理,将粪便沉渣倒入三角烧瓶内,加清水(城市中需用去氯水)至瓶口,在20~30℃的条件下经4~6小时后肉眼或放大镜观察结果。如见水面下有白色点状物直线来往游动,即是毛蚴,必要时也可用吸管将毛蚴吸出镜检。如无毛蚴,每隔4~6小时(24小时内)观察一次。气温高时,毛蚴可在短时间内孵出,因此在夏季要用1.2%食盐水或冰水冲洗粪便,最后一次才改用室温清水。

2. 毛蚴促孵法 将沉淀法处理后的粪便沉渣置于三角瓶内,不加水,或将粪渣置于吸水纸上,再放在20~30℃温箱中过夜。检查时,加清水,2小时后就可见到孵出的毛蚴。此法毛蚴孵出时间较一致,数量也较多。

注意要根据其形状、颜色、运动方向、运动范围、运动速度等鉴别毛蚴。

(六)肛门拭子检查法

1. 棉签拭子法 先将棉签浸泡在生理盐水中,取出时挤去过多的盐水,在肛门周围擦拭,随后将棉签放入盛有饱和盐水的试管中,用力搅动,迅速提起棉签,在试管内壁挤干盐水后弃去,再加饱和盐水至管口处,覆盖一载玻片,务使其接触液面,5分钟后取载玻片镜检。也可将擦拭肛周的棉签放在盛清水的试管中,经充分浸泡,取出,在试管内壁挤去水分后弃去。试管静置10分钟,或经离心后倒去上液,取沉渣镜检。

2. 透明胶纸法 用长约6cm,宽约2cm的透明胶纸粘擦肛门周围的皮肤,取下胶纸,将有胶面平贴玻片上,镜检。本法适用于在肛周产卵(蛲虫),或常在肛门附近发现虫卵(带绦虫)的虫卵检查法。检查蛲虫虫卵应在清晨大便前检查。检查人员应戴上乳胶手套,以防止感染。检查后对乳胶手套、载玻片等要进行无害化处理。

(七)试管滤纸培养法

(1)将滤纸剪成与试管等宽但较试管稍长的T字型纸条,编号于横条。

(2)取粪便约0.2~0.4g,均匀地涂抹在纸条上部的2/3处,再将纸条插入试管,下端浸泡在水中,以粪便不接触水面为度。

(3)在20~30℃条件下培养。培养期间每天沿管壁补充冷开水,以保持水面位置。

(4)3~5天后肉眼或放大镜检查试管底部。

此法亦可用于分离人体肠道内各种阿米巴滋养体及人毛滴虫滋养体,且能提高检出率。但是每管粪便量应为1.0g,适宜温度为25~30℃。临床上为了及时报告致病原虫,可于培养48小时后镜检。检查肠道各种原虫,仍应结合碘液涂片法以检出原虫包囊。

(八)带绦虫孕节检查法

绦虫节片用清水洗净,置于两载玻片之间,轻轻压平,对光观察内部结构,并根据子宫分支情况鉴定虫种,也可用注射器从孕节后端正中部插入子宫内徐徐注射碳素墨汁或卡红,待子宫分支显现后计数。

检查人员应戴上乳胶手套,以防止感染。检查后对乳胶手套、载玻片等要进行无害化处理。注射器应选择小剂量细针头。

二、血液检查法

(一)血膜染色法

1. 取血与涂片 用75%乙醇棉球消毒耳垂,待干后用左手拇指与食指捏着耳垂下方,并使耳垂下侧方皮肤绷紧,右手持取血针、刺破皮肤,挤出血滴。薄、厚血膜可涂制在同一张玻片上。

（1）薄血膜制片：在载玻片 1/3 与 2/3 交界处蘸血一小滴，以一端缘光滑的载片为推片，将推片的一端置于血滴之前，待血液沿推片端缘扩散后，自右向左推成薄血膜。操作时两载片间的角度为 30～45℃，推动速度适宜。理想的薄血膜应是一层均匀分布的血细胞，血细胞间无空隙且涂血膜末端呈扫帚状。

（2）厚血膜制片：载玻片的另一端（右）1/3 处蘸血一小滴（约 10mm³），以推片的一角，将血滴自内向外作螺旋形摊开，使之成为直径约 0.8～1cm，厚薄均匀的厚血膜。厚血膜为多层血细胞的重叠，约等于 20 倍薄血膜的厚度。

2. 固定与染色　血片必须充分晾干，否则染色时容易脱落。固定时用小玻棒蘸甲醇或无水乙醇在薄血膜上轻轻抹过。如薄、厚血膜在同一玻片上，须注意切勿将固定液带到厚血膜上，因厚血膜固定之前必须先进行溶血。可用滴管滴水于厚血膜上，待血膜呈灰白色时，将水倒去，晾干。在稀释各种染液和冲洗血膜时，如用缓冲液则染色效果更佳。常用的染色剂有姬氏染剂、瑞氏染剂。

（1）姬氏染色法：此法染色效果良好，血膜褪色较慢，保存时间较久，但染色需时较长。染色方法：用 pH 7.0～7.2 的缓冲液，将姬氏液稀释；比例约为 15～20 份缓冲液加 1 份姬氏染液。用蜡笔划出染色范围，将稀释的姬氏染液滴于已固定的薄、厚血膜上，染色半小时（室温），再用上述缓冲液冲洗，血片晾干后镜检。

（2）快速姬氏染色法：姬氏染液 1ml，加缓冲液 5ml，如前法染色 5 分钟后用缓冲液冲洗，晾干后镜检。

（3）瑞氏染色法：此法操作简便，适用于临床诊断，但甲醇蒸发甚快，掌握不当时易在血片上发生染液沉淀，并较易褪色，保存时间不长，多用于临时性检验。染色方法：瑞氏染液含甲醇，薄膜不需先固定；而厚血膜则需先经溶血，待血膜干后才能染色。染色前先将溶过血的厚血膜和薄血膜一起用蜡笔划好染色范围，以防滴加染液时四溢。滴染液使覆盖全部厚、薄血膜上，30 秒至 1 分钟后用滴管加等量的蒸馏水，轻轻摇动载玻片，使蒸馏水和染液混合均匀，此时出现一层灿铜色浮膜（染色），3～5 分钟后用水缓慢地从玻片一端冲洗（注意勿先倒去染液或直对血膜冲洗），晾干后镜检。

血液检查是诊断疟疾、丝虫病的基本方法。涂制血膜用的载玻片用前需经洗涤液处理，自来水、蒸馏水冲洗，在 95% 乙醇溶液中浸泡，擦干或烤干后使用。

（二）新鲜血涂片法检查微丝蚴法

1. 新鲜血片检查　取血 1 滴滴于载玻片上，加盖片，在低倍镜下观察，发现蛇形游动的幼虫后，仍须作染色检查，以确定虫种。

2. 厚血膜检查　厚血膜的制作、溶血、固定与姬氏液染色同疟原虫检测法。但需取血 3 滴，也可用苏木素染色法染色。已溶血、固定的厚血膜在德氏苏木素液内染 10～15 分钟，在 1% 酸性酒精中分色 1～2 分钟，蒸馏水洗涤 1～5 分钟，至血膜呈蓝色，再用 1% 伊红染色 0.5～1 分钟，以水洗涤 2～5 分钟，晾干后镜检。

3. 活微丝蚴浓集法　在离心管内装蒸馏水半管，加血液 10～12 滴，再加生理盐水混匀，离心沉淀 3 分钟，取沉渣检查；或取静脉血 1ml，置于盛有 3.8% 枸橼酸钠 0.1ml 的试管中，摇匀，加水 9ml，红细胞溶化后，离心（3000r/min）2 分钟，倒去上液，加水再离心，取沉渣镜检。

此法用于丝虫微丝蚴的检查，注意采血时间。班氏丝虫和马来丝虫在外周血中的易检出时间是晚上 10 点到次晨 2 点钟之间。

三、排泄物与分泌物等的检查

（一）痰液检查法

1. 肺吸虫卵检查　可先用直接涂片法检查,如为阴性,改用浓集法集卵,以提高检出率。

（1）直接涂片法:在洁净载玻片上先加 1~2 滴生理盐水,挑取痰液少许,最好选带铁锈色的痰,涂成痰膜,加盖片镜检。如未发现肺吸虫卵,但见有夏科-雷登晶体,提示可能是肺吸虫患者,多次涂片检查为阴性者,可改用浓集法。

（2）浓集法:收集 24 小时痰液,置于玻璃杯中,加入等量 10% NaOH 溶液,用玻棒搅匀后,放入 37℃ 温箱内,待痰液消化成稀液状,分装于数个离心管内,以 1500r/min 离心 5~10 分钟,冲去上清液,取沉渣滴涂片检查。

2. 溶组织内阿米巴大滋养体检查　取新鲜痰液作涂片。天冷时应注意镜台载玻片保温,高倍镜观察,如为阿米巴滋养体,可见其伸出伪足并作定向运动。

痰中可能查见肺吸虫卵、溶组织内阿米巴滋养体、棘球蚴的原头蚴、粪类圆线虫幼虫、蛔蚴、钩蚴、尘螨等;卡氏肺孢子虫的包囊也可出现于痰中,但检出率很低。

（二）十二指肠液和胆汁检查法

用十二指肠引流管抽取十二指肠液及胆汁,以直接涂片法镜检;也可经离心浓集后,吸取沉渣镜检。将各部分十二指肠引流液滴于载玻片上,加盖片后直接镜检。为提高寄生虫检出率,常将各部分引流加生理盐水稀释搅拌后,分装离心管,以 2000r/min,离心 5~10 分钟,吸取沉渣涂片镜检。如引流液过于黏稠,应先加 10% NaOH 溶液消化后再离心。

此法可检查蓝氏贾第鞭毛虫滋养体、华支睾吸虫卵、肝片形吸血卵和布氏姜片虫卵等;急性阿米巴肝脓肿患者偶在胆汁中发现大滋养体。引流中的贾第虫滋养体常附着在黏液小块上,或虫体聚集成絮片状物。肝片形吸虫卵与姜片虫卵不易鉴别,但前者可出现于胆汁;而后者只见于十二指肠液中。

（三）尿液离心沉淀检查法

尿液装入离心管,以 2000r/min 离心 5　10 分钟,弃上液,吸取底部尿液镜检。乳糜尿需加等量乙醚,用力振荡,使脂肪溶于乙醚,然后吸去脂肪层,离心,取沉渣镜检。

（四）鞘膜积液内微丝蚴检查法

阴囊皮肤经碘酒消毒后,用注射器抽取鞘膜积液作直接涂片检查,也可加适量生理盐水稀释离心,取沉渣镜检。

该法主要用于检查鞘膜积液内微丝蚴。

（五）阴道分泌物检查法

1. 直接涂片法　用消毒棉签在受检查者阴道后穹隆、子宫颈及阴道壁上取分泌物,然后在有 1~2 滴生理盐水的载玻片上作涂片镜检,可发现活动的虫体。天气寒冷时,应注意保温。

2. 悬滴法　取阴道分泌物置于周缘涂抹一薄层凡士林盖片上的生理盐水中,翻转盖片小心覆盖在具凹孔的载玻片上,稍加压使两片粘合,液滴悬于盖片下面,镜检。该法主要用于阴道毛滴虫检查。气温较低时,涂片应注意保温。

四、组织检查法

（一）骨髓及淋巴结穿刺检查法

1. 骨髓穿刺检查法　一般常作髂骨穿刺,患者侧卧,露出髂骨部位。视年龄大小,选用 17~20 号带有针芯的干燥无菌穿刺针,从髂骨前上棘后约 1cm 处刺入皮下,当针尖触及骨面时,再慢慢地钻入骨内约 0.5~1.0cm,即可拔出针芯,接上 2ml 的干燥注射器,抽取骨髓液,取少许骨髓液作涂片;甲醇固定,同薄血膜染色法染色,油镜镜检。

2. 淋巴结穿刺检查法　一般选腹股沟部,先将局部皮肤消毒,用左手拇指和食指捏住一个较大的淋结,右手取干燥无菌的 6 号针头刺入淋巴结,此时淋巴结组织液自动进入针内。稍待片刻,拔出针头,将针头内少量的淋巴结组织液注于载玻片上,作涂片染色检查;也可用摘除的淋巴结的切面做涂片,染色后镜检;亦可用注射器从可疑的淋巴结中抽取成虫,或剖检摘除的结节寻找成虫,也可作病理组织切片检查。

骨髓穿刺检查法主要检查杜氏利什曼原虫无鞭毛体。淋巴结穿刺法用于检查利什曼原虫,检出率虽然低于骨髓穿刺,但方法简便、安全。丝虫成虫检查可用注射器直接从可疑的淋巴结中抽取成虫的方法来检查。

（二）肌肉活检法

1. 旋毛虫幼虫检查法　外科手术从患者的腓肠肌或股二头肌取米粒大小的肌肉一块,置于载玻片上,滴加 50% 甘油,盖上另一载玻片,均匀用力压紧,低倍镜下观察。

2. 猪囊尾蚴检查法　摘取肌肉内的结节,剥除外层纤维被膜,在 2 张载玻片间压平、镜检,也可经组织固定后作切片染色检查。

旋毛虫幼虫检查法取下肌肉须立即检查,否则幼虫变得模糊,不易检查。猪囊尾蚴检查法也可用于检查并殖吸虫幼虫、曼氏裂头蚴等蠕虫幼虫。

（三）皮肤及皮下检查法

1. 疥螨检查方法　用消毒针挑破皮下隧道尽端,取出疥螨,镜检;也可用消毒的手术刀片蘸取无菌液体石蜡滴在丘疹表面,平行刮取丘疹处的角质,移至载玻片上的液体石蜡滴内,盖上盖玻片,镜检。

2. 蠕形螨检查方法　取长约 5cm 的透明胶条于夜晚贴在鼻、额等处,次晨揭下胶纸,贴在载玻片上镜检;也可用痤疮压迫器、弯镊子等刮压皮肤,取皮脂腺分泌物置于载玻片上镜检。

3. 利什曼原虫检查方法　在皮肤上出现丘疹和结节等疑似皮肤型黑热病患者,可选择皮损较明显之处,作局部消毒。用干燥灭菌的注射器刺破皮损处,抽取组织液作涂片;或用消毒的锋利小剪,从皮损表面剪取一小片皮肤组织,以切面作涂片;也可用无菌解剖刀切一小口,刮取皮肤组织作涂片。以上涂片均用瑞氏或姬氏染液染色。如涂片未见原虫,可割取小丘疹或结节,固定后,作组织切片染色检查。

（四）直肠黏膜检查法

1. 日本血吸虫卵检查法　用直肠镜自直肠取米粒大小的黏膜一块,经水洗后,放在 2 载玻片间,轻轻压平,镜检。

2. 溶组织阿米巴检查法　用乙状结肠镜观察溃疡形状,自溃疡边缘或深层刮取溃疡组织,置于载玻片上,加少量生理盐水,盖上盖片,轻轻压平,立即镜检;也可取出一小块病变的黏膜组织,固定切片,染色检查。

(五) 肺组织检查法

(1) 用穿刺针或在开胸状态下取一小块肺组织作涂片,自然干燥后甲醇固定。

(2) 将肺涂片置于 5% 铬酸内,氧化 15 分钟,温度为 20℃。氧化后的标本均用流水冲洗数秒钟。

(3) 用 1% 亚硫酸氢钠处理 1 分钟,自来水冲洗后,蒸馏水洗涤 3~4 次。

(4) 放入四胺银工作液内,并在 60℃ 孵育约 90 分钟,至标本转至黄褐色为止。流水、蒸馏水各洗 5 分钟。

(5) 用 0.1% 氯化金处理 2~5 分钟,蒸馏水洗 4~5 次。

(6) 用 2% 硫代硫酸钠处理 5 分钟,流水至少洗 10 分钟。

(7) 亮绿复染 45 秒。

(8) 95%、99%、100% 乙醇逐级脱水。

(9) 二甲苯"处理" 3 次,树胶封片。

该法主要用于检查卡氏肺孢子虫包囊。

(柳明杰)

第二篇 经典验证性实验

第五章 医学免疫学基本实验

第一节 体液免疫相关的基本实验

第1次实验 沉淀反应

可溶性抗原与相应抗体(IgG)特异性结合,若两者比例适当并有电解质存在以及在一定温度的条件下,经一定的时间,可形成肉眼可见的沉淀物,称为沉淀反应。沉淀反应的方法有琼脂扩散法、免疫电泳法、快速免疫消浊比浊法等。抗原和抗体分别称为沉淀原和沉淀素。沉淀原可以是血清蛋白、细胞裂解液或组织浸液等。与相应的抗体相比,沉淀原分子小($<0.2\mu m$),单位体积中所含抗原量多,具有较多的反应结合价,为了使抗原抗体之间比例适合,不使抗原过剩,故一般均应稀释抗原,并以抗原最高稀释度仍能与一定量的抗体出现沉淀反应为该抗体的沉淀反应效价(滴度)。

沉淀反应可在液相中进行,如环状沉淀和絮状沉淀。目前,大多沉淀反应是将可溶性抗原和抗体置于半固体琼脂凝胶中进行扩散、相遇,若二者对应即在比例合适处形成可见的白色沉淀,称其为琼脂免疫扩散试验。

【实验目的】

(1)掌握琼脂单向扩散、双向扩散的基本原理、方法、结果分析及临床用途。

(2)熟悉免疫电泳、对流免疫电泳的基本原理、方法。

(一)单向琼脂扩散试验

【实验原理】

单向琼脂扩散系定量试验,通常以已知抗体测定未知抗原。试验中首先将一定的抗血清(抗体)混合于琼脂内,制成含抗体的琼脂板,再于琼脂板上打孔,将一定量的抗原加入孔中,抗原向孔四周扩散,与相应抗体结合,在抗原抗体比例合适处形成白色沉淀环,沉淀环的直径大小与抗原的浓度呈正比。以不同浓度的标准抗原与固定浓度的抗血清反应测得沉淀环的直径作为纵坐标,以抗原浓度为横坐标,绘制标准曲线,量取待检抗原的沉淀环直径,即可从标准曲线中求得其含量。该实验主要用于检测标本中的各种 Ig 含量、血清中补体成分和甲胎蛋白的含量。

【实验材料】

1. **抗原** 标准人 IgG 试剂、待测血清。

2. **抗体** 抗人 IgG 免疫血清(从人血清中提取的 IgG 作为抗原,免疫家兔所得)。

3. 3%琼脂 用生理盐水配制,置于60℃水浴中保温。

4. 器材 玻片、吸管、直径3mm琼脂板打孔器、加样器、湿盒等。

【实验方法】

(1)把抗体血清按一定比例(预试测定好的)混合在融化的琼脂中(水浴56℃),在玻片上浇注成2mm厚的琼脂板。

(2)琼脂冷凝后按一定距离(约1.5cm)在琼脂板上打孔。

(3)用加样器从最低浓度开始把四个已知浓度的标准抗原溶液自右向左分别加到相应的几个孔中,每孔0.01ml,余孔加入待测抗原。

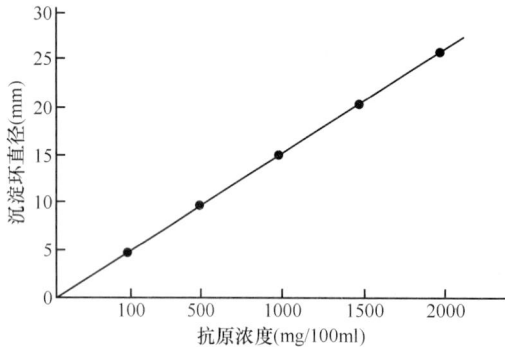

(4)待抗原溶液完全吸收到琼脂层中,把琼脂板置湿盒中,30℃左右放置24~48小时,观察结果。

【实验结果】

(1)取出琼脂板,即可见清晰的乳白色沉淀环。用标尺测其沉淀环直径并记录。

(2)用已知浓度标准抗原含量为横坐标,沉淀环直径为纵坐标,在半对数纸上作图,绘制标准曲线(参见图5-1)。

(3)量出待测标本沉淀环直径,在标准曲线上查知IgG的含量。

图5-1 单向琼脂扩散试验的标准曲线图

【注意事项】

(1)制备琼脂板时,温度不宜过高,以免使抗体变性失活;亦不宜太低,以免使琼脂凝固不匀。

(2)该试验为定量试验,因此,对各种影响因素必须严格控制。

(3)稀释抗血清、标准血清以及加样时均需用微量加样器,加样量要准。

(4)沉淀环的直径均以mm为测量单位。

(二)双向琼脂扩散试验

【实验原理】

将可溶性抗原和抗体分别加到半固体琼脂板上相应的小孔中,使两者各自向四周扩散,当抗原与抗体相对应,且两者比例适合时,即发生特异性结合形成白色沉淀线,称此法为双向琼脂扩散。

如果所加抗原和抗体标本中分别含有若干与血清学反应无关的抗原抗体,则因各种抗原的扩散系数和各对抗原抗体间的最适比例不同,以及抗原抗体复合物所形成的沉淀线具有选择性渗透屏障作用,扩散后可以形成若干条沉淀线,一条沉淀线代表一对抗原抗体。因此,通过双向琼脂扩散试验,可用已知抗体(或抗原)检测未知抗原(或抗体),可鉴定抗原性物质或免疫血清的浓度、纯度及比较抗原之间的异同点。本实验以检测血清甲胎蛋白(AFP)为例。

【实验材料】

(1)生理盐水琼脂(亦可加0.1%的苯酚防腐)。

(2)待测血清b、c、e、f,肝癌患者AFP阳性血清(或脐带血)。

（3）AFP 诊断血清（抗 AFP 抗体）。

（4）载玻片、直径 3mm 琼脂板打孔器、微量加样器、吸管、湿盒（带盖搪瓷盘、底部铺有浸透 0.5% 苯酚的纱布）等。

【实验方法】

1. 琼脂反应板的制备　将载玻片置于水平桌面上，取已溶化的盐水琼脂 3.5ml，倾注于载玻片上，使其自然流水平面。待琼脂凝固后，用打孔器打孔（参见图 5-2），孔径 3mm，孔距 5mm。

2. 加样　用微量加样器于中央孔中加 AFP 诊断血清，周围 a、d 孔中加入 AFP 阳性血清对照，b、c、e、f 孔分别加入待测血清 b、c、e、f。

3. 扩散　将琼脂板放入湿盒内，置于 37℃ 温箱中，24 小时后观察结果。

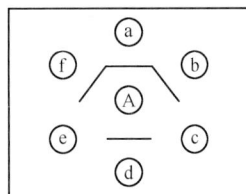

图 5-2　双向琼脂扩散试验结果示意图

【实验结果】

观察孔间沉淀线的数目及特征。本试验 a、d 两孔（AFP 阳性血清）与中央孔（抗 AFP 抗体）之间应出现清晰的乳白色沉淀线。其余各孔则根据与中央孔之间有无沉淀及沉淀线的特征判断结果。b、f 孔待测血清标本与中央孔间出现沉淀线，并与相邻阳性对照所产生的沉淀线互相融合，则表示阳性；c、e 孔待测血清标本与中央孔间无沉淀线（参见图 5-2），因此，c、e 孔均为阴性；b、f 孔为阳性。

【注意事项】

（1）加样时，由于孔小，只能放入很少量液体，所以应将加样器吸头插入孔底，缓慢加入液体，直至孔满，勿溢，不出现气泡。

（2）一般 72 小时不出现沉淀线为阴性。

（三）免疫电泳

【实验原理】

免疫电泳是免疫扩散与电泳相结合的免疫学分析技术，具有极高的分辨力，主要用于抗原组成的定性分析。免疫电泳实际上分为两个步骤：

1. 电泳　待测抗原在琼脂中进行区带电泳。由于不同蛋白质组分的大小、质量及所带的电荷不同，在电场的作用下，可将不同组分区分开。

2. 琼脂扩散　电泳后，在琼脂槽内加入相应的抗血清，进行免疫扩散，根据出现沉淀线的数量及位置即可分析抗原的组分及其性质。

【实验材料】

（1）巴比妥缓冲液（0.05mol/L，pH8.6）。

（2）1.5% 琼脂（用上述缓冲液配制）。

（3）待检血清。

（4）人 IgG（1mg/ml）。

（5）兔抗人血清抗体。

（6）载玻片（26mm×76mm）、打孔器（3mm）、电泳仪、电泳槽、万用电表等。

【实验方法】

1. 琼脂反应板的制备　将载玻片置水平台面，并将塑料条置于玻片上面，然后取 4ml

融化好的1%琼脂糖(agarose)倾注于玻片上,待自然冷凝后取出塑料条,即成琼脂槽。最后根据需要在琼脂板上打孔,挑去孔内琼脂。

2. 加样 用微量移液器取10μl待测血清准确加入孔内。

3. 电泳 用电泳仪(一般生化检验分析蛋白的电泳仪即可)电泳,选择电压一般为3～4V/cm,电泳时间为1.5小时。

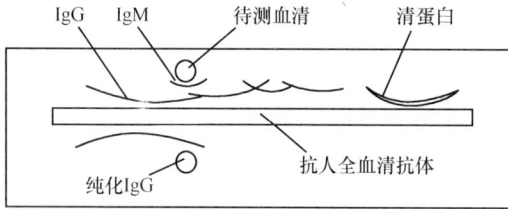

图5-3 免疫电泳试验结果示意图

4. 扩散 取兔抗人血清加入琼脂槽,置于湿盒内,37℃ 24小时后观察结果。

【实验结果】

观察并描述沉淀线的数目、位置及形态,参照免疫球蛋白迁移范围示意图(参见图5-3),识别主要免疫球蛋白。

【注意事项】

(1)有时抗原抗体形成的沉淀线很弱,肉眼不易观察,可以染色。

(2)染色标本应在白色背景下观察,不染色标本需在斜射光的暗色背景下观察。

(3)琼脂板两端需用滤纸等物作桥,与桥内缓冲液接通。搭桥要完全紧密接触,以防电流不均发生沉淀线偏斜。

(四)对流免疫电泳

【实验原理】

对流免疫电泳是将双向琼脂扩散和电泳结合在一起的方法,即在电场中进行定向双向扩散试验。该试验是将抗原加到近阴极孔,抗体加到近阳极孔,然后通电。抗原在pH 8.6的缓冲液中带负电,故由阴极向阳极移动;抗体为球蛋白,在pH 8.6的缓冲液中带负电荷少,加之分子较大,移动缓慢,可因电渗作用反而向负极倒退,当抗原与抗体在琼脂两孔间相遇时,在两者比例适当处形成白色沉淀线(参见图5-4)。由于抗原、抗体在电场中定向移动,限制了抗原、抗体的多方向自由扩散的倾向,因而提高了试验敏感度。另外,沉淀线出现较快,可在1小时内观察结果,故可用于快速诊断。本实验以检测血清甲胎蛋白(AFP)为例。

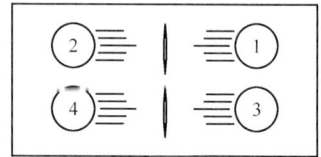

图5-4 对流免疫电泳试验示意图

【实验材料】

(1)甲胎蛋白诊断血清、待检血清、肝癌患者AFP阳性血清。

(2)巴比妥缓冲液(0.05mol/L,pH8.6)。

(3)电泳仪、电泳槽、琼脂板打孔器、载玻片、毛细滴管、吸管等。

【实验方法】

1. 制备琼脂板 用0.025mol/L、pH8.6的巴比妥缓冲液配制1.2%～1.5%琼脂。水浴中加热融化琼脂,用吸管吸取3.5ml加于载玻片上,冷凝后打孔,孔径3mm,孔间距离4～5mm。

2. 加样 分别向1、3孔内加入AFP抗血清,向2孔内加入已知肝癌患者AFP阳性血清,向4孔内加待检患者血清。加样时注意不要溢出孔外。

3. 电泳 将加好样品的琼脂板放置电泳槽上,抗原孔置阴极端,抗体孔置阳极端。琼脂板两端分别用滤纸与0.05mol/L、pH8.6的缓冲液相连,接通电源,控制电流在4mA/cm

宽(载玻片宽 2.5cm,应控制电流 10mA),电压约 6V/cm,电泳 45 ~ 60 分钟。调电压至零,关闭电源,取出琼脂板。

【实验结果】

观察两孔间白色沉淀线的产生,出现沉淀线为阳性反应;反之,为阴性反应。

【注意事项】

(1) 电泳时间随着孔间距的增大,需要适当延长。

(2) 注意电压的稳定,关闭电源后,再取出琼脂板。

(五) 火箭免疫电泳

【实验原理】

火箭免疫电泳是将单向免疫扩散和电泳相结合的一种定量检测技术。电泳时,含于琼脂凝胶中的抗体不发生移动,而在电场作用下促使样品孔中的抗原向阳极泳动。当抗原与抗体分子达到适当比例时,形成一个状如火箭的不溶性免疫复合物沉淀峰。峰的高度与检样中的抗原浓度呈正相关。因此,当琼脂中抗体浓度固定时,以不同稀释度标准抗原泳动后形成的沉淀峰为纵坐标,抗原浓度为横坐标,绘制标准曲线。根据样品的沉淀峰长度即可计算出待检抗原的含量。本试验以检测甲胎蛋白(AFP)为例。

【实验材料】

(1) AFP 标准品、待检血清。

(2) 抗 AFP 抗体。

(3) 0.05mol/L pH8.6 巴比妥缓冲液。

(4) 15g/L 琼脂:用 0.05mol/L pH8.6 巴比妥缓冲液配制。

(5) 电泳仪、电泳槽、水浴箱、打孔器、微量加样器、载玻片、吸管等。

【实验方法】

1. 制备琼脂板 取溶化好的琼脂液置于 56℃ 恒温水浴中预温,待温度平衡后,将抗 AFP 抗体加到琼脂液中,二者比例为 1:30,摇匀后迅速浇制琼脂板。

2. 打孔 待琼脂凝固后,在琼脂板的一端(距板端约 5mm)打孔,孔径 3mm,孔间距 5mm,孔的数目根据需要而定。

3. 加样 孔内加入待检血清及不同浓度的 AFP 标准品 10μl。

4. 电泳 将打孔加样端置阴极端,用滤纸或纱布条将凝胶板与电泳液相连。接通电源,调整电流强度在 2 ~ 4mA/cm 板宽,一般电泳 1 ~ 2 小时,可见火箭峰出现,泳动距离为 2 ~ 5cm。

5. 结果观察 电泳结束后,关闭电源,取出琼脂板,浸泡于 1g/L 鞣酸生理盐水溶液中,15 分钟后即可见清晰的火箭形沉淀峰。如欲永久保留,可将琼脂板染色干燥处理。

【实验结果】

测量已知抗原的火箭峰高度,与对应浓度作图,绘制出标准曲线。待检样品的定量可根据峰高从标准曲线上查出。

【注意事项】

(1) 加入抗体时要严格掌握琼脂的温度。

(2) 抗原与抗体的浓度应预先试验。

（3）应选择电渗作用最小的精致琼脂粉或优质琼脂糖来制备凝胶,而不用普通琼脂。

（4）打孔结束,可先将琼脂板放在电泳槽上,低电流通电后再加样,加样后立即加大电流,这样可防止抗原液向孔四周扩散,使火箭峰形状良好,敏感性增加。

（5）使用低电压、低离子强度、电泳时间长些,效果会更好。

（六）快速免疫消浊比浊法

【实验原理】

人血清中补体 C_3、C_4 成分与其相应抗体（羊抗人补体 C_3,羊抗人补体 C_4）在液相中相遇,立即形成抗原抗体复合物,发生沉淀反应并产生一定浊度。该浊度的高低与样品中补体成分 C_3、C_4 的含量成正比。因此,检测其浊度即可测知血清中补体 C_3、C_4 的含量。本法也可用于检测血清 IgG,IgA,IgM 的含量。

【实验材料】

（1）待检血清。

（2）补体单体成分 C_3 试剂:羊抗人补体单体成分 C_3 血清、表面活性剂、防腐剂、保护蛋白。

（3）补体单体成分 C_4 试剂:羊抗人补体单体成分 C_4 血清、表面活性剂、防腐剂、保护蛋白。

（4）补体单体成分 C_3、C_4 标准血清

补体单体成分 C_3:1.40g/L。

补体单体成分 C_4:0.32g/L。

表面活性剂及防腐剂。

（5）手动或自动的紫外分光光度计。

【实验方法】

1. C_3 测定

（1）按试剂实际用量从试剂瓶内吸出 C_3 试剂,并将其平衡至室温。

（2）标记空白管、标准管、样品管、质控管。

（3）各管内分别加入蒸馏水、已稀释的补体单体成分标准血清、待检血清和质控血清各 $100\mu l$（参见表5-1）。

（4）各管内分别加入 $\check{C}_3$ 试剂 1ml。

（5）各管内分别加入生理盐水 1ml。

（6）将各管置于37℃恒温箱孵育20分钟后取出,在分光光度计上,调波长为340nm,再以空白管调零后,分别检测标准管、样品管和质控管的吸光度。

表5-1 C_3 测定法加样表

	空白管	标准管	样品管	质控管
蒸馏水	$100\mu l$			
补体 C_3 标准血清		$100\mu l$		
待检血清			$100\mu l$	
质控血清				$100\mu l$
C_3 试剂（含羊抗人 C_3）	1ml	1ml	1ml	1ml
生理盐水	1ml	1ml	1ml	1ml
37℃孵育20分钟,于340nm波长测吸光度				

2. C_4 测定

(1) 从试剂瓶内吸出试验所需用量的 C_4 试剂,并将其平衡至室温。

(2) 标记空白管、标准管、样品管、质控管。

(3) 各管内分别加入蒸馏水、已稀释的补体单体成分标准血清、待检血清和质控血清各 200μl(参见表 5-2)。

(4) 各管内分别加入 C_4 试剂 1ml。

(5) 各管内分别加入生理盐水 1ml。

(6) 将各管置于 37℃ 恒温箱孵育 20 分钟后取出,在分光光度计上,调波长为 340nm,再以空白管调零后,分别检测标准管、样品管和质控管的吸光度。

表 5-2 C_4 测定法加样表

	空白管	标准管	样品管	质控管
蒸馏水	200μl			
补体 C_4 标准血清		200μl		
待检血清			200μl	
质控血清				200μl
C_4 试剂(含羊抗人 C_4)	1ml	1ml	1ml	1ml
生理盐水	1ml	1ml	1ml	1ml
	37℃ 孵育 20 分钟,于 340nm 波长测吸光度			

【实验结果】

1. 计算 补体单体成分 $C_3(g/L) = \dfrac{样品管吸光度}{标准管吸光度} \times C_3$ 标准液浓度(g/L)

补体单体成分 $C_4(g/L) = \dfrac{样品管吸光度}{标准管吸光度} \times C_4$ 标准液浓度(g/L)

亦可将至少三种不同浓度的 C_3 或 C_4 标准血清绘制标准曲线,将所测得的 C_3 或 C_4 在标准曲线上查找,即可得到样品中的 C_3 或 C_4 的含量。

2. 正常值

补体单体成分 C_3:0.80 ~ 1.60g/L。

补体单体成分 C_4:0.10 ~ 0.40g/L。

【临床意义】

补体成分测定对免疫缺陷疾病、自身免疫疾病、免疫复合物性疾病等的诊断有一定价值。通常补体单体成分 C_3、C_4 在系统性红斑狼疮、肾炎时呈下降趋势;而在急性感染、传染病早期呈上升趋势。

【注意事项】

1. 试剂稳定与储存 本试剂自生产之日起置于 2 ~ 8℃ 冷藏可稳定一年,在 18 ~ 25℃ 条件下可稳定 14 天。

2. 标本的收集与处理 本法使用血清样本,如果样本不能及时检测,则应置于 2 ~ 8℃ 保存。待检血清样品、标准血清、质控血清先用生理盐水以 1:11 的比例稀释(0.1 毫升血清加 1 毫升生理盐水)。

【思考题】

(1) 比较凝集反应与沉淀反应有何异同?

（2）简述单、双向琼脂扩散的原理及用途。

（3）双向琼脂扩散试验中，抗原或抗体浓度大于相应抗体或抗原时，沉淀线会出现何种现象？为什么会出现多条沉淀线？

（4）简述血清补体水平测定和补体单体成分 C_3、C_4 含量测定的临床意义。

（5）火箭免疫电泳的火箭峰是怎样形成的？

第2次实验　凝集反应

颗粒性抗原（完整的病原微生物或红细胞等）与相应抗体特异性结合，在电解质存在的情况下，两者比例适当时，经过一定时间，可出现肉眼可见的凝集颗粒，此种现象称为凝集反应。参与凝集反应的抗原称为凝集原，抗体称为凝集素。

凝集反应按其反应原理可分为直接凝集与间接凝集。在操作方法上又分为玻片凝集和试管凝集。

【实验目的】

（1）了解凝集反应的原理、基本类型及其用途。

（2）熟悉玻片凝集反应、试管凝集反应、间接凝集反应及间接凝集抑制反应的实验方法和结果分析。

（一）直接凝集反应

【实验原理】

直接凝集反应是颗粒性抗原与相应抗体在适当电解质参与下，直接结合形成肉眼可见的凝集块，称为直接凝集反应（参见图5-5）。常用的直接凝集方法有玻片法和试管法两种。

玻片凝集反应是将已知的抗体直接与未知的颗粒性抗原物质混合，在适当电解质存在的条件下，如两者对应便发生特异性结合而形成可见的凝集物，即为阳性；如两者不对应便无凝集物出现，即为阴性。玻片法是一种定性试验方法。可用已知抗体来检测未知抗原。若鉴定新分离的菌种时，可取已知抗体滴加在玻片上，将待检菌液一滴与其混匀。数分钟后，如出现肉眼可见的凝集现象，为阳性反应。该法简便快速，除鉴定菌种外，尚可用于菌种分型、人类血型鉴定等。

试管凝集反应是一种定量试验方法，是用已知的颗粒性抗原来检测有无相应抗体及相对含量。用来协助临床诊断或供流行病学调查研究。操作时，将待检血清用生理盐水连续成倍稀释，然后加入等量抗原，最高稀释度仍有凝集现象者，为血清的效价，也称滴度，以表示血清中抗体的相对含量。诊断伤寒、副伤寒病的肥达反应、布氏病的瑞特反应，均属定量凝集反应。在试验中，由于电解质浓度和 pH 不适当等原因，可引起抗原的非特异性凝集，出现假阳性反应，因此必须设不加抗体的稀释液作对照组。

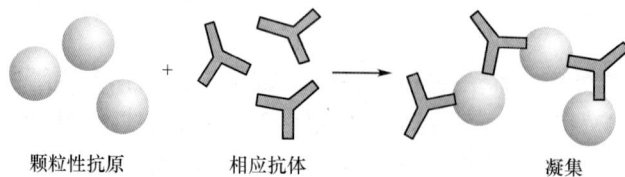

颗粒性抗原　　　相应抗体　　　　凝集

图 5-5　直接凝集反应原理示意图

【实验材料】

1. 玻片凝集反应 伤寒杆菌、大肠埃希菌18~24小时培养物、1:10稀释的伤寒杆菌诊断血清、生理盐水、洁净载玻片、接种环、酒精灯、特种铅笔、试管、吸管等。

2. 试管凝集反应 伤寒杆菌免疫血清(1:10稀释)、伤寒杆菌抗原(H及O两种)、生理盐水、吸管、试管、试管架等。

【实验方法】

1. 玻片凝集反应

(1)取载玻片一张平置实验台上,用特种铅笔或记号笔划分为三格,并标明1、2、3。

(2)用1ml吸管吸取生理盐水1~2滴于玻片第1格内,另取一支吸管,吸取1:10稀释的伤寒杆菌诊断血清1~2滴于第2、3格内。

(3)将接种环在酒精灯火焰上烧灼灭菌,冷却后取少许伤寒杆菌培养物与第1格内的生理盐水混合,并涂抹成均匀悬液。然后用同法取少许伤寒杆菌培养物与第2格内的诊断血清混合,并涂抹均匀。烧灼接种环,待冷却后取少许大肠埃希菌培养物与第3格内的诊断血清混合并涂抹成均匀悬液。轻轻转动玻片,使其充分混匀,静置数分钟,观察结果。

2. 试管凝集反应

(1)取洁净试管14支,分两排排列于试管架上,每排7支,依次标明号码。

(2)于每管内加生理盐水0.5ml。

(3)用吸管取1:10稀释的伤寒杆菌免疫血清1ml分别加入第一排及第二排的第一管内各0.5ml,充分混匀后(来回吹吸3次),吸出0.5ml血清(1:20)移入第二管,然后依次稀释至第6管,最后弃去0.5ml这样每管内含量均为0.5ml,血清稀释度依次为1:20、1:40、1:80、1:160及1:320、1:640(参见图5-6)。第7管为抗原对照(不加血清)。

(4)用吸管加伤寒杆菌"H"抗原于第一排各管中,每管0.5ml。

(5)于第二排各管中分别加入伤寒杆菌"O"抗原0.5ml。

(6)将各管振荡混匀,置于37℃温箱中过夜。

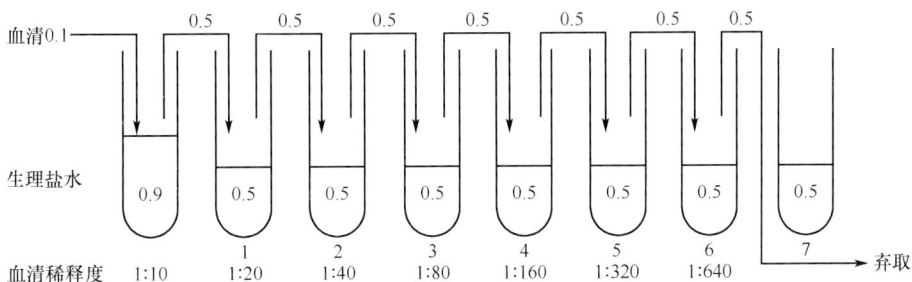

图5-6 血清稀释法示意图

各种凝集试验的保温温度与时间视细菌和抗原性质不同而异。鞭毛凝集反应最好先37℃静置2小时,初步判读结果,然后移放冰箱过夜,再次判读。菌体凝集试验需较高的温度和较长的时间,最好是置于37℃过夜后,移置55℃放置24小时。而布鲁菌凝集反应以放置55℃2天最佳。如急于报告结果,可以2000r/min离心10分钟,促使抗原抗体接触和加速反应,然后轻轻振摇试管,观察结果。

【实验结果】

1. 玻片凝集反应 如上述混合悬液由均匀混浊状态变为澄清透明,并出现大小不等的乳白色凝集块者即为阳性;如混合物仍呈均匀混浊状则为阴性。如肉眼观察不够清楚,可将玻片置于显微镜下用低倍镜观察。

2. 试管凝集反应

(1) 观察前切勿摇动试管,以免凝集块分散。

(2) 先观察生理盐水对照管,管底沉淀物呈圆形,边缘整齐,轻轻振荡,细菌即分散而呈混浊现象,此为不凝集。

凝集程度的记录:

++++:表示细菌全部(100%)凝集,液体澄清,试管底部有大量凝集块。

+++:表示绝大部分(75%)细菌凝集,液体轻度混浊,凝集块较小。

++:表示部分细菌(50%)发生凝集,凝集物较前两者少,呈颗粒状,液体半澄清。

+:表示仅少量细菌(25%)凝集,液体混浊,凝集不明显。

-:表示不凝集,与阴性对照管相同。

(3) 观察各管,区分"H"及"O"凝集,"H"凝集呈疏松絮片状,轻轻振荡时细菌凝块即升起,容易摇散。"O"凝集呈较致密的颗粒状,不易摇散。

(4) 判定"H"、"O"凝集的效价。

凝集效价(滴度)的判定:凡血清最高稀释度与抗原产生明显凝集现象者(++),即为该血清的效价。

【注意事项】

玻片凝集反应所用伤寒杆菌为肠道致病菌,在实验中务必严格无菌操作,遵守实验规则,用后的载玻片应立即放入盛有消毒剂的容器内,接种环必须作烧灼灭菌处理。取细菌培养物时,不宜过多,与诊断血清混合涂抹时,必须将细菌涂散,涂均匀,但不宜涂得太宽,以免很快干涸而影响结果观察。

试管凝集反应实验操作时应认真仔细,如向试管内插放吸管要轻,以免戳穿试管底;取样和加样应准确;稀释血清时应仔细且逐管进行,以防跳管。观察结果时,最好不要振摇试管,以免将凝集物摇散而影响他人观察。

(二) 间接凝集反应——抗链球菌溶血素 O(ASO)的检测

【实验原理】

间接凝集反应是将小分子可溶性抗原或抗体(激素、细菌及寄生虫等提取物)吸附到一种与免疫无关的适当大小的颗粒性载体(红细胞、聚苯乙烯乳胶、活性炭等)表面,再与相应抗体(或抗原)作用,在适宜的电解质存在的条件下,出现特异性凝集现象(参见图5-7),称间接凝集反应或被动凝集反应。因载体不同分别叫做间接血凝、间接乳凝、间接碳凝等。间接凝集适用于各种抗体和可溶性抗原的检测,这种反应比直接凝集敏感性高,可用于检测微量抗原或抗体,被广泛应用于梅毒螺旋体、类风湿因子、乙肝表面抗原(HBsAg)、抗链球菌溶血素 O 等的检测。

血清中 ASO 的测定可用于链球菌感染的诊断。ASO 高滴度的待检患者血清被适量的溶血素 O 中和掉正常水平的抗体后还有 ASO 剩余,这些剩余的抗体即与 ASO 胶乳试剂反应,出现凝集颗粒。ASO 胶乳试剂系羧化聚苯乙烯胶乳与溶血素 O 共价交联的产物。

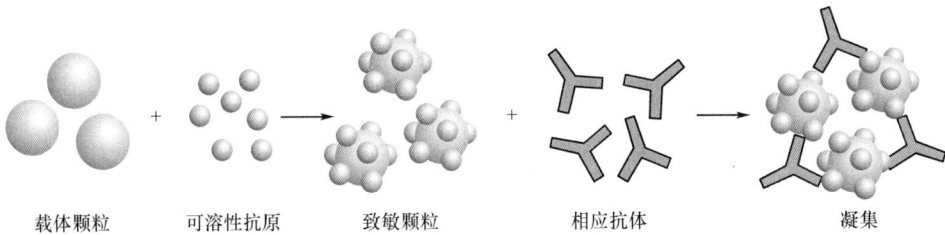

图 5-7 间接凝集反应原理示意图

【实验材料】

（1）溶血素 O 溶液，用时摇匀。

（2）ASO 胶乳试剂，用时摇匀。

（3）患者血清，阴性及阳性控制血清。

（4）微量反应板，50μl 加样器、吸头等。

【实验方法】

（1）血清标本用生理盐水 1:15 稀释，56℃灭活 30 分钟。

（2）在反应板各格子上分别加 50μl 稀释灭活血清以及阴性及阳性控制血清，再于各孔分别加入 50μl 溶血素 O，轻轻摇动 1 分钟，使其充分混匀。

（3）再于各孔加入 50μl ASO 胶乳试剂，轻轻摇动 3 分钟（室温为 18～20℃），将反应板平放在实验台上，有清晰凝集者为阳性，不出现清晰凝集者为阴性，阴性者的 ASO≤250IU/ML。

（4）阳性者的血清进一步稀释为 1:30 和 1:60，再重复步骤 2 和 3，出现凝集的血清稀释度和 ASO 滴度间的关系大致如下：

稀释度	1:15	1:30	1:60
ASOIU/ML	400	800	1600

【注意事项】

（1）ASO 胶乳加入后，轻轻摇动到前面指定的时间应立即记录结果，超过规定时间后再出现的凝集不记为阳性。

（2）室温降低 10℃，在胶乳试剂加入后应延长反映时间 1 分钟，温度升高 10℃，应缩短反应时间 1 分钟。

（3）标本溶血、高脂血症、高胆红素血症、高胆固醇血症、类风湿因子阳性以及标本被细菌轻度污染都不会影响本实验的结果。

（4）胶乳试剂不可冰冻，放置在 4℃冰箱保存，有效期可达一年，用前摇匀。

（三）间接凝集抑制反应

【实验原理】

间接凝集抑制反应是先把未知的可溶性抗原与已知的抗体混合，充分作用后，再加入用已知抗原致敏的载体微球，通过是否阻止致敏微球凝集来判断抗原存在与否的反应。例如，临床常用的免疫妊娠试验就是先把待测孕妇尿（含有人绒毛膜促性腺激素，HCG）与已知抗 HCG 抗体作用，再加入偶联了 HCG 的胶乳颗粒。如果不凝集，则说明孕妇尿中有

HCG，妊娠试验阳性(参见图 5-8)；反之，则为阴性。

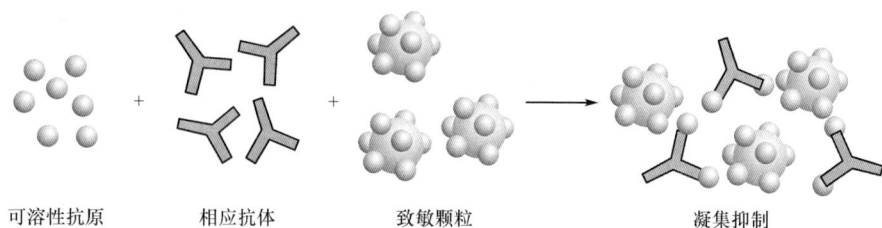

| 可溶性抗原 | 相应抗体 | 致敏颗粒 | 凝集抑制 |

图 5-8　间接凝集反应原理示意图

【实验材料】

（1）待检尿液 1、2 号，孕妇 HCG 阳性尿液。

（2）吸附 HCG 的聚苯乙烯胶乳、抗人 HCG 抗体血清、生理盐水。

（3）载玻片、滴管、特种铅笔等。

【实验方法】

（1）取玻片一张置于试验台上，用特种铅笔将其划分为三格，并注明 1、2、3。

（2）用滴管吸取盐水一滴加至第 2 格，然后取待检孕妇尿一滴加至第 1 格中，另吸取阳性孕妇尿一滴加至第 3 格(参见表 5-3)。

（3）于第 1、2、3 三格中各滴加一滴抗人 HCG 抗体血清，轻轻摇动 1 分钟，充分混匀。

（4）于第 1、2、3 三格中各滴加一滴 HCG 致敏的胶乳抗原，缓缓摇动 3～5 分钟后观察结果。

表 5-3　乳胶妊娠试验程序

1	2	3
待检尿	生理盐水	HCG 阳性尿
抗 HCG	抗 HCG	抗 HCG
致敏胶乳	致敏胶乳	致敏胶乳
凝集或不凝集	凝集	不凝集

【实验结果】

以是否出现凝集现象记录结果。待检尿无凝集现象而呈乳状液体者为妊娠试验阳性，待检尿出现凝集现象者为妊娠试验阴性。

【注意事项】

（1）所用诊断试剂必须在有效期内使用，用前应充分摇匀。

（2）加样不宜过多，玻片应平置，以防两格反应液溢流相混。

（3）如肉眼观察不够清楚，可将玻片置于显微镜下用低倍镜观察。

【思考题】

（1）在玻片凝集反应中，是否会出现不正常现象？分析其原因。

（2）解释取"++"的抗血清最高稀释倍数作为抗血清效价的理由。

（3）简述间接凝集抑制反应原理。

（4）根据你的试验结果说明抗原抗体反应的特异性。

（5）何谓血清凝集效价（滴度）？血清凝集效价与血清抗体浓度的相关性如何？

第3次实验　抗体形成细胞检测——溶血空斑试验

【实验目的】

（1）通过实验掌握 B 细胞（浆细胞）产生抗体后与靶细胞（抗原）结合形成抗原抗体复合物，抗原抗体复合物激活补体最终溶解靶细胞的整个过程。

（2）了解溶血空斑试验方法、形态及用途。

【实验原理】

溶血空斑试验，又称空斑形成细胞试验（plaque forming cell test，PFC），是体外检测单个抗体形成细胞（B 淋巴细胞）的一种方法，即将经绵羊红细胞（SRBC）免疫过的家兔淋巴结或小鼠脾脏制成细胞悬液，与一定量的 SRBC 混合，于 37℃作用下，免疫活性淋巴细胞能释放出溶血素，在补体的参与下，使抗体形成细胞周围的 SRBC 溶解，从而在每一个抗体形成细胞周围，形成肉眼可见的溶血空斑。每个空斑表示中心有一个抗体形成细胞，空斑大小表示抗体生成细胞产生抗体的多少，空斑的数目反映机体总的抗体产生能力。由于溶血空斑试验具有特异性高、筛检力强、并可直接观察等优点，故可用作判定免疫功能的指标，观察免疫应答的动力学变化，并可进行抗体种类及亚类的研究。PFC 检测方法很多，有琼脂固相法、盖玻片法、小室液相法、单层细胞法等。本试验以小室液相法为例。

【实验材料】

（1）解剖器械、试管、注射器。

（2）载玻片、玻璃平皿、酒精灯、微量加样器。

（3）SRBC 致敏小鼠。

（4）5% 和 10% 绵羊红细胞（SRBC）。

（5）豚鼠血清（作为补体）、小牛血清、血细胞计数板、Hanks 液、凡士林、湿盒。

【实验方法】

1. 小鼠免疫及脾细胞悬液的制备　将 5% SRBC（0.4ml）注射于小鼠腹腔，4 天后拉脱颈椎处死，取出脾脏放在已加入 3ml Hanks 液的平皿中。利用注射器吸取平皿中 Hanks 液缓慢注入脾内，将脾细胞冲出来，反复几次，直到脾变白为止。倾斜平皿后利用注射器将脾细胞悬液移至试管中，1000r/min 离心 10 分钟。

2. 制作小室　取无脂载玻片（75mm×25mm）平置桌面上。用胶带在载玻片两端和中间进行粘贴，涂上少量凡士林后再覆盖上盖玻片，即形成两个小室（参见图 5-9）。

3. 细胞计数　离心后的脾细胞悬液去上清，将沉淀的脾细胞恢复 3ml 容积。进行细胞计数后制成约 10^7/ml 浓度的脾细胞悬液。

4. 指示细胞悬液配制　10% 绵羊红细胞 0.5ml，补体（新鲜豚鼠血清）0.5ml，含 5% 小牛血清的 Hanks 液 2ml 混合后水浴备用。

5. 小室灌注混合细胞悬液　取 10^7/ml 脾细胞悬液 0.5ml 与指示细胞悬液 0.5ml 混合。混匀后，

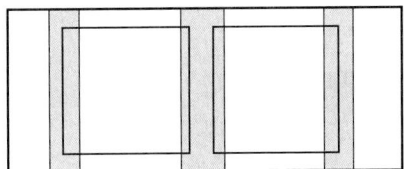

图 5-9　玻片小室示意图

用注射器或尖吸管吸取适量混合液灌注小室,操作时注意不要出现气泡及细胞液外溢。最后凡士林密封上下口、标记、平放于湿盘内,置于37℃孵箱20～30分钟。

【实验结果】

将玻片小室对着光亮处,肉眼观察小室内出现的空斑数,对模糊不清的空斑可在低倍镜下观察,空斑中心有一个B淋巴细胞(参见图5-10)。记录整个玻片小室中的空斑数,同时求出每百万个脾细胞中含空斑形成细胞的平均数。

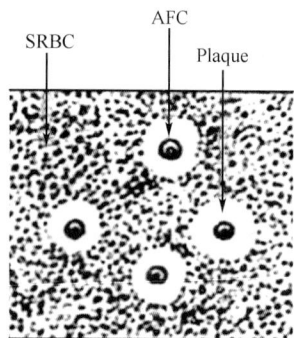

图5-10 溶血空斑示意图

【注意事项】

(1) 对SRBC的要求:因为SRBC既是免疫原,亦是靶细胞和指示细胞,故要求SRBC应新鲜,洗涤不超过3次,细胞变形或脆性增大者均不能使用。

(2) 免疫所用SRBC的数量:尾静脉注射以$2×10^4$/ml为宜。腹腔注射为$4×10^8$/ml,用量过小,如低于10^7/ml,空斑形成极少;用量过大,超过$25×10^9$/ml,多不能形成空斑。

(3) 采取免疫脾的时间:无论是经尾静脉还是腹腔免疫,均以免疫后第四天取脾为宜,过早过晚空斑都形成极少。

(4) 为了保持脾细胞的活力,制备脾细胞过程中所用PBS(或Hanks液),最好临用时方从4℃冰箱中取出,或整个操作过程应在冰浴中进行。

(5) 倾注平板要求底层要平,孵育时,要把握好温度。小室注入混合液时不要留有气泡,小室边缘需封严。

(6) 空斑计数要求判读准确,避免辨认造成的误差,遇可疑空斑时应镜检,以对肉眼结果进行核对。

【思考题】

(1) 简述溶血空斑形成原理。

(2) 检测B细胞功能的体内外试验有哪些?

(3) 溶血空斑试验有哪些方法?

(沈雁飞)

第二节 细胞免疫相关的基本实验

第1次实验 E-花环形成试验

【实验目的】

(1) 掌握E-花环形成试验原理、正常值,熟悉其方法和用途。

(2) 熟悉光镜下E-花环的形态和计数方法。

【实验原理】

动物T淋巴细胞表面具有结合异种动物红细胞的受体,称为E受体(即CD2或LFA-2),在体外一定条件下,能与绵羊等动物的红细胞结合,形成以T细胞为中心,红细胞环绕在周围,宛似一朵玫瑰花样的花环,故取名为E-玫瑰花环试验或自然花环形成试验。凡能与

RBC 形成 E-花环的淋巴细胞称 E-花环形成细胞(ERFC)。目前公认绵羊红细胞(SRBC)受体是人、骡、牛、山羊、猪等 T 淋巴细胞的特异标志,ERFC 就是 T 细胞,这种玫瑰花环形成不需任何物质的刺激,故也称自然玫瑰花环形成试验。

根据不同 T 细胞表达 E 受体的密度及与 SRBC 亲和力不同又将 E-花环形成试验分为两种,一种是高亲和力的称为活性 E 花环试验;另一种是低亲和力和高亲和力的总和称为总数 E-花环试验。总数 E-花环形成试验是计数外周血 T 淋巴细胞的总数,根据其数量多少间接反映机体细胞免疫功能状态;在实验室也可用于分离 T、B 淋巴细胞。病毒感染后,活性 E-花环的形成率明显增高,早期形成玫瑰花环的 T 淋巴细胞是对 SRBC 具有高度亲和力的 T 细胞亚群,它与 T 细胞的体内外功能活性密切相关,能更敏感地反映机体细胞免疫的水平和动态变化,是目前检测细胞免疫水平最为简便快速的方法之一。

(一) 活性 E-花环试验

【实验材料】

(1) Hanks 液、2.5% 戊二醛、4.5% NaCl 溶液。

(2) 0.2% SRBC、小牛血清、G-W 染液。

(3) 采血针、蒸馏水、加样器、毛细吸管等。

【实验方法】

(1) 取离心管加蒸馏水 0.4ml,加耳血 0.02ml,30 秒后用 4.5% NaCl 溶液 0.1ml 恢复等渗。

(2) 加 Hanks 液 3ml 2000r/min 离心 5 分钟后,弃上清。

(3) 加小牛血清一滴,摇匀,加 0.2% SRBC1 滴,轻轻摇匀,1000r/min 离心 10 分钟。

(4) 加 2.5% 戊二醛 1 滴,固定 10 分钟。

(5) 用吸管吸去大部分上清,留少许液体,再用吸管慢慢吹吸均匀。

(6) 吸取少量涂片,直径约 1.5cm,自然干燥。

(7) 用 G-W 染液染色 1~2 分钟后,再以 3~4 倍的蒸馏水加至染液中复染 5 分钟,用水轻轻冲洗、吸干,镜下观察。

【实验结果】

(1) T 淋巴细胞被染成紫蓝色,SRBC 被染成红色。凡个体淋巴细胞表面黏附三个或三个以上 SRBC 为一个花环形成细胞(参见图 5-11)。

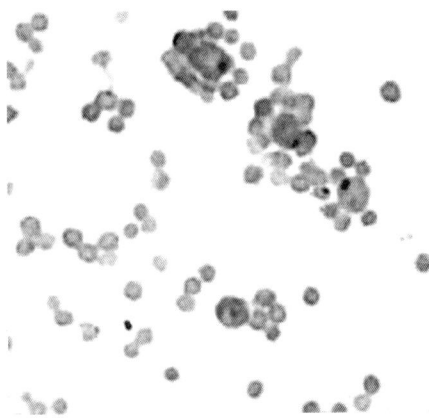

图 5-11 E-花环形成试验的结果

(2) 镜下计数 200 个淋巴细胞,求出活性 E-花环形成百分率。

活性 E-花环形成百分率=E-花环形成细胞数/淋巴细胞总数×100%

正常参考值:23.6% ±3.5%

(二) 总数 E-花环形成试验

【实验材料】

同前。

【实验方法】

在上述实验方法第3步后第4步前将样品置于4℃冰箱2小时,余同前。

结果正常参考值:64.4%±6.7%

【注意事项】

(1) 因为只有活淋巴细胞才能与绵羊红细胞形成玫瑰花环,因此试验一定要用新鲜血,否则会影响细胞活性,且绵羊红细胞受体会从T细胞表面脱落。

(2) 计数前,重悬和混匀细胞要轻柔,否则花环会散开消失。

(3) 低渗时间严格控制,否则白细胞会被破坏。

(4) 各淋巴细胞表面的绵羊红细胞受体数量和对绵羊红细胞亲和力的程度有所不同,即使在同一实验条件下,吸附绵羊红细胞的数目也不同。试验中可见到各种形式的花环,如环形花环,即整个淋巴细胞表面均吸附有绵羊红细胞,一般在8个以上;不整形花环,即淋巴细胞表面有部分空缺,一般吸附4个细胞以上;有些淋巴细胞仅吸附1~3个绵羊红细胞。为避免可能因绵羊红细胞重叠在淋巴细胞上而造成误差,故应选择吸附3个以上红细胞为ERFC。

【思考题】

(1) E-花环形成的原理是什么?

(2) 为什么测 Ea 比 Et 更有意义?

第2次实验　淋巴细胞分离法

T细胞介导免疫应答的特征是由 T_{DTH}(Th1)细胞介导的以单个核细胞(淋巴细胞和单核细胞)浸润为主的炎症反应和 T_c(CTL)细胞发挥的特异性细胞毒效应。

临床上反复发作的病毒感染、胞内菌感染、真菌感染、寄生虫感染,常令人想到细胞免疫缺陷,而肿瘤患者、长期使用免疫抑制剂的患者也常有细胞免疫缺陷,必须进行细胞免疫检测。

细胞免疫检测首先是单个核细胞分离,然后进行T细胞数量和功能的测定。

【实验目的】

了解淋巴细胞分离方法。

葡聚糖-泛影葡胺法分离单个核细胞

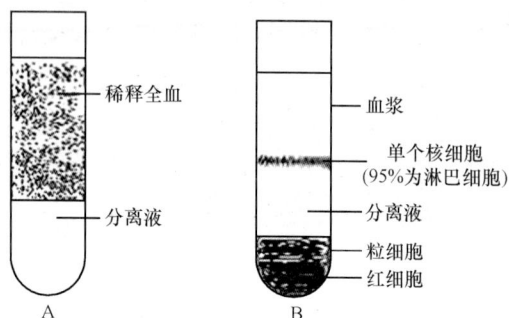

图 5-12　血细胞在密度梯度分离前后的分布示意图
A. 分离前;B. 分离后

葡聚糖-泛影葡胺分离淋巴细胞的方法是一种密度梯度离心法,采用葡聚糖-泛影葡胺混合液(比重介于 1.075~1.092)作为分离液,加入外周血进行离心,离心后不同比重的血细胞在分离液中呈梯度分布,红细胞和多核白细胞比重较大(1.092),分布于最底层,单个核细胞比重较小(1.075~1.090),分布于血浆与分离液的交界处,界限清楚,层次分明(参见图5-12)。将该层细胞吸出,即为单个核细胞(主要是淋巴细胞)。

【实验材料】

（1）肝素抗凝血。

（2）单个核细胞分离液:葡聚糖-泛影葡胺混合液(比重介于1.075~0.092之间)。

（3）肝素(200U/ml),用生理盐水配成。

（4）Hanks液。

（5）其他:注射器、吸管、毛细吸管、微量移液器、微量移液器吸头、血细胞计数板、玻片、盖玻片、水平离心机、显微镜等。

【实验方法】

（1）取肝素抗凝血2ml,加等量Hanks液稀释。

（2）用毛细吸管吸吹稀释后的血液,使其混匀后,吸取血液沿试管壁缓缓加到含有2ml单个核细胞分离液的试管中,使血液与分离液形成明显的界面(分离液:稀释血液约为1:2)。

（3）水平离心2000r/min,20分钟。小心取出试管,由于细胞比重不同,离心后管内液体分成四层:第一层为血浆;第二层为单个核细胞(95%为淋巴细胞),此层很薄,似白雾状,应仔细观察;第三层为分离液;第四层为红细胞与粒细胞。

（4）用毛细吸管小心吸出单个核细胞层(含大量淋巴细胞与少量单核细胞)置于另一试管中,加入Hanks液3~4ml,洗涤离心1500r/min,10分钟,弃上清,重复洗涤2次。

（5）末次离心后,弃去上清液。加入含10%灭活小牛血清Hanks液1ml,混匀后进行计数,具体计数方法如下(参见图5-13):

1）加盖玻片:取盖玻片轻轻覆盖于计数板上。

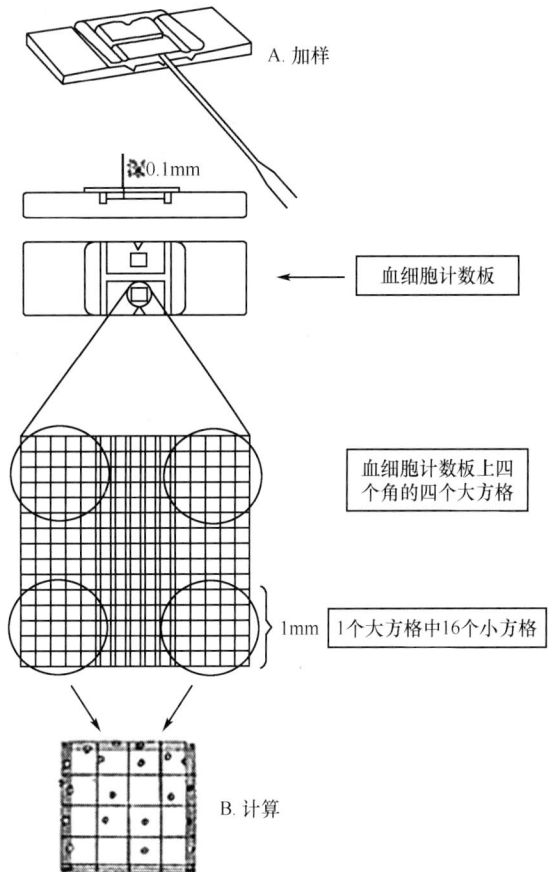

A. 加样

0.1mm

血细胞计数板

血细胞计数板上四个角的四个大方格

1mm 1个大方格中16个小方格

B. 计算

图5-13 血细胞计数板图解

1）加盖玻片;2）加样;3）血细胞计数:计算血细胞计数板上四个角的四个大方格中单个核细胞总数(只计算上边和右边的压边细胞,左边和下边的不计算)

2）加样:将淋巴细胞悬液混匀,吸取10μl加入到40μl含10%灭活小牛血清的Hanks液中,混匀后再吸取10μl加入到血细胞计数板上。静置片刻,置显微镜下计算淋巴细胞数。

3）计算血细胞计数板上四个角的四个大方格中淋巴细胞总数。

4）按下列公式求出单个核细胞总数。

$$单个核细胞总数 = \frac{四个大方格中单个核细胞总数}{4} \times 稀释倍数 \times 细胞悬液毫升数 \times 10^4$$

（6）细胞存活率检测:取10μl淋巴细胞悬液加入0.4%台盼蓝染色液10μl,混匀。取

10μl 加入血细胞计数板,静置片刻,置显微镜高倍镜下观察。

【实验结果】

活细胞不着色,折光性强;死细胞由于染料可渗入细胞内,故死细胞被染成蓝色,死细胞体积较大,无光泽。正常情况下,活细胞存活率应在95%以上。

计数200个细胞中的死亡细胞数并计算其存活率:

$$细胞存活率 = \frac{活细胞数}{活细胞数 + 死细胞数} \times 100\%$$

【临床意义】

分离单个核细胞技术是进行细胞免疫试验的重要技术之一,是进行各项细胞免疫检测的基础。分离所得的单个核细胞可满足许多实验需要,不仅用于淋巴细胞总数测定,还可以用于进一步纯化淋巴细胞,进行淋巴细胞分类鉴定及各种淋巴细胞功能测定。

第3次实验　中性粒细胞吞噬功能测定

血液中的中性粒细胞通称小吞噬细胞,有强大的吞噬和消化异物的功能,构成机体天然抵抗力。在机体固有免疫和适应性免疫中发挥重要的作用。对中性粒细胞的检测包括运动功能、吞噬功能和杀伤功能的测定。对于感染等疾病有重要的辅助诊断意义。

【实验目的】

通过本实验的操作对中性粒细胞的非特异性吞噬功能加以验证,进一步理解中性粒细胞在免疫应答中的重要作用。

【实验原理】

中性粒细胞具有吞噬细菌等异物颗粒的能力,在体外将中性粒细胞与细菌或其他异物颗粒共同孵育后,显微镜观察可见中性粒细胞内有细菌或异物颗粒。计算吞噬有细菌或异物颗粒的中性粒细胞数占中性粒细胞总数的百分率和每个中性粒细胞平均吞噬的细菌或异物颗粒数,可反映中性粒细胞的吞噬功能。该试验常用金黄色葡萄球菌作为中性粒细胞的吞噬物。

【实验材料】

(1)金黄色葡萄球菌菌液。

(2)载玻片、采血针、接种环、G-W 染液等。

【实验方法】

(1)取洁净载玻片加一滴金黄色葡萄球菌菌液。

(2)用采血针采耳血一大滴,用载玻片一角取下与菌液混合(耳垂、采血针及载玻片要先用酒精消毒)。

(3)将菌血混合物放入湿盒,37℃孵育25～35分钟。

(4)用接种环取表层菌血混合液涂片,吹风干燥,G-W 染色,方法同前。

(5)吸干镜检。

【实验结果】

油镜下见中性粒细胞核深染且分2～5个叶,胞浆淡红色或淡黄色,胞核与细菌呈紫蓝色(参见图5-14)。

计数 200 个中性粒细胞,分别记录吞噬细菌的细胞数和每个中性粒细胞吞入的细菌数,按下式计算吞噬率和吞噬指数。

$$吞噬率 = \frac{200 \text{ 个中性粒细胞中吞噬细菌的细胞数}}{200} \times 100\%$$

$$吞噬指数 = \frac{200 \text{ 个中性粒细胞中吞噬细菌的总数}}{200} \times 100\%$$

【注意事项】

（1）用后的玻片一定要放到消毒缸内。

（2）接种环使用前后要烧灼灭菌。

（3）采血量不能太少。

（4）所用器材要清洁。

（5）如细菌数太多可增加稀释倍数作平皿培养后计数。

【思考题】

（1）在镜下观察时,如何鉴别中性粒细胞?

（2）简述中性粒细胞吞噬功能测定的原理及其临床意义。

（3）此法在操作过程中应注意哪些事项?

（4）如何判断中性粒细胞的功能? 除吞噬功能测定外还需要进行什么试验?

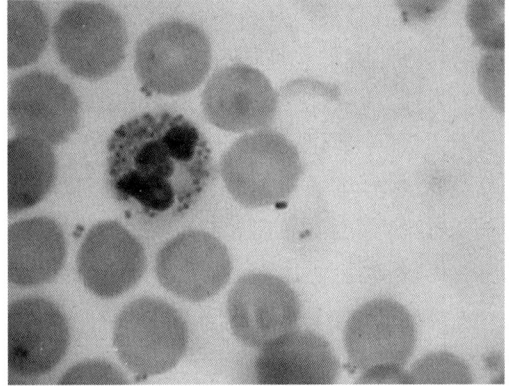

图 5-14 吞噬了细菌的中性粒细胞镜下观
（10×100）

第 4 次实验 巨噬细胞吞噬功能测定

巨噬细胞承担着吞噬、消除细胞内寄生菌、真菌,和清除衰老的自身细胞的职能,它在特异性体液或细胞免疫应答中都有重要作用,所以巨噬细胞的吞噬消化功能,在一定程度上可以反映机体的免疫状态。通过本实验的操作验证巨噬细胞的非特异性吞噬功能,并理解其作用机制。

【实验原理】

利用注入腹腔的淀粉肉汤液作为刺激物,使 Mφ 向腹腔移行,再将鸡红细胞（CRBC）注入小鼠腹腔而被 Mφ 吞噬。取小鼠腹腔液涂片,染色,在显微镜下观察可见到鸡红细胞被吞噬的现象。计算吞噬百分率和吞噬指数,可判断巨噬细胞的吞噬功能。

【实验材料】

（1）小鼠、2% 淀粉肉汤液、生理盐水、PBS 溶液（pH6.4）、2% CRBC。

（2）注射器、载玻片等。

【实验方法】

（1）实验前一天,给小鼠腹腔注射灭菌的 2% 淀粉肉汤液 1ml。

（2）2% CRBC 1ml 腹腔注射,轻揉腹部,使鸡红细胞散开,30 分钟后脱颈处死小鼠,剖开腹腔,用毛细管吸出腹腔渗出液 0.2ml 滴加在载玻片上放入湿盒,在 37℃ 温箱中孵育 30 分钟。

（3）将玻片用 pH6.4 的 PBS 溶液轻轻冲洗载玻片,使非吞噬细胞被冲洗掉,肃清视野。

（4）用吹风机吹干,G-W 染色镜检。

【实验结果】

镜下可见巨噬细胞核呈紫蓝色,胞浆呈淡紫色,被吞噬的鸡红细胞呈椭圆形,核被染成蓝色,胞浆粉红色。一个 Mφ 可吞噬多个 CRBC,有的 Mφ 胞内遗留 CRBC 被消化的痕迹。置油镜下随机观察 100 个巨噬细胞,计数吞噬鸡红细胞的巨噬细胞数和吞噬的鸡红细胞总数。

吞噬活性用如下指标表示:

(1) 吞噬百分比即每 100 个巨噬细胞中吞噬鸡红细胞的巨噬细胞数。

(2) 吞噬指数是将 100 个巨噬细胞吞噬的鸡红细胞的总数除以 100,得吞噬指数,即每个巨噬细胞吞噬鸡红细胞的平均数。

另外,计数时,可同时记录鸡红细胞被消化的程度,以供参考。消化程度一般分以下四级:

Ⅰ级:未消化,被吞吐噬的 CRBC 完整,胞质浅红或浅黄带绿色,胞核呈现浅紫红色。

Ⅱ级:轻度消化,胞质浅黄绿色,核凝缩,呈紫蓝色。

Ⅲ级:重度消化,胞质淡染,胞核呈现浅灰黄色。

Ⅳ级:完全消化,只见形状类似鸡红细胞大小的空泡,边缘整齐,胞核模糊可见。

【注意事项】

(1) 小鼠腹腔注射时不要刺伤内脏。

(2) 如小鼠腹腔液过少,可腹腔注入适量生理盐水揉动后再取。

(3) 剪开小鼠腹腔时应避免出血,否则将影响试验结果。

(4) 被吞噬的 CRBC 时间过长可被消化,时间过短未被吞噬,必须掌握好吞噬作用时间。

(5) 涂片的薄厚要适当,否则影响计数。

【思考题】

(1) 简述巨噬细胞吞噬功能测定的基本原理。

(2) 巨噬细胞吞噬功能测定有哪些注意事项?

(沈雁飞)

第三节　免疫标记技术

免疫标记技术是指用荧光素、酶、放射性同位素或电子致密物质等标记抗原或抗体所进行的抗原抗体反应。此技术的优点是特异性强、敏感度高、速度快,既可定性又可定位、定量检测,结果易于观察。常用的标记物质有荧光素(异硫氰酸荧光素 FITC 和罗丹明 Rhodamine 6G 等)、酶(辣根过氧化物酶 HRP 等)、放射性同位素(^{125}I、^{32}P 等)、生物素、铁蛋白、胶体金和化学发光物质等。根据标记物的不同,分别有不同的名称,表5-4 列出了酶联免疫吸附(ELISA)、放射免疫测定(RIA)、免疫荧光技术(IFA)几类常用免疫标记技术。

表5-4　几类常用免疫标记技术的比较

比较指标 \ 方法种类	ELISA	RIA	IFA
敏感性	高	高	较低
特异性	取决于抗原制备	同左	较高
重复性	较好	较好	较好

比较指标 ＼ 方法种类	ELISA	RIA	IFA
结果判断	客观	客观	有主观因素
抗原制备	较复杂	同左	较容易
结合物制备	正在标准化	标准化	标准化
大量普查	可以	困难	尚可
检测对象	抗原、抗体	抗原	抗原、抗体
应用范围	任何实验室	大的实验中心	任何实验室

第1次实验　酶联免疫吸附试验

【实验目的】

（1）掌握酶联免疫吸附试验的原理和间接法的实验方法。

（2）了解抗原竞争法、双抗体夹心法的实验原理及实验方法。

【实验原理】

在固相载体（如聚苯乙烯反应板）上包被抗原或抗体后，通过抗原抗体反应使酶标抗体（或酶标抗原）结合到载体包被的抗原上，经洗涤使结合的酶标抗体和游离的酶标抗体分离，洗去游离的酶标抗体（或酶标抗原），加入底物显色，根据颜色深浅进行定性或定量分析。酶联免疫吸附实验的特点是敏感性高，特异性强，操作简易，结果容易观察，经常应用于免疫酶染色各种细胞内成分的定位、研究抗酶抗体的合成、显现微量的免疫沉淀反应、定量检测体液中抗原或抗体成分等方面。

ELISA 的测定方法有间接法、双抗体夹心法、改良双抗夹心法和抗原竞争法。间接法是检测抗体最常用的方法，夹心法是检测抗原最常用的方法，竞争法即可用于检测抗原，又可用于检测抗体。下面介绍用间接 ELISA 法检测人血清中抗核抗体（参见图 5-15）。抗核抗体的检测对诊断系统性红斑狼疮有一定意义。

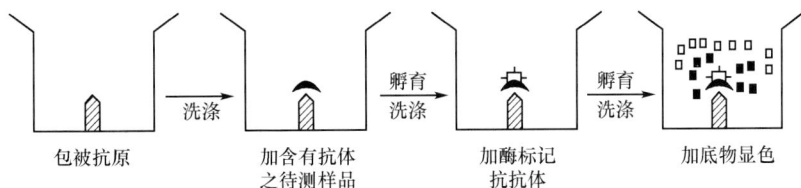

图 5-15　间接法测抗体示意图

【实验材料】

（1）DNA 纯品、待检患者血清和酶标记的抗球蛋白抗体（用 PBS 1:40 稀释）。

（2）0.05mol/L pH9.6 的碳酸盐缓冲液、pH7.6 磷酸盐缓冲液（PBS）、酶标抗体、pH7.4 0.02mol/L Tris-HCl-Tween 20 洗涤液、底物溶液（邻苯二胺 OPD）和 2mol/L H_2SO_4。

（3）聚苯乙烯 40 孔酶标板、酶标测定仪和 37℃ 温箱。

【实验方法】

（1）用 pH 9.6 的碳酸盐缓冲液 1:200 倍稀释 DNA 纯品，包被聚苯乙烯塑料板，每孔加

0.1ml,在37℃放置30分钟。

（2）甩干后用洗涤液洗三次,每次2分钟,最后吸干,然后按顺序分别加入0.1ml待检患者血清、阳性对照血清、阴性对照血清,置于37℃保温30分钟。

（3）甩干后用洗涤液洗三次,每次2分钟,最后吸干,然后加入酶标记的抗球蛋白抗体,每孔0.1ml,置于37℃保温15分钟。

（4）甩干后用洗涤液洗三次,每次2分钟,最后吸干,然后加入底物溶液,每孔0.1ml,置于37℃保温10～15分钟。显色后10分钟,加2mol/L硫酸,每孔0.1ml,终止反应,并以酶标测定仪波长(λ)492nm测OD值。

（5）结果分析

1）定性的结果:阴性对照孔无色,阳性对照孔黄色,待检患者血清孔与阴、阳性对照孔相比之后再判定结果。

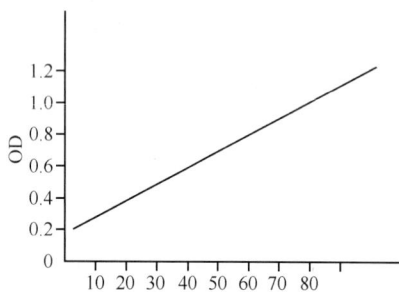

图5-16　OD值标准曲线图

2）定量的结果:以标准品的OD值为纵坐标,标准品稀释单位为横坐标,绘制标准曲线,也可以最高OD值的百分比为纵坐标。以待检样品的OD值在标准曲线上查抗核抗体单位(参见图5-16)。

【注意事项】

（1）聚苯乙烯酶标板有时可出现边缘效应,即周边孔因吸附性高而影响结果判定,每批酶标板购进后应做必要的抽查。

（2）加样时要避免枪头碰到液面导致污染。

（3）洗板要干净,以保证洗去吸附不牢的抗原和非特异性结合的酶标抗体。

（4）去除孔板中的液体时要注意倾倒方向,避免污染或出现假阳性结果。

【思考题】

（1）试述酶联免疫吸附试验间接法的原理。

（2）ELISA有哪些类型?各有何特点?

第2次实验　放射免疫测定法

放射免疫测定法是以放射性同位素作为标记物的免疫测定方法。一般可分为三种类型:①以同位素标记的抗原和受检标本中的抗原与抗体竞争结合的经典的放射免疫测定(radioimmunoassay,RIA);②以同位素标记的抗体与受检标本中的抗原结合,然后用固相抗原分离游离的标记抗体的放射免疫测定;③以同位素标记的抗原或抗体与固相的抗体或抗原相结合,按与固相酶免疫测定相似的方式检测待测标本中抗原或抗体的固相放射免疫测定。标记用的同位素有放射性γ射线和β射线两大类,前者主要为^{125}I、^{131}I、^{51}Cr和^{60}Co,后者有^{14}C、^{3}H和^{32}P。

进行放射性免疫测定的仪器有两类,一种是晶体闪烁计数仪,测γ射线;另一种是液体闪烁计数仪,测β射线。计数单位是探测器输出的电脉冲数,单位为cpm(计数/分)。每次测定均需作一标准曲线图,以标准抗原的不同浓度为横坐标,以测定中得到的相应放射性强度为纵坐标制图。标本应做双份测定,取其平均值,在制作的标准曲线图上查出相应的待检抗原浓度。

放射免疫测定法具有同位素显示的高度灵敏性与抗原抗体反应的特异性,此外还具有精确性好、样品用量少、易规范化和自动化等优点。灵敏度达 ng(1/1000μg),甚至 pg(1/1000ng)水平。在实验室及临床检验中往往是测定微量蛋白质、激素和药物等的首选方法,下面主要介绍竞争放射免疫测定法。

【实验原理】

基本原理是用同位素标记抗原(Ag^*)和待测非标记抗原(Ag)对特异性抗体(Ab)的竞争结合反应。它的反应式为:$Ag^*+Ag+Ab\rightarrow(Ag^*Ab)+(AgAb)$。在这一反应系统中,作为检测试剂的抗体和标记的抗原的量都是固定的(一般用能结合40%~50%标记抗原的抗体量),而待测的非标记抗原量是不固定的。根据标本中待测抗原量的不同,得到不同的反应结果。假设受检标本中不含抗原时,$4(Ag^*)+2(Ab)\rightarrow2(Ag^*Ab)+2(Ag^*)$;如果受检标本中存在抗原时,$4(Ag^*)+4(Ag)+2(Ab)\rightarrow1(Ag^*Ab)+3(Ag^*)+1(AgAb)+3(Ag)$。当标记抗原、非标记抗原和特异性抗体三者同时存于一个反应体系时,由于这两种抗原对特异性抗体均具有相同的结合力,因此二者互相竞争与抗体结合。因标记抗原与特异性抗体的量是固定的,故标记抗原抗体复合物形成的量就随着非标记抗原量的多少而改变。如果非标记抗原量增加,则标记抗原抗体复合物形成就减少,而游离的标记抗原相应增加,即待测标本中抗原的浓度与抗原抗体复合物的放射性强度成反比。如果将抗原抗体复合物与游离标记抗原分开(可加入抗抗体离心沉淀复合物),分别测定其放射性强度,就可算出结合状态的标记抗原(B)与游离状态的标记抗原(F)的比值(B/F),或算出其结合率[B/(B+F)]。这与标本中的抗原量成函数关系,可形成一条竞争结合抑制曲线。也可通过计算 B/B0 法(B 为各标准抗原管的 Ag^*-Ab 复合物放射脉冲数;B0 为零标准抗原管各 Ag^*-Ab 复合物的放射脉冲数,相当于加入该管 Ag^* 总放射脉冲数),B/B0% 为纵轴,标准浓度为横轴绘制标准曲线,在标准曲线上查出未知标本的浓度。本实验以血清皮质醇含量测定为例。

【实验材料】

(1)标准品浓度分别为 0、1、5、10、25、50μg/dl;^{125}I 标记的皮质醇抗原(Ag^*)。

(2)抗皮质醇抗体(Ab_1)。

(3)抗-抗皮质醇抗体(Ab_2)。

(4)生理盐水、小试管、移液器、离心机、γ 计数仪等。

(5)待检患者血清(待检 Ag)。

【实验方法】

(1)取小试管数支,标号,按表 5-5 操作:

(2)将各管在 γ 计数仪上测定沉淀物的放射性强度(cpm)。

(3)结果计算:

1)按下列公式计算各标准管和患者标本的 B/B0%

$$B/B0\% = \frac{第4\sim10管\,cpm-第1管\,cpm}{第3管\,cpm-第1管\,cpm}\times100\%$$

2)以各标准管 B/B0% 为纵轴,标准浓度为横轴在对数坐标纸上绘制标准曲线。

3)在标准曲线上查出待检标本的未知浓度。

4)正常值范围 3.5~20μg/dl(成人)。

表 5-5　皮质醇放射免疫测定法

	管号	标准品/ 患者血清 （50μl）	Ab1 （μl）		Ab2 （μl）	Ag* （μl）		
T	1	0（μg/dl） （生理盐水）	100		500	100 100		
NBS	2	—			500	100		
B0	3	0（μg/dl）	100		500	100	37℃	
5ng	4	1（μg/dl）	100		500	100	5 分钟	
25ng	5	5（μg/dl）	100	37℃水浴	500	100	2000r/min	弃上清
50ng	6	10（μg/dl）	100	1 小时	500	100	20 分钟	
125ng	7	25（μg/dl）	100		500	100		
250ng	8	50（μg/dl）	100		500	100		
待检 1	9	血清 1	100		500	100		
待检 2	10	血清 2	100		500	100		

【注意事项】

（1）患者血清应保存于 2～8℃，严重溶血者不能用。

（2）弃上清时应尽量使上清全部弃去，不残留可见水滴，并同时注意不要使洗涤物丢失。

（3）注意放射污染。

（4）Ag* 为标记抗原，第 2 管不弃上清为阴性对照管（NBS）。

【思考题】

（1）RIA 的优、缺点各有哪些？

（2）RIA 常用的标记物有哪几类？

第 3 次实验　免疫荧光技术

免疫荧光技术又称荧光抗体技术。它是把免疫学的特异性与荧光素显示的敏感性同显微镜的精确性有机结合起来的一种检测技术，能特异、敏感和快速地检出和定位某未知抗原或抗体。荧光抗体技术已广泛应用于医学和生物学的许多方面，如血液中 T、B 细胞及其亚群的测定；血清中自身抗体的检测（如抗核抗体、抗平滑肌抗体等）；组织中免疫球蛋白及补体组分的检测；微生物的快速诊断；恶变组织中肿瘤特异抗原的检测；某些器官上移植抗原的鉴定；激素和酶的局部组织定位等。

免疫荧光技术的基本原理是荧光素作为一种染料，在紫外线或蓝光照射下，被激发而发出波长较长的可见光即荧光。某些荧光素在一定条件下，可与抗体分子结合，但不影响抗体与抗原结合的性能。用这种荧光抗体将标本染色后，在荧光显微镜下加以观察，可对待检标本中相应抗原进行鉴定和定位。目前常用于免疫荧光组织化学染色的荧光素有：异硫氰酸荧光素（fluorescein isothiocyanate，FITC）、四甲基异硫氰酸罗丹明（tetramethyl rhodamine isothioeyanate，TRITC）、四乙基罗丹明（tetraethyl rhodamine B200，RB200）、得克萨斯红（Texas red）、藻红蛋白（phycoerythrin，PE）、吖啶橙（acridine orange，AO）、花青类（cyanine，如 Cy3、Cy5）等。此外还有一些新型荧光染料，如量子点（quantum dot）。

荧光抗体技术主要包括七个步骤：抗血清的制备、抗体的纯化、荧光标记抗体的制备、荧光标记抗体的纯化、标本的制备、荧光抗体染色和荧光显微镜观察。但现在标记抗体多为生物制品公司提供,无须自己制备。

用于临床检验的荧光抗体试验主要有直接法、间接法、补体结合法及双标记法四种类型。本技术除通过荧光显微镜用于抗原、抗体的定位和鉴定外,目前已向定量和自动化方向发展。如把单个细胞经荧光抗体染色后,可用显微荧光光度计直接测定荧光强度;或者使用由机械、光学、电子等部分组成的流式细胞仪(flow cytometer),把细胞通过高速流动系统的机械颤动喷嘴喷出,通过检测区,经单色激光照射后发出的荧光信号,由荧光检测计进行检测,并由电脑分析记录。下面主要介绍间接免疫荧光法。

【实验原理】

将荧光素标记在第二抗体(抗抗体)上,已知抗原与相应的特异性抗体结合后,荧光标记的第二抗体(羊抗人 IgM)即与上述抗原抗体复合物上的抗体(IgM)反应而结合,在紫外线照射下发出荧光,通过荧光显微镜可以观察到。间接免疫荧光技术可以用已知的抗原检测未知抗体,也可用已知的抗体检测未知抗原。现以检测流行性出血热病毒抗体(IgM)为例介绍。

【实验材料】

(1) 抗原:流行性出血热病毒(EHFV)感染的 Vero-E6 细胞玻片。

(2) 荧光素(FITC)标记的羊抗人 IgM 抗体(二抗),用 PBS 进行 1:4 稀释,其中加入 1/1000 的伊文思蓝。

(3) 待检患者血清、缓冲液、加样器、细胞培养玻片、烧杯、玻片架等。

(4) 荧光显微镜。

【实验方法】

(1) 将患者血清进行 1:10、1:20、1:40、1:80 稀释,然后用加样器分别将各稀释度的血清加至细胞培养玻片上,每个稀释度加 2 孔,最后 2 孔加 PBS 做对照。将细胞培养玻片放置湿盒中,37℃温育 60 分钟。

(2) 取出玻片,倾去反应液,在盛有 PBS 的烧杯中洗涤 5 分钟,冷风吹干。

(3) 加入 1:40 稀释的 FITC 标记的羊抗人 IgM,37℃温育 60 分钟。

(4) 取出培养玻片,按步骤 2 洗涤,冷风吹干。PBS 甘油封片,于荧光显微镜下观察。

【实验结果】

在细胞膜及细胞浆中可以见到颗粒状的荧光颗粒,细胞核呈红色。表明待检患者血清中有抗 EHFV 的 IgM 抗体。

【注意事项】

(1) 每次实验都应设对照孔以排除非特异性荧光。

(2) 温育时一定要将细胞培养玻片放在湿盒中,以防液体蒸发。

【思考题】

(1) IFA 的优、缺点各有哪些?

(2) IFA 常用的标记物有哪些?

(金旭鹏)

第六章 医学微生物学基本实验

第一节 微生物形态结构观察

一、细菌形态结构观察

第1次实验 不染色——细菌动力观察

不染色标本一般可用于观察细菌的动力及运动情况。细菌的动力是有鞭毛细菌的特征,因此观察细菌有无动力(即有无鞭毛)是鉴别细菌的依据之一。可用普通光学显微镜观察,如用暗视野显微镜或相差显微镜观察,则效果更好。常用的方法有压滴法、悬滴法等。

【实验目的】

学会在显微镜下识别细菌的运动性和非运动性。

【实验材料】

(1)变形杆菌及金黄色葡萄球菌肉汤培养物。

(2)凹玻片、凡士林、盖玻片、镊子、载玻片、煤气灯、接种环等。

【实验方法】

实验方法包括:悬滴法、压滴法。

【实验结果】

变形杆菌做明显的定向运动,从一处游向另一处;葡萄球菌呈原位的颤动,是环境中液体分子冲击造成。

【思考题】

(1)细菌不染色标本检查法有什么优、缺点?

(2)在显微镜下变形杆菌和葡萄球菌的运动有什么不同?为什么?

(3)常用于观察细菌运动的实验有哪几种?各有什么优缺点?

第2次实验 革兰染色——细菌基本形态观察

【实验目的】

(1)掌握革兰染色实验原理和方法。

(2)掌握常见细菌染色性和典型形态。

【实验材料】

(1)葡萄球菌和大肠埃希菌18~24小时肉汤培养物。

(2)革兰染色液。

(3)接种环、载玻片、煤气灯、染色盘、染色架、吸水纸、冲洗瓶、香柏油、拭镜纸等。

【实验方法】

革兰染色法。

【实验结果】

葡萄球菌为革兰阳性菌,呈蓝紫色、球形、葡萄串样排列;大肠埃希菌为革兰阴性菌,呈粉红色、杆状、中等大小、两端钝圆、不规则排列(参见图6-1)。

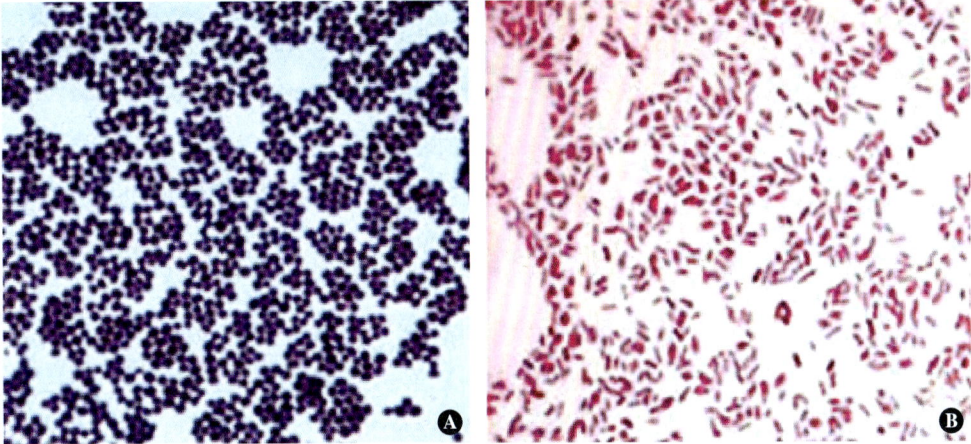

图 6-1　革兰染色油镜下所见
A. 革兰阳性葡萄球菌;B. 革兰阴性大肠埃希菌

【思考题】

(1) 染色时为什么通常要用新鲜的细菌培养物?

(2) 制备细菌染色标本片时,有哪些注意事项?

(3) 革兰染色法的关键步骤是什么? 为什么?

(4) 细菌经革兰染色后,为什么有的呈紫蓝色,有的呈红色?

第3次实验　抗酸染色——结核分枝杆菌形态观察

【实验目的】

(1) 掌握抗酸染色法的实验原理。

(2) 掌握结核分枝杆菌的镜下形态。

【实验材料】

(1) 肺结核患者痰液标本。

(2) 抗酸染色液。

(3) 煤气灯、接种环、木夹、染色盘、染色架、载玻片、吸水纸、滤纸片、冲洗瓶、香柏油等。

【实验方法】

抗酸染色法。

【实验结果】

结核分枝杆菌呈红色,常堆积成团,排列无序,偶呈分枝状生长,背景及非抗酸性细菌呈蓝色(参见图6-2)。

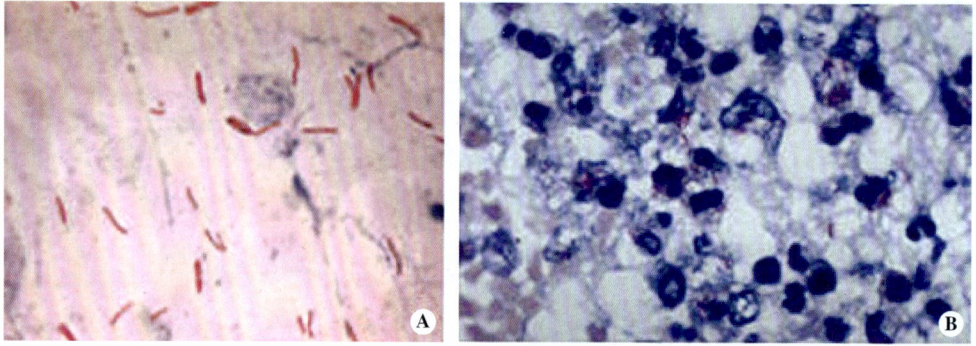

图6-2　结核分枝杆菌油镜下所见

【思考题】

为什么分枝杆菌经抗酸染色后能被染成红色？而其他细菌被染成蓝色？

第4次实验　萘瑟染色——白喉棒状杆菌异染颗粒观察

【实验目的】

认识白喉棒状杆菌的异染颗粒。

【实验材料】

（1）白喉棒状杆菌吕氏血清斜面18～24小时培养物、煤气灯、染色盘、染色架、吸水纸本、冲洗瓶等、香柏油等。

（2）萘瑟染液A液、B液。

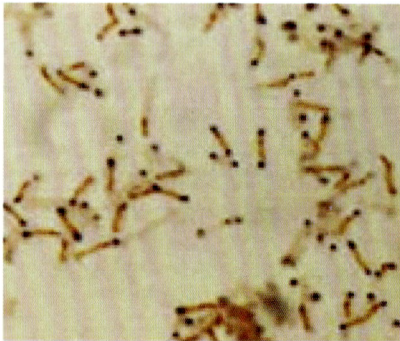

图6-3　白喉棒状杆菌奈瑟染色油镜下所见

【实验方法】

（1）自斜面取白喉棒状杆菌培养物涂片，干燥，固定。

（2）滴加A液，染色30秒～1分钟，水洗。

（3）以B液染色30秒～1分钟，水洗，吸干后镜检。

【实验结果】

白喉棒状杆菌细长稍弯，排列不规则，常呈L、V、X、T等字形或排成栅栏状，菌体染成黄褐色，异染颗粒呈蓝色或深蓝色，位于菌体一端或二端(参见图6-3)。

第5次实验　细菌特殊结构的观察

【实验目的】

（1）认识细菌的特殊结构并掌握细菌特殊结构染色方法。

（2）思考细菌的特殊结构与医学实践的关系。

【实验材料】

（1）肺炎链球菌、变形杆菌、破伤风梭菌肉汤培养物。

（2）荚膜染色液、鞭毛染色液、芽胞染色液。

（3）载玻片、玻片夹、煤气灯、显微镜、香柏油等。

【实验方法】

以上三种细菌分别应用荚膜染色法、鞭毛染色法、芽胞染色法染色观察。

【实验结果】

1. 荚膜 肺炎链球菌成双排列，菌体周围不着色的透明圈即是荚膜所在处，菌体与背景呈紫色，荚膜无色（参见图6-4A）。

2. 鞭毛 变形杆菌菌体周围有周鞭毛，经鞭毛染色后，菌体呈深红色，周鞭毛均呈红色（参见图6-4B）。

3. 芽胞 破伤风梭菌芽胞呈红色，菌体呈蓝色（参见图6-4C）。

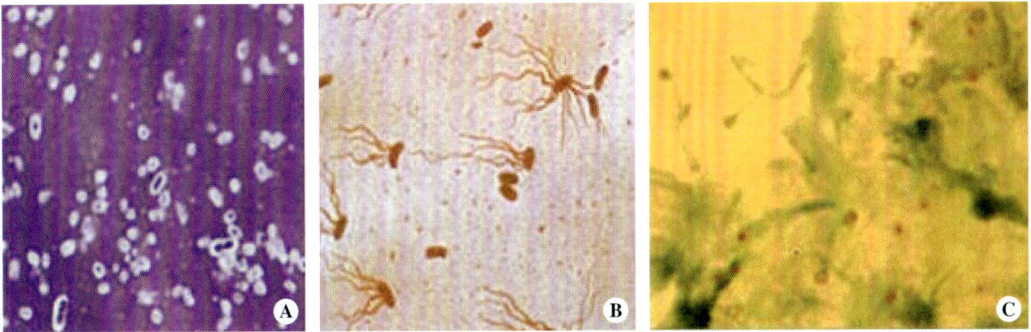

图6-4 细菌特殊结构
A. 荚膜；B. 鞭毛；C. 芽胞

【思考题】

（1）细菌的特殊结构是否永恒不变？在哪些情况下可以发生改变？

（2）细菌的特殊结构与医疗实践有何关系？

第6次实验 镀银染色——螺旋体形态观察

螺旋体是一类柔软、细长、弯曲呈螺旋状、运动活泼的原核细胞型微生物。种类较多，其中对人类有致病作用的主要是钩端螺旋体、梅毒螺旋体、回归热螺旋体及具有条件致病作用的奋森螺旋体。

【实验目的】

掌握螺旋体的形态特征及镀银染色法。

【实验材料】

（1）固定液、媒染液、硝酸银氨染液。

（2）显微镜、载玻片、玻片夹、牙签、香柏油等。

【实验方法】

用牙签取牙垢涂片干燥后镀银染色。

【实验结果】

镜下可见棕褐色螺旋体，背景为淡黄色。

二、真菌染色及形态结构观察

真菌是一类不含叶绿素,无根、茎、叶之分的真核细胞型微生物。真菌种类繁多,分布极广,其中大多数对人体无害,少数可引起人类感染性、中毒性和变态反应性疾病。

真菌的基本形态有单细胞和多细胞两种。真菌的微生物学检查,通常采用直接镜检和培养检查。多细胞真菌根据其特殊的菌丝和孢子形态来确定真菌的种类,单细胞真菌由母细胞发芽而繁殖,其形态结构也有助于鉴别。

第1次实验 白假丝酵母菌形态观察

【实验目的】

掌握白假丝酵母菌的形态结构特征。

【实验原理】

直接镜检对真菌病诊断十分重要。白假丝酵母菌需要染色后镜检,如发现卵圆形、大小着色不均,有芽生孢子,甚至有假菌丝的革兰阳性菌即可初步诊断。

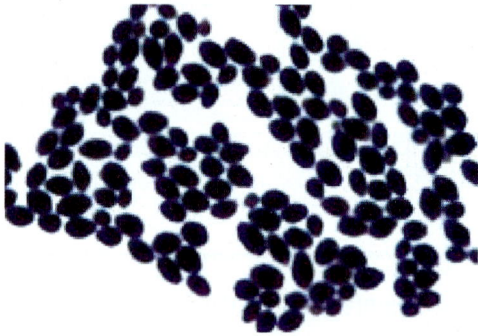

图6-5 酵母菌革兰染色镜下所见

【实验材料】

1. **标本** 白色念珠菌培养物。
2. **试剂** 生理盐水、革兰染色液等。
3. **其他** 接种环、载玻片、香柏油等。

【实验方法】

取培养物涂片,革兰染色后,油镜观察。

【实验结果】

白假丝酵母菌呈卵圆形、大小不均,直径约 $3\sim6\mu m$,着色不均,有芽生孢子,有时可见假菌丝(参见图6-5)。

第2次实验 多细胞真菌菌丝、孢子形态观察

【实验目的】

掌握多细胞真菌菌丝和孢子的基本形态结构特征。

【实验材料】

1. **标本** 真菌培养物。
2. **试剂** 复红液。
3. **其他** 刀片、盖玻片、载玻片、香柏油等。

【实验方法】

(1)用刀片取少量真菌丝状培养物,置于干净载玻片上。

(2)滴加复红液一滴。

(3)盖上盖玻片。

(4)用低倍镜观察有无真菌菌丝或孢子,然后用高倍镜观察。

【实验结果】

菌丝分有隔菌丝和无隔菌丝,形态多样,可呈竹节状、分枝状等;孢子亦可呈现多种形态,如芽生孢子、大分生孢子和小分生孢子、孢子囊孢子等(参见图6-6)。

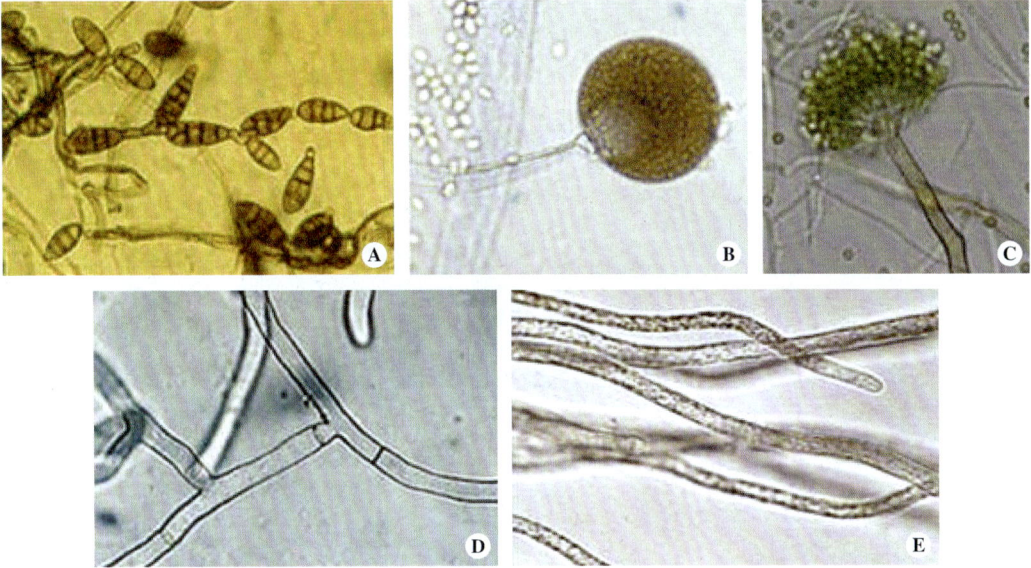

图6-6 多细胞真菌形态结构
A. 大分生孢子;B. 孢子囊孢子;C. 小分生孢子;D. 有隔菌丝;E. 无隔菌丝

三、病毒形态观察

病毒是体型最微小、结构最简单的微生物,测量单位为纳米(nm),病毒体体型差别大,除最大病毒体经适当染色后,可在光学显微镜下观察到外,其他病毒均超过普通光波的分辨能力,必须应用电子显微镜将其放大数千至数万倍才能看见。

病毒体形态多呈球状或近似球状,少数为杆状、丝状或子弹状,痘病毒呈砖块状,细菌病毒(噬菌体)多呈蝌蚪状。多数病毒体形态较固定,但有些病毒则具有多形性,如正黏病毒形状可呈球状、丝状或杆状。

病毒含量高的样品,可以直接应用电镜技术观察病毒体颗粒。病毒含量低的样本可用免疫电镜技术使病毒颗粒凝聚后再观察,或经超速离心后取标本沉淀物进行电镜观察,以提高检出率。在电镜下除可观察病毒体的形态学特征外,还可测量病毒体的大小。

【实验目的】

了解常见致病病毒在电镜下的形态特点。

【实验材料】

病毒形态的电镜照片。

【实验结果】

电镜下观察各种病毒的形态特征(参见图6-7)。

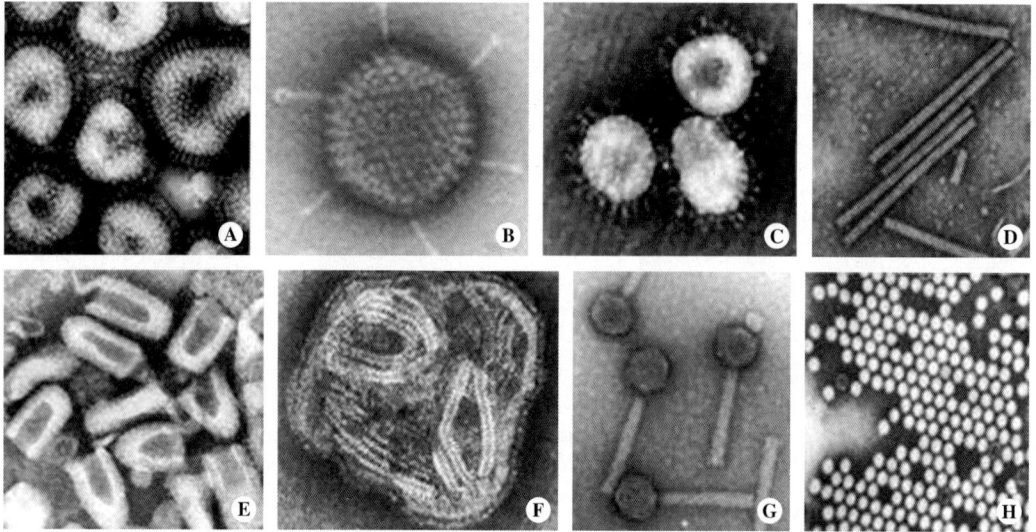

图 6-7　几种病毒的电镜图

A. 流感病毒；B. 腺病毒；C. 冠状病毒；D. 烟草花叶病毒；E. 狂犬病毒；F. 麻疹病毒；G. 噬菌体；H. 脊髓灰质炎病毒

【思考题】

试描述 5 种以上不同形态的病毒结构特点。

（董　颖）

第二节　微生物分离培养鉴定

一、微生物生长现象观察与鉴定

第 1 次实验　细菌生长现象观察与鉴定

【实验目的】

熟悉细菌在培养基中的生长现象。

【实验原理】

1. 固体平板培养基　单个细菌在固体培养基上，一般经过 18～24 小时培养后，分裂繁殖成一堆肉眼可见的细菌集团，称为菌落（colony）。很多菌落连在一起，融合成一片，称为菌苔。由于细菌种类不同，以及培养基的成分不同，形成的菌落性状，如大小、形态、颜色、表面是否光滑、边缘是否整齐、隆起度、透明度等方面各不相同，如果生长在血平板上，有些细菌会产生完全或不完全的溶血现象，这些特点都有助于细菌识别与鉴定。

2. 半固体培养基　动力试验是利用半固体培养基（亦称动力培养基）检查所接种的细菌有无鞭毛的试验。鞭毛是细菌的运动器官，细菌有无鞭毛，除可通过鞭毛染色和镜下悬滴法直接观察判定外，也可通过细菌在半固体培养基中的生长现象进行间接判定。如细菌在该培养基中主要沿穿刺线生长，周围培养基质保持澄清，为动力试验阴性，表明细菌无鞭毛；如细菌生长离开穿刺线扩散到培养基中，使培养基混浊，呈现绒毛条纹状生长物，为动力试验阳性,表明细菌有鞭毛。

3. 液体培养基　多数细菌在液体培养基中生长繁殖使澄清的培养基呈现均匀一致的混浊状态,某些细菌生长繁殖形成絮状沉淀,如乙型溶血性链球菌;某些细菌在液体培养基中可在液体表面形成菌膜,如枯草芽胞杆菌。

【实验材料】

1. 培养基　普通琼脂平板、血琼脂平板、半固体培养基、肉汤培养基。

2. 菌种　金黄色葡萄球菌、大肠埃希菌、甲型溶血性链球菌、乙型溶血性链球菌、枯草芽胞杆菌培养物。

【实验方法】

1. 固体平板培养基接种　用接种环挑取葡萄球菌,大肠埃希菌培养物按照连续划线法划线接种于普通琼脂平板。将甲型溶血性链球菌、乙型溶血性链球菌连续划线接种于血琼脂平板培养基,37℃培养24小时观察结果。

2. 半固体培养基接种　用接种针挑取葡萄球菌、大肠埃希菌培养物,按照穿刺接种法接种于半固体培养基中,37℃培养24小时观察结果。

3. 液体培养基接种　将大肠埃希菌、乙型溶血性链球菌、枯草芽胞杆菌按照液体培养基接种法分别接种于肉汤液体培养基中,37℃培养24小时观察结果。

【实验结果】

1. 固体平板培养基表面菌落生长情况　金黄色葡萄球菌形成的菌落为圆形、表面光滑湿润、边缘整齐、不透明、金黄色、直径1~3mm的菌落。大肠埃希菌形成的菌落为直径2~3mm,圆形凸起灰白色S型菌落。链球菌于血琼脂培养基形成的菌落呈灰白色、表面光滑、边缘整齐、直径为0.5~0.75mm的细小菌落,甲型溶血性链球菌菌落周围有1~2mm宽的草绿色溶血环,乙型溶血性链球菌菌落周围有2~4mm宽的界限分明、无色透明的溶血环,即完全溶血。

2. 半固体培养基中细菌生长情况(动力试验结果)　金黄色葡萄球菌沿穿刺线生长,周围培养基质保持澄清,为阴性;大肠埃希菌生长离开穿刺线扩散到培养基中,使培养基混浊,呈现绒毛条纹状生长物,为阳性。

3. 液体培养基中细菌生长情况　大肠埃希菌在液体培养基中呈均匀混浊状态,乙型溶血性链球菌在液体培养基中呈絮状沉淀,枯草芽胞杆菌在液体培养基表面形成菌膜。

【注意事项】

(1) 观察菌落时,不要将空气中落入生长的杂菌误认为分离的细菌。杂菌生长于划线痕迹之外,或为个别的形状异常的孤立菌落。

(2) 接种时,接种针垂直刺入,尽量贴近培养基底部,但不要刺穿。

【思考题】

(1) 动力试验阳性结果的细菌,具有何种细胞结构?

(2) 如何描述细菌菌落性状?

第2次实验　病毒生长现象观察与鉴定

病毒是专性细胞内寄生物,在敏感细胞内繁殖时,可形成不同的生长现象,如受染细胞形态变化等。不同病毒增殖时促进细胞产生形态变化各不相同,可借此对病毒进行鉴别,并可作为病毒增殖指标。

(一) 病毒 CPE 观察

有些病毒在细胞内复制可导致细胞裂解死亡,即杀细胞性感染,被感染细胞出现变圆、聚集、裂解、坏死、脱落等现象,称为致细胞病变效应(cytopathogenic effect,CPE)。

【实验目的】

熟悉病毒致细胞病变形态特点,了解其意义。

【实验材料】

(1) 正常人胚肾细胞培养物。
(2) 腺病毒感染后人胚肾细胞培养物。

【实验方法】

光镜下观察两种细胞培养物。

【实验结果】

正常人胚肾细胞呈多角形,单层排列(参见图 6-8 A)。腺病毒感染细胞肿大变圆,细胞聚集成葡萄状,并可见细胞脱落现象(参见图 6-8 B)。

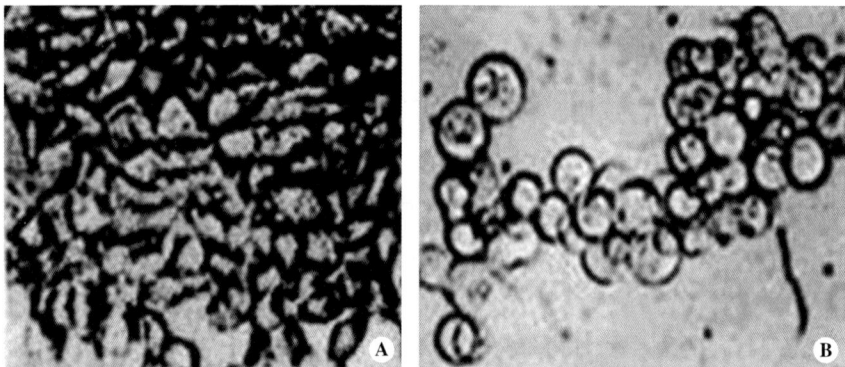

图 6-8　正常人胚肾细胞与腺病毒感染细胞
A. 正常人胚肾细胞;B. 腺病毒感染细胞

(二) 病毒包涵体观察

某些病毒感染细胞后,常可在其细胞浆或核内见到一些嗜酸性或嗜碱性圆形或椭圆形斑块状结构,称为包涵体。病毒感染形成的包涵体,因在组织细胞内定位不同及其本身的酸碱亲嗜性不同而具有鉴别诊断价值。

【实验目的】

熟悉巨细胞病毒包涵体形态特点。

【实验材料】

巨细胞病毒包涵体玻片标本。

【实验方法】

光学显微镜下观察巨细胞病毒包涵体玻片标本。

【实验结果】

用光学显微镜观察,在巨细胞病毒感染的人胚肺纤维母细胞核内有嗜酸性包涵体,有时亦可呈嗜碱性,包涵体周围有与核膜明显区分的一轮"晕",一个核内大多有1个包涵体(参见图6-9)。

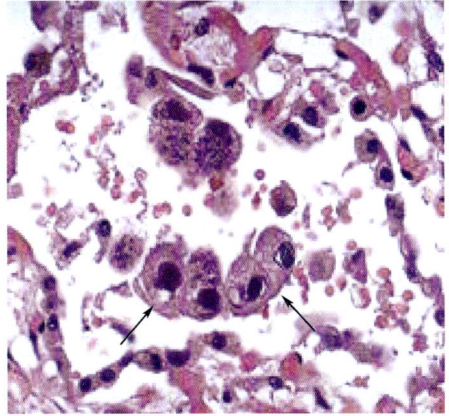

图6-9 人巨细胞病毒包涵体(箭头所示)

(三) 病毒血凝试验

【实验目的】

掌握病毒血凝试验原理、方法、结果分析和意义。

【实验原理】

某些病毒(如正黏病毒、副黏病毒)表面血凝素是糖蛋白成分,可选择性凝集动物(如鸡、豚鼠等)或人的红细胞,称为血凝现象,可用于病毒鉴定。

【实验材料】

(1) 含流感病毒的鸡胚尿囊液。

(2) 0.5% 鸡红细胞悬液、生理盐水。

(3) 小试管、吸管等。

【实验方法】

(1) 取小试管9支,各管加入生理盐水,第一管为0.9ml,其他各管均为0.25ml。

(2) 取收获的鸡胚尿囊液0.1ml,加入第一管中作1:10稀释,混匀后吸取0.5ml弃至消毒缸内,再吸取0.25ml(1:10)稀释液加至第二管混匀,从第二管中取出0.25ml置第三管混匀⋯⋯,依次作倍比稀释至第八管,混匀后自第八管中取0.25ml弃掉。这样各管液体量均为0.25ml,从第一管至第八管的尿囊液稀释度为1:10,1:20⋯⋯1:1280,第九管为生理盐水对照。

(3) 稀释完毕后加入0.5%鸡红细胞悬液,每管0.25ml,室温放置45分钟,立即观察结果,观察时要轻拿勿摇。

【实验结果】

观察各管红细胞是否凝集,如凝集,凝集程度以++++、+++、++、+表示,如不凝集用−表示。

++++:全部血细胞凝集,凝集的血细胞铺满管底。

+++:大部分血细胞凝集,在管底铺成薄膜状,但有少数血细胞不凝,在管底中心形成小红点。

++:约有半数血细胞凝集,在管底铺成薄膜,面积较小,不凝集的红细胞在管底中心聚成小圆点。

+:只有少数血细胞凝集,不凝集的红细胞在管底聚成小圆点,凝集的血细胞在小圆点周围。

−:不凝集,血细胞沉于管底,呈一边缘整齐的致密圆点。

以出现++凝集的病毒最高稀释度为血凝效价,即一个血凝单位。

例如,鸡胚尿囊液中流感病毒的血凝效价为1:160,即病毒液稀释到1:160时,每0.25ml中含一个血凝单位,配制4个血凝单位时,病毒液应稀释成$1:\dfrac{160}{4}$,即1:40。如果血凝试验阳性,则做血凝抑制试验进一步证实,并可确定该病毒的型,甚至亚型。

【思考题】

病毒在细胞内增殖的指标有哪些? 如何检查?

(四) 病毒血凝抑制试验

【实验目的】

测定待检患者血清中有无相应抗体及其效价。

【实验原理】

血凝现象可以被相应病毒特异性中和抗体所抑制,称为血凝抑制试验,属于血清学试验,故可用已知抗体鉴定病毒型及亚型,也可用已知病毒,测定患者血清中有无相应抗体及其抗体效价。本实验属后者,需取双份血清做两次试验,若恢复期血清抗体效价比发病早期高 4 倍以上,再结合临床即有确诊意义。

【实验材料】

(1) 待检患者血清(已处理)、流感患者血清、生理盐水。

(2) 流感病毒悬液(每 0.25ml 含 4 个血凝单位)。

(3) 0.5% 鸡红细胞。

(4) 小试管、吸管等。

【实验方法】

(1) 取小试管 10 支,各管均加入生理盐水 0.25ml。

(2) 取经处理的 1:5 稀释的待检患者血清 0.25ml,加入第 1 管中作 1:10 稀释,吹打混匀后,取 0.25ml 加至第 2 管,并依次作倍比稀释,到第 8 管为止,弃去 0.25ml。第 9 管作为流感病毒对照,不加血清。第 10 管加入经处理的 1:5 稀释流感患者血清作为对照。

(3) 稀释后,1~9 管分别加入流感病毒悬液 0.25ml,第 10 管不加病毒液。

(4) 摇匀后每管加入 0.5% 鸡红细胞 0.5ml,放置室温 45 分钟观察结果。

【实验结果】

观察血凝的判断标准同前述血凝试验,但本试验是以不出现血凝现象的试验管为阳性,凡呈现完全抑制凝集的试管中,其血清的最高稀释度作为血凝抑制效价。

【注意事项】

患者血清需要预先处理,应用受体破坏酶法除去其中非特异性抑制素,经处理后的血清稀释度为 1:5。

【思考题】

(1) 试述病毒血凝抑制实验的实验原理。

(2) 血凝试验和血凝抑制试验在病毒鉴定上各有什么用途?

(五) 50% 组织细胞感染量($TCID_{50}$)试验

病毒的定量法主要测定病毒颗粒数或病毒感染性强弱,常用的方法有电镜直接计数法、红细胞凝集试验、50% 组织细胞感染量($TCID_{50}$)的测定和蚀斑形成试验(PFU)。前两种方法只能估计病毒的数量,但测不出其感染性;后两种方法是用培养的细胞进行病毒定量,则可测知病毒感染性强弱。

50%组织细胞感染量(50% tissue culture infection dose, $TCID_{50}$)是指能使半数单层细胞培养管(孔)出现细胞病变的病毒稀释度,此法可用于估计病毒感染性的强弱和含量。本实验介绍微量培养法测定 $TCID_{50}$。

【实验材料】

(1)待测病毒液:柯萨奇病毒 B 组 3 型(CBV3)。

(2)Hela 细胞。

(3)含 2% FCS 的 MEM 或 RPMI1640 维持液。

(4)经紫外线照射 2 小时的 40 孔塑料组织培养板及微量加样器、吸管、试管等。

【实验方法】

(1)选择培养 24 ~ 48 小时生长旺盛、成层良好的 Hela 细胞一瓶,倾弃生长液,加入 0.02% EDTA 10ml,37℃ 消化 10 ~ 15 分钟,弃去消化液,用含 10% FCS 的 MEM 或 RPMI 1640 生长液分散细胞,使细胞悬液浓度为 40 万/ml。用微量加样器将细胞悬液加入无菌塑料培养板微孔中,每孔 0.1ml。

(2)将培养板置于 5% CO_2 温箱中 37℃ 培养 12 ~ 18 小时,使细胞长成单层。

(3)将待测病毒液在试管内用 2% FCS MEM 或 RPMI1640 维持液作 10 倍系列稀释使病毒液浓度分别为 10^{-1}、10^{-2}、10^{-3}……10^{-10}。

(4)弃去培养板中生长液,各细胞孔用 Hanks 洗涤二次,每孔加入不同稀释度的病毒液 0.1ml,每个稀释度 4 个孔。4 个对照孔加入维持液 0.1ml,37℃ 吸附 1 小时,然后往各孔加入维持液 0.1ml,轻轻摇匀,置于 37℃ 5% CO_2 培养箱中静止培养。逐日观察细胞病变,连续观察 3 ~ 7 天,以"++"细胞病变判定为阳性病变孔,计算 $TCID_{50}$。

【实验结果】

整理 7 天观察记录,按 Reed-Muench 法计算病毒能致半数细胞培养孔产生细胞病变的最高稀释度,即该病毒的 $TCID_{50}$。

(六)空(蚀)斑形成试验

【实验原理】

蚀斑形成试验(plaque forming assay)是目前测定病毒感染性最精确的方法。将适当浓度的病毒悬液加入致密的单层细胞培养中,使病毒吸附,再覆盖一层融化的琼脂,病毒在细胞内复制后,可产生一个局限的感染灶,此即蚀斑。用中性红染活细胞,可见未染上颜色的空斑。蚀斑是由一个感染性病毒体复制产生的。类似的细菌菌落,称为蚀斑形成单位(plaque forming unit,PFU),亦即一个空斑就相当于一个病毒体。病毒悬液中含有有感染性病毒量,以每毫升能形成的空斑形成单位来表示,即 PFU/ml。

【实验材料】

(1)待测病毒液:柯萨奇病毒 B 组 3 型(CBV3)。

(2)HeLa 细胞。

(3)2% FCSMEM 或 RPMI 1640 维持液、Hanks 液和 1.5% 覆盖琼脂。

(4)玻璃培养瓶、吸管、试管等。

【实验方法】

(1)将待测病毒用维持液作 10 倍系列稀释。

（2）将 24 小时培养生长良好的单层细胞培养瓶内的生长液倒掉，用 Hanks 液洗涤细胞 3 次。

（3）取不同稀释度的病毒液 0.5ml，分别接种于细胞培养瓶内，轻轻摇匀，每个稀释度至少接种 2 瓶，同时做正常细胞对照。

（4）放 37℃ 孵箱吸附 1 小时，每 15 分钟摇动一次。

（5）弃去病毒液，将已融化的 42℃ 左右覆盖琼脂 5ml 加于各瓶内，待琼脂凝固后，将琼脂层向上，置 37℃ 避光培养 3 ~ 5 天，逐日观察结果。

【实验结果】

由于覆盖琼脂内含有中性红，在红色背底上可见无色的蚀斑。选择蚀斑不融合、分散呈单个数目在 30 ~ 100 个/瓶的细胞瓶，分别计算蚀斑数，再求平均值，并按下述公式计算：

$$PFU/ml = \frac{每瓶内蚀斑平均数 \times 接种病毒量}{每瓶接种病毒量（ml）}$$

【思考题】

1. 常用的病毒定量方法有哪些？哪种最精确？

2. $TCID_{50}$ 代表什么意思？

3. PFU/ml 代表什么意思？

第 3 次实验　真菌生长现象观察与鉴定

【实验目的】

掌握常见真菌菌落特征和观察方法。

【实验原理】

真菌有单细胞和多细胞两种，单细胞真菌分为酵母菌和类酵母菌，在固体培养基上分别形成肉眼可见的酵母型和类酵母型菌落；多细胞真菌由菌丝和孢子交织而成，称为丝状菌或真菌，在固体培养基上形成丝状型菌落。不同真菌大小、形态、颜色各不相同，是鉴定真菌的重要依据之一。

【实验材料】

1. **菌种**　新生隐球菌、白假丝酵母菌。

2. **培养基**　沙氏培养基、虎红琼脂平板。

【实验方法】

1. **接种真菌**　将新生隐球菌、白假丝酵母菌划线接种于沙氏培养基上，25℃ 培养 2 ~ 4 天；培养空气中真菌用虎红琼脂平板打开皿盖，室温下空气中培养一周，观察结果。

2. **观察菌落特征**　观察菌落大小、形态、颜色等特征。

【实验结果】

1. **新生隐球菌**　酵母型菌落，菌落光滑、湿润、柔软致密，与细菌菌落相似。

2. **白假丝酵母菌**　类酵母型菌落，与酵母型菌落相似，但菌落底部有假菌丝伸入培养基内生长。

3. 空气中真菌　丝状型菌落,菌落大而疏松,呈棉絮状、绒毛状或粉末状,不易挑起,可形成不同颜色。

【注意事项】

（1）真菌孢子容易在环境中播散,因此观察菌落时不要打开平板,以免造成实验室污染,也不可试着闻平板培养基的气味。

（2）标本采集处理要严格按照真菌培养要求执行,注意不同标本采用不同的处理方法。

（3）临床标本连续培养3周无菌落生长者,再重复做一次,仍无菌落生长,可报告阴性。

（4）培养过程中要注意其他杂菌的污染,避免错误诊断。

（5）培养真菌后的培养基及真菌污染的物质在丢弃前,必须高压灭菌或焚烧。

【思考题】

（1）真菌培养和菌落观察有何临床意义？

（2）真菌菌落有几种？如何鉴别？

（3）最常用的真菌培养基是哪种培养基？为什么？

（4）同一平板上长有细菌和酵母菌菌落,如何鉴别？

二、细菌生化反应

第1次实验　双糖铁琼脂试验

【实验目的】

鉴别肠道杆菌。

【实验原理】

双糖铁琼脂亦称克氏铁琼脂(KIA),是一种鉴别培养基,用于肠道杆菌的鉴别。

所有的肠道杆菌都分解葡萄糖,但对乳糖分解情况不一,致病菌不分解乳糖,非致病菌分解乳糖,分解糖产酸或产酸产气。细菌分解蛋白胨则产碱,最终细菌生长部位的酸碱性是由细菌对糖和蛋白胨作用的双重因素决定,而使指示剂酚红产生颜色变化。双糖铁琼脂未接种管为橘红色,酸性变为黄色,碱性变为粉红色。某些细菌具有分解含硫氨基酸的酶,在酶的作用下产生硫化氢(H_2S)。H_2S遇硫酸亚铁或醋酸铅则生成黑色的硫化亚铁或硫化铅。

因此本试验用途有三：①根据斜面和试管内部的颜色以判定细菌对糖的分解情况；②根据近试管底部的接种部位有无气泡产生以判定细菌是否为产气菌；③根据菌落是否呈现黑色以判定有无硫化氢(H_2S)的产生。

【实验材料】

1. 培养基　双糖铁培养基。

2. 菌种　大肠埃希菌、福氏志贺菌、伤寒沙门菌。

【实验方法】

将三种细菌分别依照穿刺接种法接种后,37℃培养24小时观察结果。

【实验结果】

1. 结果判断　如细菌生长部位呈黑色,为H_2S产生阳性(＋),否则为H_2S产生阴性

(-);培养基斜面和底层均变黄为表示分解乳糖,可能为非致病性肠道杆菌,斜面变红,底层变黄表示只分解葡萄糖,不分解乳糖,疑为致病性肠道杆菌。颜色反应可通过试管斜面有氧环境,葡萄糖/乳糖的含量比(1:10)所导致产酸量的明显差别及蛋白胨分解产生的碱性物质与酸性物质在量上的对比等因素给予解释。

2. 实验结果 大肠埃希菌是非致病性肠道杆菌,分解葡萄糖和乳糖,产酸产气,斜面底层均变黄,有气泡出现,不产 H_2S。福氏志贺菌和伤寒沙门菌是致病性肠道杆菌,只分解葡萄糖,不分解乳糖,产酸少,斜面变红,底层变黄,福氏志贺菌不产 H_2S。伤寒沙门菌产 H_2S,试管中有黑色沉淀出现。

【思考题】

(1) 双糖铁斜面培养基可以用于观察肠道杆菌几项生化反应特点? 各是什么?

(2) 大肠埃希菌、沙门菌及志贺菌在双糖培养基中各有何特点?

第2次实验 糖发酵试验

【实验目的】

检查细菌发酵糖产酸或产酸产气的能力,用于鉴别细菌,尤其是肠道杆菌。

【实验原理】

糖发酵试验用于检查细菌对加在基础培养基中的糖发酵产酸或产酸产气的能力。细菌发酵产酸与否,通过加在培养基中的酸碱指示剂溴甲酚紫进行判断,如由原来的紫色变为黄色,为糖发酵试验阳性,如颜色不变,为阴性。也可通过在糖发酵管内倒放一杜汉(Durham)发酵小管,如内有气泡产生出现,为产气;否则,为不产气。

【实验材料】

1. 培养基 糖发酵管,分别含葡萄糖、乳糖、麦芽糖、甘露醇、蔗糖。

2. 菌种 大肠埃希菌、伤寒沙门菌斜面培养物。

【实验方法】

按照液体培养基接种法接种细菌于培养基内,37℃培养 18~24 小时观察结果。

【实验结果】

1. 结果判断 发酵管内紫色未变者,说明细菌不能分解相应糖类,为阴性,记为-;培养基由紫变黄,说明细菌能分解相应糖类产酸所致,记为+;管内如有气泡出现或在导管内出现气泡,说明分解糖既产酸又产气,记为⊕。

2. 实验结果 大肠埃希菌分解葡萄糖、乳糖、麦芽糖、甘露醇产酸产气,不分解蔗糖;伤寒沙门菌分解葡萄糖、麦芽糖、甘露醇产酸不产气,不分解乳糖和蔗糖。

第3次实验 IMViC 试验

IMViC 试验包括四个独立的实验项目,即吲哚试验(I)、甲基红试验(M)、V-P 试验(Vi)和枸橼酸盐利用试验,是肠杆菌科细菌种属间鉴别的重要生化反应。

【实验目的】

用于肠道杆菌菌属间的鉴别。

（一）吲哚试验

【实验原理】

吲哚试验,亦称靛基质试验,检查细菌是否具有产生色氨酸酶的能力。如细菌产生色氨酸酶,则分解培养基中的色氨酸生成吲哚;吲哚在对二甲基氨基苯甲醛存在条件下,二者结合生成玫瑰吲哚,呈红色,为吲哚试验阳性。

【实验材料】

1. 培养基 蛋白胨水培养基。

2. 吲哚试剂 对二甲基氨基苯甲醛10g、戊醇150ml、纯浓盐酸50ml。

3. 菌种 大肠埃希菌、产气肠杆菌斜面培养物。

【实验方法】

将两种实验菌按照液体培养基接种法接种于培养基内,37℃培养24~48小时后,沿管壁徐徐加入吲哚试剂数滴于培养物表面,即刻观察结果。

【实验结果】

呈现红色者为阳性,无变化者为阴性。大肠埃希菌管中两液面交界处出现红色为阳性反应,产气肠杆菌管中无变化为阴性反应。

（二）甲基红试验

【实验原理】

甲基红试验是用pH指示剂甲基红测定细菌发酵葡萄糖产酸程度的试验。肠道杆菌都发酵葡萄糖,产生代谢性中间产物丙酮酸。如2分子的酸性丙酮酸转变为1分子的中性乙酰甲基甲醇,则培养基最终pH较高;如丙酮酸不转变为乙酰甲基甲醇,则培养基最终pH较低。甲基红是一种酸性指示剂,指示pH4.4~6.0范围内颜色反应。培养基的pH≤4.4时,试剂保持红色,为阳性反应;培养基的pH在4.4<pH≤6.0时,甲基红指示剂变成黄色,为阴性反应。

注意:无论阳性反应还是阴性反应,培养基都可为酸性,只是酸性程度不同才导致的结果不同。

【实验材料】

1. 培养基 葡萄糖蛋白胨水培养基。

2. 甲基红试剂 甲基红0.1g、95%乙醇溶液300ml、蒸馏水200ml,混合即成。

3. 菌种 大肠埃希菌、产气肠杆菌斜面培养物。

【实验方法】

将两种实验菌按照液体培养基接种法接种于培养基内,37℃培养24~48小时后,加甲基红试剂5滴,混匀观察。

【实验结果】

大肠埃希菌管呈现红色为阳性,产气肠杆菌管呈现黄色为阴性。

（三）V-P试验

【实验原理】

V-P试验与甲基红试验所基于的原理是相似的。如2分子的丙酮酸转变为1分子的乙酰甲基甲醇,而乙酰甲基甲醇在碱性条件下被氧化生成二乙酰;二乙酰与培养基中含有胍基的化合物发生反应,生成红色化合物,为 V-P 试验阳性。因此,V-P 试验与甲基红试验恰好是结果相反的两个试验,即 V-P 试验阳性,甲基红试验定为阴性,反之亦然。

【实验材料】

1. 培养基　葡萄糖蛋白胨水培养基。

2. V-P 试剂　甲:5% α-萘酚无水乙醇溶液(催化剂);乙:40% NaOH 溶液(氧化剂)。

3. 菌种　大肠埃希菌、产气肠杆菌斜面培养物。

【实验方法】

将两种实验菌按照液体培养基接种法接种于培养基内,37℃培养 24～48 小时,取培养物 1ml,加甲液 0.6ml,乙液 0.2ml 充分混合,静置 30 分钟后观察结果。

【实验结果】

产气肠杆菌管呈红色为阳性反应,大肠埃希菌管呈黄色为阴性反应。

(四) 枸橼酸盐利用试验

【实验原理】

本实验是检查细菌能否利用枸橼酸盐作为唯一碳源并产生碱性产物的试验。如细菌能分解枸橼酸盐生成碳酸盐,并分解培养基中的铵盐生成氨,使培养基变为碱性,使 pH 指示剂溴麝香草酚蓝由淡绿色变为深蓝色,为枸橼酸盐利用试验阳性。溴麝香草酚蓝颜色指示:pH6.0(酸性)为黄色;pH6.9(未接种的培养基)为淡绿色;pH≥7.6 时,深蓝色。

【实验材料】

1. 培养基　西蒙氏枸橼酸盐培养基。

2. 菌种　大肠埃希菌、产气肠杆菌斜面培养物。

【实验方法】

将试验菌按照琼脂斜面接种法接种于培养基中,37℃培养 24 小时,观察结果。

【实验结果】

产气肠杆菌管呈深蓝色为阳性;大肠埃希菌管呈绿色为阴性。

【思考题】

(1) 为什么大肠埃希菌的甲基红实验结果为阳性,而产气肠杆菌的结果为阴性? 这个实验与 V-P 实验的最初底物和最终产物有何异同之处? 为什么说 V-P 试验与甲基红试验恰好是试验结果相反的两个试验?

(2) 在吲哚实验中,细菌各分解哪种氨基酸?

(3) IMViC 实验指哪几个实验? 原理分别是什么?

第 4 次实验　尿素酶试验

【实验目的】

掌握尿素分解试验的基本原理、方法和结果判断。

【实验原理】

某些细菌具有尿素分解酶,能分解尿素产氨,使培养基呈碱性,从而使培养基中酚红指示剂呈红色。

【实验材料】

1. 菌种　变形杆菌、大肠埃希菌培养物。

2. 培养基　尿素培养基。

【实验方法】

将变形杆菌、大肠埃希菌按照液体培养基接种法接种于尿素培养基,37℃培养 18 ~ 24
小时,观察结果。

【实验结果】

变形杆菌培养基呈红色,为阳性反应;大肠埃希菌培养基不变色,为阴性反应。

第5次实验　肺炎链球菌胆汁溶菌试验

【实验目的】

鉴别肺炎链球菌及甲型链球菌。

【实验原理】

肺炎球菌能产生自溶酶,胆汁或胆盐能活化此酶,致使肺炎球菌出现自溶现象。此外,
胆汁还可降低细菌的表面张力,从而使细菌加速裂解。

【实验材料】

(1) 10% 去氧胆酸钠或纯牛胆汁。

(2) 肺炎链球菌及甲型链球菌的培养物。

【实验方法】

1. 试管法　取肺炎链球菌及甲型链球菌 18 ~ 24 小时肉汤培养物 1ml,加入去氧胆酸钠溶
液 0.1ml 或纯牛胆汁 0.2ml,另取同一种培养物 1ml 加入生理盐水 0.1ml 作为对照,摇匀后置
于 37℃水浴箱内 10 ~ 15 分钟,观察结果。

2. 平板法　取 10% 去氧胆酸钠溶液一滴于血平板的
被检菌落上,37℃孵育 30 分钟,观察结果。

【实验结果】

平板法若菌落消失为阳性,菌落不消失为阴性。试
管法若加胆盐(或加胆汁)管的培养物清晰、透明而对照
管均匀混浊者为阳性(参见图 6-10)。而两管均为混浊
为阴性。

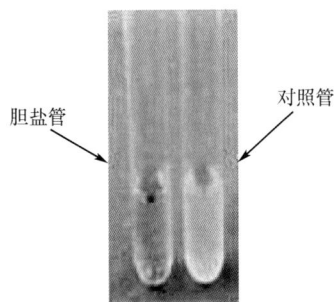

图 6-10　肺炎链球菌胆汁溶菌试验

【思考题】

(1) 什么是肺炎链球菌的自溶现象? 形成的原因是什么?

(2) 如何鉴别肺炎链球菌和甲型溶血性链球菌?

第6次实验　触酶试验(过氧化氢酶试验)

【实验原理】

某些细菌如葡萄球菌产生过氧化氢酶,能分解 H_2O_2,产生 H_2O 和 O_2。链球菌属的触酶

试验为阴性,故常用此实验来鉴别葡萄球菌和链球菌。

【实验材料】

3% H_2O_2 水溶液(新鲜配制)、载玻片。

【实验方法】

用接种环挑取固体培养基上的菌落,置于洁净的试管内或载玻片上,然后滴加 3% H_2O_2 溶液数滴,观察结果。

【实验结果】

于半分钟内有大量气泡产生者为阳性;不产生气泡者为阴性。

【注意事项】

(1) 做触酶试验不宜用血琼脂平板上的菌落,因红细胞含有触酶,会出现假阳性反应。最好用营养琼脂或适宜培养基。

(2) 做本试验必须用 18~24 小时培养物,因陈旧培养物可能失去触酶活性,而出现假阴反应。

【思考题】

各菌落滴加过氧化氢后呈什么现象? 说明什么问题?

第7次实验　耐热核酸酶试验

【实验目的】

鉴别金黄色葡萄球菌与表皮或腐生葡萄球菌。

【实验原理】

金黄色葡萄球菌能产生耐热核酸酶,是检测金黄色葡萄球菌的重要指标之一,也用于鉴别金黄色葡萄球菌与表皮或腐生葡萄球菌。它需 Ca^{2+} 作为激活剂,对热有显著的抵抗力(100℃ 15 分钟),而任何其他来源的 DNA 酶均不具有这种耐热的性质。此酶可使 DNA 长链水解成寡核苷酸,长链 DNA 可被酸沉淀,而水解后的寡糖核苷酸则可溶于酸,故于 DNA 琼脂板上加入盐酸,可在产生耐热 DNA 酶的部位形成透明圈。

【实验材料】

(1) 含 0.2% DNA 的琼脂平板。

(2) 1mol/L HCl 溶液。

(3) 金黄色葡萄球菌和表皮葡萄球菌培养物。

【实验方法】

将被检菌 12~18 小时培养物置沸水中煮沸 15 分钟,冷却后,吸取此培养物 1~2 滴,滴加在含 0.2% DNA 琼脂平板表面,37℃ 孵育 18~24 小时,然后用 1mol/L HCl 溶液倾注平板,观察结果。

【实验结果】

培养物部位有透明圈者为阳性,无透明圈者为阴性。此试验可用于区分金黄色葡萄球菌和表皮葡萄球菌。金黄色葡萄球菌产生血浆凝固酶,滴加处有透明圈者为阳性,表皮葡萄球菌不产生血浆凝固酶,滴加处无透明圈,为阴性。

【思考题】

如何区分金黄色葡萄球菌和表皮葡萄球菌?

三、血清学鉴定

第1次实验 玻片直接凝集反应

【实验目的】

掌握玻片凝集反应的原理及用途,熟悉其方法和结果判断。

【实验原理】

应用已知的抗体血清与未知的细菌(抗原)进行玻片法直接凝集反应,对细菌定属、定群(组)和定型。

【实验材料】

1. 菌种 大肠埃希菌、福氏志贺菌 2a 亚型、伤寒沙门菌在双糖铁培养基 18～24 小时斜面培养物。

2. 沙门菌属与志贺菌属诊断血清

(1)沙门菌属多价抗"O"血清:含有 A-E 组特异性"O"抗原的混合抗体血清。

(2)沙门菌属组抗"O"因子血清:只含有代表每组特异性的"O"抗原的抗体血清(分别为抗 O2、O4、O6、O9、O3 五种抗原因子血清)。

(3)型特异性的抗"H"因子血清:只含有一种抗"H"抗原的抗体血清(抗 Hd、Hgm、Hc 抗体血清)。

(4)志贺菌属多价血清:含有痢疾、福氏、鲍氏、宋内氏四群(A、B、C、D 四群)的抗体血清。

(5)志贺菌属群多价血清:含每群中各型的抗体血清(分别为抗 A、B、C、D 抗体血清)。

(6)志贺菌属型特异性血清:含一种型特异性抗体血清(抗福氏 2 型 a 亚型抗体血清)。

【实验方法】

取双糖铁培养基斜面培养物与沙门菌与志贺菌血清按属、组(群)及型的顺序做玻片法直接凝集反应,依次定属、组(群)和型。

(1)取一张洁净载玻片,用蜡笔分为两格,于第一格滴入一滴沙门菌属多价抗血清,第二格滴入一滴志贺菌属多价抗血清,用接种环分别挑取双糖铁斜面细菌培养物少许,分别涂于两个格的血清中,研磨均匀,注意之间要烧灼灭菌并冷却。

(2)轻轻摇动玻片,1～2 分钟后观察结果,出现白色凝集块者为阳性,无凝集块者为阴性。

(3)相同的方法继续依次应用组(群)特异性、型特异性抗体血清鉴定菌组(菌群)及菌型。

【实验结果】

大肠埃希菌与沙门菌属和志贺菌属多价特异性血清都不凝集,福氏志贺菌 2a 与志贺属多价、福氏(B 群)、2a 型血清凝集,伤寒沙门菌与沙门菌属多价、D 组(O9)、Hd 型血清凝集。

【注意事项】

须将细菌涂散均匀,以免影响结果观察。

第2次实验　肥达反应

【实验目的】

掌握肥达反应的原理、用途、操作方法和结果分析。

【实验原理】

　　肥达反应(Widal reaction)是用已知的伤寒沙门菌 O、H 抗原和甲型副伤寒沙门菌、肖氏沙门菌的 H 抗原与患者血清进行定量凝集试验,用以测定患者血清中相应抗体的含量及其变化情况,用于肠热症的诊断参考。

【实验材料】

1. 菌种　伤寒沙门菌 O、H 菌液,甲、乙型副伤寒沙门菌 H 菌液。

2. 血清　患者血清、生理盐水、小试管、吸管、水浴箱等。

【实验方法】

(1) 取 32 支洁净小试管,分 4 排按顺序编号,每排 8 支。

(2) 按表 6-1 加入生理盐水和患者血清,依次进行血清倍量稀释。第 8 管为阴性对照。

(3) 依次如下加入菌体抗原

在第一排各孔中分别加入伤寒沙门菌 O 菌液 0.5ml。

在第二排各孔中分别加入伤寒沙门菌 H 菌液 0.5ml。

在第三排各孔中分别加入甲型副伤寒沙门菌 H 菌液 0.5ml。

在第四排各孔中分别加入乙型副伤寒沙门菌 H 菌液 0.5ml。

(4) 摇动试管,使之充分混合。37℃放置 8 小时,再置室温过夜后观察结果。

表 6-1　**Widal Reaction 操作示意表**　　　　　　　　　(单位:ml)

试管编号	1	2	3	4	5	6	7	8
生理盐水	0.9	0.5	0.5	0.5	0.5	0.5	0.5	0.5
患者血清	0.1	0.5	0.5	0.5	0.5	0.5	0.5	0.5 弃
血清稀释倍数	1:10	1:20	1:40	1:80	1:160	1:320	1:640	－
菌液	0.5	0.5	0.5	0.5	0.5	0.5	0.5	0.5
血清最后稀释倍数	1:20	1:40	1:80	1:160	1:320	1:640	1:1280	－

【实验结果】

　　先看各排对照孔,对照孔不出现凝集现象,证明实验结果准确可靠。再从第一排第一孔看起,按顺序进行观察,并做记录。根据凝集程度强弱,分别以++++、+++、++、+、-等符号表示,判定标准如下:

　　++++:凝集程度很强,细菌全部(100%)凝集成片,液体澄清。

　　+++:凝集程度强,细菌大部分(75%)凝集成片,少部分沉淀于孔底,液体轻度混浊。

　　++:中等强度凝集,细菌部分(50%)凝集,部分菌体沉淀于孔底,液体半澄清。+:凝集程度弱,细菌仅少量(25%)凝集,大部分沉淀于孔底。

　　-:无凝集,菌体全部沉于孔底,沉淀物呈圆形,与对照孔相似。

　　血清凝集效价:一般以出现++凝集的血清最高稀释倍数作为该血清凝集效价。

【结果分析】

（1）应考虑健康人抗体效价,血清凝集价需超过正常效价时才有诊断意义。通常情况下,抗伤寒沙门菌 O 效价在 1:80 以上,H 效价在 1:160 以上,抗甲型副伤寒沙门菌、肖氏沙门菌 H 效价在 1:80 以上才有诊断意义。

（2）伤寒患者 O 抗体(IgM)常较 H 抗体(IgG)出现的早,维持时间短,大约可持续半年左右。H 抗体出现较晚,维持时间长达数年。若 O、H 凝集效价均高于正常值,则伤寒菌感染的可能性较大;若 O 凝集价高于 H 凝集价时,则可能是感染早期。

（3）若 H 凝集价高而 O 凝集价低于正常值,有可能曾接受过预防接种或患过伤寒。

（4）患过伤寒的人或接种过伤寒菌苗的人,近期出现发烧症状时,可产生非特异回忆反应,即 H 凝集价高,但通常在 1 周内下降至正常。

（5）由于采血时间不同,肥达反应阳性率亦不同。发病第一周为 50%,第二周为 80%,第三周为 90% 以上,恢复期更高,以后逐渐下降。

（6）一次肥达反应结果难以确定时,应在病程中进行复查,若效价递增,或恢复期效价增高 4 倍或以上,方有诊断意义。

（7）有少数病例在整个病程中,肥达反应始终为阴性,故阴性结果不能完全排除肠热症,所以应当同时进行细菌的分离鉴定和密切结合临床其他指标共同分析。

第3次实验　外斐反应

【实验目的】

掌握外斐反应的原理、结果判断和临床意义。

【实验原理】

外斐反应(Weil-Felix reaction)是利用变形杆菌某些菌株(OX19、OX2 和 OXk)与立克次体有共同抗原,可以与立克次体抗体发生交叉凝集的原理,检测患者血清中立克次体抗体,以辅助诊断立克次体病。由于是用共同抗原代替特异性抗原,因此诊断时要排除变形杆菌的感染。

【实验材料】

患者血清(1:10 稀释),变形杆菌 OX19、OX2、OXk 诊断菌液,生理盐水,小试管及吸管等。

【实验方法】

（1）取 24 支小试管,分成 3 排,每排 8 支,标记试管号码。

（2）按表 6-2 操作。

（3）摇匀,置 37℃ 水浴 2 小时或置室温 24 小时观察结果。

表 6-2　外斐反应操作示意程序　　　　　（单位:ml）

试管编号	1	2	3	4	5	6	7	8
生理盐水	0.5	0.5	0.5	0.5	0.5	0.5	0.5	0.5
患者血清(1:10)	0.5	0.5	0.5	0.5	0.5	0.5	0.5	0.5 弃
诊断菌液	0.5	0.5	0.5	0.5	0.5	0.5	0.5	0.5
血清稀释倍数	1:40	1:80	1:160	1:320	1:640	1:1280	1:2560	对照

【实验结果】

凝集价判定法同肥达反应。能使凝集呈"++"的血清最高稀释度为本试验的凝集效价。本试验结果效价超过 1:160 以上具有诊断意义。

【注意事项】

观察试管凝集现象前不要晃动试管,与对照管比较,判定凝集程度。

第 4 次实验　酶联免疫吸附试验检测 HBsAg

【实验目的】

掌握酶联免疫吸附试验的原理,操作方法和结果判断。

【实验原理】

乙型肝炎病毒(hepatitis B virus)引起人类乙型肝炎,其分离培养迄今尚未成功,通过免疫学方法检测 HBV 标志物是目前最常见的诊断方法,表面抗原 HBsAg 作为乙肝病毒感染的标志,是急慢性乙型肝炎或乙肝病毒携带者的重要诊断依据。

本实验采用 ELISA 双抗体夹心法,将特异性抗 HBs 抗体吸附于固相载体表面,加入患者血清,血清中相应 HB_sAg 与抗体结合为 Ag-Ab 复合物,加入过氧化物酶标记的抗 HBs 酶结合物,在酶相应底物存在情况下,产生颜色变化,用肉眼判读或酶标仪测定结果。

【实验材料】

1. 包被液　0.2mol/L pH9.6 的碳酸盐缓冲液。

2. 洗涤液　0.02mol/L pH7.4 的 PBS-Tween 20(0.05%)。

3. 酶结合物　用辣根过氧化物酶标记的抗 HBsAb。

4. 酶抗体稀释液　0.01mol/L pH7.4 的 PBS-Tween 20(0.05%)液。

5. 酶底物液　邻苯二胺(OPD)10mg 溶于 pH5.0 的磷酸盐-柠檬酸缓冲液 25ml 中,临用前加入 30% H_2O_2 0.12ml。新鲜配制,避光。

6. 终止液　2mol/L H_2SO_4。

7. 血清　待检血清、阳性血清、阴性血清。

8. 器材　聚苯乙烯微量板,微量移液器,吸头等。

【实验方法】

1. 包被　用包被液稀释抗 HBs 为 50μg/ml,加入微量板 100μl/孔,置 4℃过夜后,用洗涤液洗 3 次,每次 3~5 分钟。

2. 加样　加入稀释为 1:50 的待检血清 100μl/孔,每个标本作 2 孔,同时作阳性、阴性和空白对照,置 37℃2 小时后洗涤 3 次。

3. 加酶结合物　加入经适当稀释的酶结合物 100μl/孔,置 37℃ 2 小时后洗涤 3 次。

4. 显色　加底物液 100μl/孔,避光置于 37℃ 20~30 分钟。

5. 终止反应　加 1 滴/孔终止液。

【实验结果】

肉眼判读时,待测孔颜色与阴性对照一样或更浅,判为阴性;若与阳性对照一样或更深,判为阳性。用酶标仪检测时,P/N 值>2.1 为阳性,<2.1 为阴性。P 为被检标本 OD 值,N 为阴性对照 OD 值。

四、分子生物学检测

第 1 次实验　碱变性法提取质粒 DNA

从细菌细胞中分离质粒 DNA 方法众多,原理各异。本实验只介绍简便、快速、常用的碱变性提取法。

【实验目的】

掌握细菌质粒的提取方法。

【实验原理】

碱变性法提取质粒的原理是根据染色体 DNA 与质粒 DNA 变性与复性的差异而达到分离目的。在 pH 高达 12.4 的碱性条件下,染色体 DNA 的氢键断裂,双螺旋解开而变性;质粒 DNA 的大部分氢键也断裂,但超螺旋共价闭合环状结构的两条互补键不会完全分离。当以 pH4.8 的乙酸钾高盐缓冲液调节 pH 至中性时,变性的质粒 DNA 又恢复为原来的构型,保存在溶液中;而染色体 DNA 不能复性,形成缠绕的网状结构。通过离心,染色体 DNA 与不稳定的大分子 RNA、蛋白质-SDS 复合物等一起沉淀下来而被除去,质粒 DNA 保留在上清液中,用酚、氯仿抽提可进一步纯化。

【实验材料】

1. 仪器与器材　振荡培养箱、温箱、高速冷冻离心机、冰箱、无菌 1.5ml 的 Ep 管、吸管、冰盒、微量加样器等。

2. 菌种　带有质粒 pUC18 的大肠埃希菌 JM109 株。

3. 试剂和培养基

(1) 溶液Ⅰ:50mmol/L 葡萄糖、10mmol/L EDTA、25mmol/L Tris-HCl(pH8.0)。

(2) 溶液Ⅱ:1% SDS、0.2mol/L NaOH(pH 12.4 ~ 12.5)。

(3) 溶液Ⅲ:5mol/L 乙酸钾 60ml、冰乙酸 11.5ml、双蒸水 28.5ml(pH4.8)。

(4) 其他试剂:1×TE 缓冲液(pH8.0)、饱和酚、氯仿/异戊醇(24:1)、冷无水乙醇、70% 乙醇溶液、双蒸水。

(5) LA 培养基:1% 胰蛋白胨、0.5% 酵母提取物、0.5% 氯化钠混合,高压蒸汽灭菌,冷却至常温,加入氨苄西林使终浓度为 100μg/ml。

【实验方法】

(1) 从含有 pUC18 质粒的大肠埃希菌培养平板上挑取单个菌落,接种于 2ml LA 液体培养基中,37℃振荡培养过夜。

(2) 取 1.5ml 培养液于 Eppendorf 管中,12 000r/min 离心 30 秒,弃上清。

(3) 加入 100μl 冰预冷的溶液Ⅰ,充分振荡、混匀。

(4) 加 200μl 新配制的溶液Ⅱ,盖紧管口,轻柔颠倒离心管 5 次使内容物混合,放置冰上 3 ~ 5 分钟。

(5) 加入 150μl 预冷的溶液Ⅲ,温和混匀,冰上放置 5 分钟。

(6) 4℃离心,12 000r/min 离心 10 分钟。

(7) 将上清液移到另一无菌 Eppendorf 管中(体积约为 400μl),加入等体积苯/氯仿/异戊醇,振荡混匀,12 000r/min 离心 10 分钟。

（8）取上清液移至另一新的 Eppendorf 管中,加入 2 倍体积的冷无水乙醇,室温静止 30 分钟。

（9）12 000r/min 离心 10 分钟,弃上清。

（10）加 1ml 冷 70% 乙醇溶液,漂洗,12 000r/min 离心 10 分钟,弃上清,室温敞口干燥。

（11）加 50μl TE 溶解沉淀的质粒 DNA,-20℃储存。取 3μl 质粒用于电泳检测。该质粒 DNA 可直接用于 PCR,酶切与连接实验等。

【实验结果】

电泳后紫外分析仪下观察见质粒 DNA 在相应位置呈现红橙色亮带。

【注意事项】

（1）操作时应戴手套,避免 DNA 酶污染。

（2）加入溶液Ⅱ后,混匀要动作轻柔,勿强烈震荡,以防损伤 DNA。

第 2 次实验　聚合酶链反应检测解脲脲原体

聚合酶链反应(polymerase chain reaction,PCR)是 20 世纪 80 年代中期发展起来的体外核酸扩增技术,具有灵敏、特异、快速、简便等优点,目前已成功用于多种病原体的检测,也是检测解脲脲原体感染的有效方法之一。

【实验目的】

掌握 PCR 技术鉴定病原体的原理方法和意义。

【实验原理】

PCR 技术扩增基因的过程类似于体内细胞 DNA 的天然半保留复制过程,由变性、退火、延伸三个基本反应步骤构成一个循环,经过 25 ~ 35 个循环就能将待扩增目的基因扩增放大几百万倍。针对病原体某段特异性 DNA 序列设计引物,对该段 DNA 序列进行扩增,电泳检测出其相应扩增带则为阳性,否则为阴性。

【实验材料】

（1）尿道分泌物棉拭子、样本裂解液。

（2）10×扩增缓冲液(含 Mg^{2+})、4 种 dNTP 混合物(各 2.5mmol/L,pH 8.0)、上下游引物(各 50μmol/L)、TaqDNA 聚合酶(5U/μl)、无菌双蒸水。

（3）液体石蜡、溴化乙锭、琼脂糖、1×TAE 电泳缓冲液、5×上样缓冲液。

（4）PCR 循环仪、电泳仪、紫外分析仪、离心机等。

【实验方法】

1. 样本处理　尿道脓汁棉拭子,1ml 生理盐水充分洗涤,贴壁挤出水分,弃拭子。室温静置 5 ~ 10 分钟,取上清液 300μl,12 000r/min 离心 5 分钟,弃上清,加入 50μl 样品裂解液充分振荡混匀,100℃煮沸 15 分钟,12 000r/min 离心 5 分钟,取 2μl 上清作为反应模板。

2. 制备 PCR 反应体系　在 0.5ml Ep 管中加入以下成分,混匀,冰上操作。

$$\begin{cases} 10×扩增缓冲液 & 5μl \\ dNTP\ 混合物 & 4μl \\ 上下游引物各 & 1μl \\ 模板\ DNA & 2μl \\ Taq\ DNA\ 聚合酶 & 1μl \end{cases}$$

加无菌双蒸水至　50μl

离心数秒,加一滴液体石蜡覆盖于反应混合物上(如果 PCR 循环仪有热盖可不加)。

3. PCR 扩增　将反应管置于 PCR 循环仪中,94℃ 预变性 3 分钟,以后按 94℃ 变性 45 秒,55℃ 退火 45 秒,72℃ 延伸 1 分钟,循环 35 次,72℃ 终延伸 7 分钟。

4. 电泳　称取 1g 琼脂糖置于三角锥形瓶内,加入 1×TAE 缓冲液 50ml,加入 5μl 溴化乙锭,微波炉加温使之溶解至清亮,待冷却至 50℃ 左右时,倒入事先准备好的电泳平板内,待凝固后置于电泳槽。电泳槽中加入 1×TAE 缓冲液,没过琼脂糖平面。取 PCR 终产物 8μl 与 2μl 上样缓冲液混匀,上样,80～100V 电泳 30～60 分钟。

【实验结果】

将电泳后凝胶置于紫外分析仪中,在紫外线灯下,被溴化乙锭染色的 DNA 呈现橙色荧光。在特定位置出现橙色荧光带即为阳性,无条带为阴性。用 DNA marker 判断扩增片段的大小。

【注意事项】

(1) 遵循引物设计原则设计引物。

(2) 制备反应体系应在冰上操作,超净台上完成,避免 Taq 酶被破坏。

(3) 进行 PCR 操作时,操作人员应该严格遵守操作规程,最大程度地降低可能出现的 PCR 污染或杜绝污染的出现。

(4) Taq 酶及引物应避免反复冻融。

【思考题】

(1) 简述 PCR 的原理和基本操作步骤。

(2) PCR 注意事项有哪些?

第 3 次实验　Southern 印迹杂交检测人乳头瘤病毒

【实验原理】

具有同源性的两条核苷酸单链,在适宜的条件下能够依据碱基互补配对的原则特异性结合成双链,称为核酸分子杂交。应用已知基因的一段标记的核酸序列作出探针,与变性后的单链基因组 DNA 作用,如果两者的碱基完全配对,它们即互补地结合成双链,从而表明被测基因组 DNA 中含有已知的基因序列。DNA 单链与探针的杂交称为 Southern 印迹杂交,RNA 单链与探针的杂交称为 Northern 印迹杂交。

Southern 印迹是指将电泳分离的 DNA 片段转移到硝酸纤维素膜或其他固相支持物上,各 DNA 片段的相对位置保持不变,进一步与探针进行杂交反应。利用 Southern 印迹法可进行克隆基因的酶切图谱分析、基因组基因的定性及定量分析,基因突变分析及限制性片段长度多态性分析及病原体的检测等。

由于到目前为止 HPV 尚不能经组织培养增殖,因而临床上多通过核酸分子杂交、PCR 等分子生物学方法检测 HPV。本实验应用 Southern 杂交技术检测人乳头瘤病毒。

【实验材料】

1. 标本　待检标本(宫颈分泌物)、阳性对照标本、阴性对照标本。

2. 碱变性液　1.5mol/L NaCl、0.5mol/L NaOH。

3. 中和液　1mol/L Tris-HCl(pH8.0)、1.5mol/L NaCl。

4. 转移液（20×SSC）　3mol/L NaCl、0.3mol/L 柠檬酸钠（pH7.0）。

5. 常规仪器及试剂　硝酸纤维素滤膜或尼龙膜、琼脂糖凝胶电泳装置及相关试剂、真空烤箱。

【实验方法】

1. DNA 分离与变性

（1）标本处理：分离提取标本中 DNA，方法参见相关参考文献。

（2）电泳：处理后待检标本 DNA 及阳性阴性对照进行琼脂糖凝胶电泳，紫外线下观察并记录电泳结果。

（3）将凝胶的左下角切去，以便于定位，然后将凝胶置于一搪瓷盆中，将凝胶浸泡于适量的碱变性液中，置室温 1 小时，不间断地轻轻摇动，注意不要让凝胶漂浮起来，可用滴管等物将之压下。

（4）将凝胶用去离子水漂洗一次，然后浸泡于适量的中和液中 30 分钟，不间断地轻轻摇动，换新鲜中和液，继续浸泡 15 分钟。

2. 转印　转印是将琼脂糖凝胶电泳分离的 DNA 条带转移到固相膜上的过程，常用固相膜有硝酸纤维素膜和尼龙膜，以虹吸印记法为例说明其操作过程。

（1）如图 6-11 所示，在一塑料或玻璃平台上铺一层 Whatman 3MM 滤纸，此平台要求比凝胶稍大，将此平台置于一搪瓷盆或玻璃缸中，搪瓷盆中盛满 20×SSC，滤纸两端要完全浸没在溶液中。将滤纸用 20×SSC 湿润，用一玻璃棒将滤纸推平，并排除滤纸与玻璃板之间的气泡。

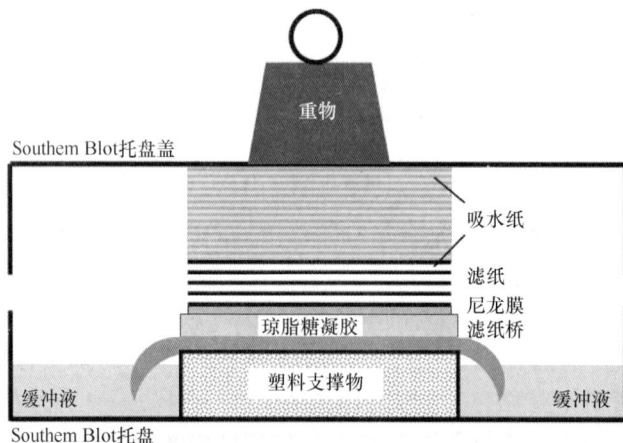

图 6-11　DNA 从琼脂糖凝胶向上方的硝酸纤维素膜或尼龙膜转移

（2）裁剪下一块与凝胶大小相同或稍大的硝酸纤维素膜，注意操作时要戴手套，千万不可用手触摸，否则油腻的膜将不能被湿润，也不能结合 DNA。

（3）将硝酸纤维滤膜漂浮在去离子水中，使其从底部开始向上完全湿润，然后置于 20×SSC 中至少 5 分钟，注意如果滤膜未被湿润则不能用。

（4）将中和后的凝胶上下颠倒后，置于上述铺了一层 Whatman 3MM 滤纸的平台中央。注意两者之间不要有气泡。

（5）在凝胶的四周用 Parafilm 蜡膜封严，以防止在转移过程产生短路（转移液直接从容器中流向吸水纸而不经过凝胶），从而使转移效率降低。

（6）将湿润的硝酸纤维素膜小心覆盖在凝胶上，膜的一端与凝胶的加样孔对齐。排除两者之间的气泡，相应地将膜在左下角剪去，注意膜一经与凝胶接触即不可再移动，因为从接触的一刻起，DNA 已开始转移。

（7）将两张预先用 20×SSC 湿润过的与硝酸纤维素膜大小相同的 Whatman 3MM 滤纸覆盖在硝酸纤维素膜上，排除气泡。

（8）裁剪一些与硝酸纤维素膜大小相同或稍小的吸水纸，约 5～8cm 厚。将其置于 Whatman 3MM 滤纸之上，在吸水纸之上置一玻璃板，其上压一重约 500g 的物品。转移液将在吸水纸的虹吸作用下从容器中转移到吸水纸中，从而带动 DNA 从凝胶中转移到硝酸纤维素膜上。

（9）静置 8～24 小时使其充分转移，其间换吸水纸 1～2 次。

（10）弃去吸水纸和滤纸，将凝胶和硝酸纤维素膜置于一张干燥的滤纸上，用软铅笔或圆珠笔标明加样孔的位置。

（11）凝胶用溴化乙啶染色后，紫外线下检查转移的效率，硝酸纤维素膜泡在 6×SSC 溶液中 5 分钟以去除琼脂糖碎块。

（12）硝酸纤维膜用滤纸吸干，然后置于两层干燥的滤纸中，真空下 80℃ 烘烤 2 小时，此过程使 DNA 固定于硝酸纤维素膜上。此硝酸纤维素膜即可用于下一步的杂交反应，如果不马上使用，可用铝箔包好，室温下置真空中保存备用。

3. 杂交　杂交是将固定于膜上的单链 DNA 片段与探针复性的过程。用于 Southern 印迹杂交的探针是纯化的寡核苷酸片段，用放射性物质或非放射性物质如地高辛标记，放射性标记灵敏度高，效果好；地高辛标记没有半衰期，安全性好。探针标记的方法有随机引物法、切口平移法和末端标记法，详细方法参见相关文献。本实验采用放射性同位素标记探针。

（1）预杂交：将固定于膜上的 DNA 片段与探针进行杂交之前，必须先进行一个预杂交的过程。因为能结合 DNA 片段的膜同样能够结合探针 DNA，在进行杂交前，必须将膜上所有能与 DNA 结合的位点全部封闭，这就是预杂交的目的。预杂交是将转印后的滤膜置于一个浸泡在水浴摇床的封闭塑料袋中进行，袋中装有预杂交液，使预杂交液不断在膜上流动。预杂交液实际上就是不含探针的杂交液，可以自制或从公司购买，不同的杂交液配方相差较大，杂交温度也不同。但其中主要含有鲑鱼精 DNA（该 DNA 与哺乳动物的同源性极低，不会与 DNA 探针杂交）、牛血清等，这些大分子可以封闭膜上所有非特异性吸附位点。具体步骤如下：

1）配制预杂交液

6×SSC

5×Denhardt's 试剂

0.5% SDS 溶液

50%（V/V）甲酰胺

50mmol/L 磷酸盐缓冲液（pH7.0）

200 μg/ml 变性鲑鱼精 DNA

2）把预杂交液放在灭菌的塑料瓶中，在水浴中预热至杂交温度。

3）将表面带有目的 DNA 的硝酸纤维素滤膜放入一个稍宽于滤膜的塑料袋，用 5～10ml 6×SSC 浸湿滤膜。

4）将鲑鱼精 DNA 置沸水浴中 10 分钟，迅速置冰上冷却 1～2 分钟，使 DNA 变性。

5）从塑料袋中除净 6×SSC,加入预杂交液,每平方厘米滤膜加 0.2ml。

6）尽可能除净袋中的空气,用封口机封住袋口,上下颠倒数次以使其混匀,置于 42℃ 水浴中温育 4 小时。

（2）杂交:转印后的滤膜在预杂交液中温育 4～6 小时,加入标记的探针 DNA（探针 DNA 预先经加热变性成为单链 DNA 分子）,即可进行杂交反应。杂交是在相对高离子强度 的缓冲盐溶液中进行,杂交过夜,然后在较高温度下用盐溶液洗膜。离子强度越低,温度越 高,杂交的严格程度越高,也就是说,只有探针和待测序列之间有非常高的同源性时,才能 在低盐高温的杂交条件下结合。步骤如下:

1）配制杂交液

6×SSC

5×Denhardt's 试剂

50%（V/V）甲酰胺

10% 硫酸葡聚糖

20mmol/L 磷酸盐缓冲液（pH7.0）

100μg/ml 变性鲑鱼精 DNA

2）将标记的 DNA 探针置沸水浴 10 分钟,迅速置冰上冷却 1～2 分钟,使 DNA 变性。

3）将变性的 DNA 探针加到杂交液中,一般为 1～2ng/ml。

4）从水浴中取出含有滤膜和预杂交液的塑料袋,剪开一角,去除预杂交液,加入含有探 针的杂交液,排除气泡,封住袋口。为避免同位素污染水浴,将封好的杂交袋再封入另一个 未污染的塑料袋内。

5）置 42℃ 水浴温育过夜（至少 18 小时）。

（3）洗膜:取出 NC 膜,在 2×SSC 溶液中漂洗 5 分钟,然后按照下列条件洗膜

2×SSC/0.1% SDS,42℃,10min

1×SCC/0.1% SDS,42℃,10min

0.5×SCC/0.1% SDS,42℃,10min

0.2×SSC/0.1% SDS,56℃,10min

0.1×SSC/0.1% SDS,56℃,10min

洗膜一步很关键。在洗膜过程中,要不断振荡,不断用放射性检测仪探测膜上的放射 强度。当放射强度指示数值较环境背景高 1～2 倍时,即停止洗膜。洗完的膜浸入 2×SSC 中 2 分钟,取出膜,用滤纸吸干膜表面的水分,并用保鲜膜包裹。注意保鲜膜与 NC 膜之间 不能有气泡。

4. 放射性自显影检测

（1）将滤膜正面向上,放入暗盒中（加双侧增感屏）。

（2）在暗室内,将 2 张 X 线底片放入曝光暗盒,并用透明胶带固定,合上暗盒。

（3）将暗盒置-70℃ 低温冰箱中,使滤膜对 X 线底片曝光（根据信号强弱决定曝光时 间,一般在 1～3 天）。

（4）从冰箱中取出暗盒,置室温 1～2 小时,使其温度上升至室温,然后冲洗 X 线底片。

【实验结果】

在膜上阳性对照呈条带状,阴性对照无条带。待检标本与阳性和阴性对照对比观察。

【注意事项】

（1）制备琼脂糖凝胶,应尽可能薄。

（2）转膜必须充分,要保证 DNA 已转到膜上。

（3）杂交条件及漂洗是保证阳性结果和背景反差对比好的关键。洗膜不充分会导致背景太深,洗膜过度又可能导致假阴性。

（4）DNA 片段的大小决定了其转移的速度。小于 1kb 的 DNA 片段,1 小时即可基本完成转移过程。大片段 DNA,其转移速度和效率则慢得多,如大于 15kb 的 DNA 片段需要 18 小时以上,而且转移尚不完全。因此对于大片段 DNA 的转移,可预先对 DNA 用稀盐酸(0.2mol/L HCl)进行脱嘌呤处理(10 分钟),随后用强碱处理使之降解成较小的片段,从而提高转移效率,但脱嘌呤处理不能过头,否则 DNA 片段过小,结合能力下降,而且小片段 DNA 会因扩散使杂交带模糊。

（5）若用到有毒物质,必须注意环保及安全。

【思考题】

（1）核酸分子杂交的基本原理是什么?包括哪些种类?

（2）简述 Southern 杂交基本操作步骤及注意事项。

五、细菌致病物质的检测

细菌在新陈代谢过程中,除合成菌体自身成分和酶类外,还能合成一些特殊产物,如侵袭性酶类和毒素等。侵袭性酶与毒素是细菌致病的重要物质基础。检测侵袭性酶与毒素,对于了解细菌致病性和鉴别致病菌具有重要意义。

第 1 次实验 白喉外毒素检测

白喉杆菌的有毒菌株可产生白喉外毒素,白喉抗毒素可与其特异性结合,中和白喉外毒素的毒性,可用细菌培养法即 Elek 平板法和动物试验予以证实。

（一）艾力克（Elek）平板法

【实验原理】

Elek 平板毒力试验是一种体外的毒力检测方法。通过观察白喉抗毒素与白喉外毒素的双向琼脂扩散现象,判断所培养的白喉杆菌的产毒性。

【实验材料】

（1）产毒白喉杆菌(阳性对照)、类白喉杆菌(阴性对照)及待测的白喉杆菌吕氏血清斜面 24 小时培养物。

（2）Elek 琼脂蛋白胨培养基。

（3）白喉抗毒素(1000U/ml)、无菌马血清、无菌滤纸条(6.0cm×1.5cm)、无菌刻度吸管、无菌平皿及镊子等。

【实验方法】

（1）将 Elek 琼脂蛋白胨培养基 10ml 加热融化,待冷却至 50℃时,加入无菌的马血清 2ml,立刻混匀,并倾注平板。

（2）趁琼脂未凝固前,用无菌镊子将浸有白喉抗毒素(1000U/ml)的滤纸条(尽量使滤纸条上的抗毒素流尽)贴于平板中央,待琼脂凝固后将平板置37℃温箱内1小时,烘干表面水分。

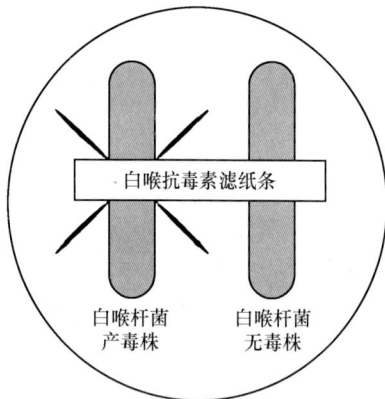

图 6-12　Elek 平板毒力试验

（3）如图 6-12 所示接种细菌,以接种环取产毒素白喉杆菌、类白喉杆菌和待检的白喉杆菌分别以与滤纸条成垂直的方向划线接种,接种线须密集均匀,接种的菌量宜多,置37℃培养 24 ～ 72 小时观察结果。

【实验结果】

注意观察在接种线两侧距滤纸条约 1cm 处有无与接种线呈 45°角的白色沉淀线出现。有沉淀线者,白喉杆菌毒力试验阳性,该菌株产生白喉外毒素;若72 小时仍未出现沉淀线者可作阴性报告,即白喉杆菌毒力试验阴性,该菌株不产生白喉外毒素。待测的白喉杆菌分别与阳性和阴性对照对比判断结果。

（二）动物毒力试验

【实验原理】

白喉外毒素对机体组织有损伤作用,使注射局部产生病变,白喉抗毒素可中和白喉外毒素的毒性。

【实验材料】

（1）产毒白喉杆菌吕氏凝固血清斜面 18 小时培养物。

（2）白喉抗毒素、无菌肉汤、体重为 250g 的健康豚鼠。

（3）注射器、4 号针头、无菌刻度吸管、碘酒、酒精、镊子、剪刀等。

【实验方法】

（1）在菌种管内加入 4 ～ 5ml 无菌肉汤,轻轻将菌苔洗下,制成细菌悬液(约 5 亿/ml),吸出,置于无菌试管内。

（2）取健康豚鼠 2 只,分别标记为试验鼠与对照鼠。对照鼠在试验前 12 小时自腹腔内注射白喉抗毒素 1000U。

（3）给 2 只豚鼠腹部剃毛,局部皮肤消毒后皮内各注射产毒白喉杆菌悬液 0.1ml。注射后 24、48、72 小时分别观察注射部位的局部反应。

【实验结果】

试验鼠于注射局部呈现红肿与坏死,对照鼠的注射局部无明显反应。

第 2 次实验　细菌内毒素的检测(鲎试验)

【实验目的】

掌握细菌内毒素检测原理和方法。

【实验原理】

内毒素是革兰阴性细菌细胞壁中的脂多糖,是细菌主要的致病物质之一,对机体有多种生物学效应,可引起机体发热、白细胞反应、内毒素性休克及 DIC 等。临床工作中为了确定病人是否发生革兰阴性细菌的感染及检测注射用液和生物制品是否有内毒素污染,都需要进行内毒素检测。临床上常用鲎试验来测定物品中的内毒素。鲎试验可测出微量内毒素(0.1 ~ 1.0ng/ml)。鲎是一种海洋节肢动物,血液中含有一种变形细胞,此细胞的裂解物可与微量细菌内毒素起凝胶反应,即细胞裂解物中的一种酶被内毒素激活,使其裂解物中蛋白质形成凝胶。鲎试验具有快速、简便、灵敏等优点。

【实验材料】

(1) 鲎试剂(即鲎变形细胞裂解物、冻干制品装于安瓿内)。

(2) 待测品(血液、细菌培养上清液或注射剂等)。

(3) 标准内毒素(大肠埃希菌内毒素含量100ng/ml)、无热原质生理盐水、无菌蒸馏水。

(4) 1ml 无菌吸管、37℃水浴箱等。

【实验方法】

(1) 打开3支鲎试剂安瓿,各加0.1ml无菌蒸馏水使之溶解,同时编号①、②、③。

(2) 待溶解后于①、②、③安瓿中分别加待测品、标准内毒素、无菌蒸馏水各0.1ml。

(3) 轻轻摇匀后,垂直置于37℃水浴中,15 ~ 30分钟后取出观察有无凝固。

【实验结果】

阳性反应(++):形成牢固凝胶,倒持安瓿凝胶不动。

弱阳性反应(+):形成凝胶,但不牢固,倒持安瓿凝胶能动。

阴性反应(−):不形成凝胶,液状流动。

凡结果阳性者表示内毒素阳性。本实验②为阳性对照,③为阴性对照。

第3次实验 破伤风杆菌痉挛毒素的检测

【实验目的】

掌握破伤风痉挛毒素的检测方法。

【实验原理】

外毒素为多数革兰阳性细菌分泌的致病物质,其毒性很强且具有组织选择作用,不同细菌外毒素的毒性作用不同,可引起特定的临床症状。外毒素的免疫原性较强,可诱导机体产生抗毒素抗体。若预先给机体注射抗毒素,可有效地中和外毒素的毒性作用,防止疾病的发生。

【实验材料】

(1) 体重22g左右健康小白鼠4只。

(2) 破伤风杆菌培养物上清液:1:10、1:50、1:100 稀释。

(3) 破伤风抗毒素。

(4) 无菌注射器及针头、25%碘酒溶液、75%乙醇溶液等。

【实验方法】

(1) 取1只小白鼠局部消毒后,腹腔内注入0.5ml(500U/ml)破伤风抗毒素,30分钟后,于该鼠一侧后腿内侧肌肉内注入1:10的破伤风杆菌培养物上清液0.2ml。

(2) 另取3只小白鼠局部消毒后,于一侧后腿内侧肌肉内注入1:10、1:50、1:100破伤风杆菌培养物上清液0.2ml。

(3) 将上述4只小白鼠做好标记后,放入鼠玻璃罩内观察。

【实验结果】

（1）注射破伤风抗毒素的小白鼠表现正常。

（2）仅注射破伤风杆菌培养物上清液的小鼠,在几小时后即出现明显症状,一般从注射侧下肢开始,逐渐扩散至对侧肢体及尾部,最后表现为全身性肌肉抽搐、强直性痉挛、角弓反张。浓度高者在 24 小时内死亡。

第 4 次实验　血浆凝固酶试验

【实验目的】

掌握血浆凝固酶的致病作用及检测方法。

【实验原理】

致病性葡萄球菌可产生一种能使含有枸橼酸钠或肝素抗凝的人或兔血浆发生凝固的酶类物质,称为血浆凝固酶。能产生血浆凝固酶的菌株侵入机体后,产生此物质,使血浆中的纤维蛋白原转变为纤维蛋白,沉积于菌体表面,阻碍了机体吞噬细胞的吞噬,从而增加了细菌的致病性。能产生血浆凝固酶的细菌在体外与含有枸橼酸钠或肝素的兔血浆或人血浆混合时,在试管内将使血浆呈凝固状态;在玻片上将看到凝集的细菌呈颗粒状。试管现象是游离血浆凝固酶的作用,玻片现象是结合于菌体上的凝固酶的作用。因为大多数致病性葡萄球菌能产生血浆凝固酶,所以临床上常把是否产生血浆凝固酶作为鉴定葡萄球菌有无致病性的一个重要指标。

【实验材料】

（1）菌种:金黄色葡萄球菌和表皮葡萄球菌琼脂斜面 24 小时培养物。

（2）兔血浆、生理盐水、小试管、玻片、水浴箱。

【实验方法】

1. 玻片法　取载玻片 1 张,用纱布擦净,分 3 个格,在第三个格内加一滴生理盐水,在第一格和第二格内各加一滴兔血浆,然后用灭菌的接种环蘸取金黄色葡萄球菌培养物,加入第一格和第三格内,再取表皮葡萄球菌加入第二格内。

2. 试管法　用灭菌的接种环蘸取金黄色葡萄球菌培养物少许,于装有 0.5ml 适当稀释的兔血浆的小试管内徐徐研磨使成为均匀悬液。同法将表皮葡萄球菌培养物于另一管兔血浆内研磨。将二支试管血浆放在 37℃ 水浴箱中,每隔 30 分钟观察一次。

【实验结果】

玻片法中液滴内出现凝块即为血浆凝固酶试验阳性,呈现均匀混浊为阴性。试管法观察时将试管稍微倾斜,凡血浆呈现胶冻样凝块者即为阳性,仍呈现液体者为阴性。

金黄色葡萄球菌血浆凝固酶试验阳性,表皮葡萄球菌血浆凝固酶阴性,生理盐水对照应为阴性结果。

【注意事项】

玻片法中细菌加入液滴中应研磨混匀,否则影响观察结果。

【思考题】

针对血浆凝固酶试验结果解释其原因。

（卢　颖）

第三节 细菌的药物敏感性试验

细菌的药物敏感性试验是指体外测定抗菌药物抑制或杀死细菌能力的试验,简称药敏试验。抗菌药物是具有杀菌或抑菌活性的抗生素和化学合成药物。由于各种抗菌药物的作用机制不同,因此,细菌对抗菌药物的敏感性不同,且在治疗过程中,细菌对药物的敏感性又常发生改变,而产生耐药性,所以测定细菌对药物的敏感性,在临床治疗中选择用药上具有重要意义。药物敏感性试验有纸片扩散法、试管稀释法、E-test 法等多种方法。纸片扩散法只能定性,试管稀释法则可定量测定药物的最低抑菌浓度或最低杀菌浓度。

【实验目的】

了解细菌药物敏感性试验方法及实践中的重要意义。

第1次实验 纸片扩散法

【实验原理】

将含有一定量抗菌药物的滤纸片贴在已接种待测细菌的琼脂培养基表面,纸片中所含的药物溶解于琼脂培养基中,向四周均匀扩散,形成以纸片为中心的递减的药物浓度梯度。当纸片周围一定区域内的药物浓度恰好高于抑制待测菌所需浓度时,则该区域内细菌不能生长,而同时这一区域外的培养基中细菌仍然可以生长,从而在琼脂培养基上形成一个无菌生长的透明圈,即抑菌环。抑菌环大小反映细菌对药物的敏感程度。

【实验材料】

待测细菌培养物、普通琼脂平板培养基、含各种抗生素的干燥滤纸片、接种环、小镊子、米尺等。

【实验方法】

(1)接种细菌:用无菌接种环挑取待测细菌培养物少许,先在平板琼脂表面中央划一条线,垂直该线作平行密集划线,划满平板,再将平板转动 90°,作平行密集划线,划满平板,注意不要划破培养基。

(2)用无菌镊子取抗生素(青霉素、链霉素、红霉素、庆大霉素等)滤纸片,贴在已接种细菌的琼脂平板的表面,用镊子稍压使之贴紧(参见图6-13)。

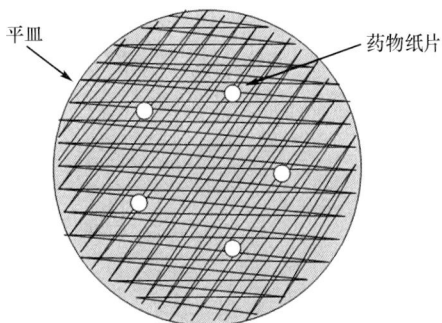

(3)做好标记后,平皿底向上放于 37℃ 温箱中,培养 18~24 小时观察抑菌环直径大小,以判定其敏感程度。

【实验结果】

一般认为抑菌环直径在 15mm 以上者为高度敏感;10~15mm 者为中度敏感;10mm 以下者为低度敏感;无抑菌环者为耐药。

图6-13 细菌对抗生素的敏感试验(纸片法)

【注意事项】

各纸片之间距离应基本相等(各纸片的边缘的距离 2cm 以上),一般每个平板贴四到五个滤纸片为宜。此外,每取一药敏纸片前,均需将镊子火焰灭菌冷却。

【思考题】

记录抗生素抑菌试验结果并分析它在临床上的意义。

【附录】

干燥药物纸片的制备:取直径为 6.5mm 的滤纸片 1000 片,分装于空平皿内,经高压蒸汽 15 磅灭菌 20 分钟后烘干。以灭菌蒸馏水(或其他适当溶剂)将各种药物稀释成以下浓度:磺胺药物为 10mg/ml;青霉素为 1000U/ml;链霉素、氯霉素、金霉素等为 1000mg/ml。取各种药物溶液 1ml 分别加入盛有 100 片无菌滤纸片的平皿内,使药液均匀地浸湿全部纸片,然后将浸了药的纸片真空干燥或放 37℃ 温箱内烘干。将此种干燥药物纸片装在密闭的小瓶内,保存于冰箱内,药效可保持 1,2 个月。

第 2 次实验　试管稀释法

【实验材料】

待检菌液(取待检菌落细菌接种于 2ml 肉汤内,培养 18 ~ 24 小时,取出 0.1ml 加于 2ml 肉汤内稀释制成菌液)、肉汤培养基、青霉素(50U/ml)。

【实验方法】

(1) 取无菌小试管 10 支,每管加入肉汤培养基 1ml。

(2) 在第 1 管内加青霉素液(50U/ml)1ml,以吸管吹吸三次混匀,取出 1ml 加至第 2 管,同样混匀后再从第 2 管取出 1ml,依次连续作等倍稀释直至第 9 管为止,混合后,取出 1ml 弃去。第 10 管为对照管,不加青霉素。

(3) 向第 1 ~ 10 管内加入待测菌液各 0.1ml,轻轻摇动混匀。

(4) 37℃ 培养 24 小时后观察结果,计算该菌对青霉素的敏感度,以 U/ml 表示。

【实验结果】

以培养基浑浊程度来判断细菌对青霉素等敏感程度,最高稀释度抗菌药物仍能抑制细菌生长者为该药物的最低抑菌浓度。

(程　峰)

第四节　消毒灭菌

第 1 次实验　热力杀菌试验

【实验目的】

熟悉高压蒸汽灭菌的常用压力、温度和灭菌时间。

【实验原理】

利用高温使细菌蛋白和酶变性、菌体结构被破坏或引起代谢障碍而导致细菌死亡。热力灭菌主要分干烤灭菌、高压蒸汽灭菌、流通蒸汽灭菌等多种方法。由于水及高压蒸汽的穿透力强,易于使蛋白凝固变性,故湿热杀菌的效果优于干烤。

高压蒸汽灭菌法的杀菌效果最好,应用范围最广,可杀灭所有的细菌和芽胞。通常采用的压力为 103.4kPa/cm^2。温度为 121.3℃(参见表 6-3),灭菌时间为 20～30 分钟。凡是耐高温、不怕潮湿的物品,如手术器械、敷料、手术衣、橡皮手套、生理盐水、培养基等均用此法消毒。

【实验材料】

(1) 高压蒸汽灭菌器、水浴箱与温度计。

(2) 大肠埃希菌、葡萄球菌及枯草杆菌 37℃培养 18～24 小时肉汤培养物。

(3) 营养琼脂平板、无菌吸管、肉汤管。

【实验方法】

(1) 取营养琼脂平板 3 个,分别标明三种菌名。用记号笔将每个平板上均匀划分为"①～⑥"6 个区。

(2) 取无菌肉汤管 9 支,分为甲乙丙三组,每组三支。用记号笔分别标记"甲-葡"、"甲-肠"、"甲-枯"、"乙-葡"、"乙-肠"、"乙-枯"、"丙-葡"、"丙-肠"、"丙-枯"。

(3) 用无菌吸管吸取大肠埃希菌、葡萄球菌及枯草杆菌肉汤培养物分别接种于标有"肠"、"葡"、"枯"的肉汤管中。每支肉汤管滴加菌液 2 滴。

(4) 从甲组 3 支菌肉汤管中分别取出一接种环划线接种于相应平板的①区作为对照;然后将此 3 管置于 60℃水浴中加热 30 分钟后,再各取一接种环划线接种于相应平板的②区。

(5) 乙组 3 支含菌肉汤管置于沸水中加热,经 5 分钟、10 分钟、30 分钟从 3 管中各取一环含菌肉汤分别划线接种与相应平板的"③～⑤"区。

(6) 丙组三管直立放于高压蒸汽灭菌器,经 103.4kPa/cm^2 灭菌 20 分钟后取出,各挑一接种环菌液分别划线接种于相应平板⑥区。

将三个平板放于 37℃温箱培养 18～24 小时后观察结果。

【实验结果】

各平板上的①区可观察到细菌生长形成的菌落;各板上的"②～⑤"区可观察到不同的细菌经不同温度处理后的生长变化,随着温度升高、处理时间延长、细菌菌落变少或无细菌生长;各板⑥区没有细菌的生长。三种菌对热力的耐受程度为:大肠埃希菌<葡萄球菌<枯草芽胞杆菌。

【注意事项】

使用高压蒸汽灭菌器时,须先排尽容器内冷空气后,再关闭放气阀,以免影响灭菌效果。如有液体灭菌时,切勿在压力未下降为零之前打开放气阀排气减压,以免瓶内液体冲出外溢。

表 6-3　高压蒸汽灭菌常用温度压力对应关系

温度(℃)	压　力	
	kg/cm^2	kPa
108.8	0.35	34.48
113.0	0.56	55.16
115.6	0.70	68.95
118.0	0.84	82.74
121.3	1.05	103.43
126.2	1.40	137.90
129.3	1.68	156.48

第2次实验　紫外线灭菌试验

【实验目的】

观察紫外线的杀菌作用,熟悉紫外线的杀菌原理与特点。

【实验原理】

紫外线灭菌属物理灭菌方法的一种,其杀菌波长介于 240 ~ 280nm 之间,以 265 ~ 266nm 波长杀菌力最强,此范围与细菌 DNA 吸收光谱范围一致。它可使 DNA 分子中的胸腺嘧啶形成二聚体,从而干扰 DNA 的复制而导致细菌死亡。

紫外线杀菌能力较强,但对物体的穿透力很弱。一般用于实验台面和物品表面消毒及无菌间、细胞培养室、手术室、传染病房的空间消毒。

【实验材料】

(1) 大肠埃希菌及枯草杆菌 37℃ 培养 18 ~ 24 小时肉汤培养物。

(2) 营养琼脂平板,无菌棉签。

(3) 紫外灯(超净工作台内)。

【实验方法】

(1) 无菌条件下用棉签分别蘸取两种细菌培养物在相应的平板上密集涂布,分别做好标记。

(2) 用灭菌镊子取灭菌"T"形黑纸片,放在已经接种细菌的培养基表面。

(3) 打开平皿盖,平放在超净工作台面上距紫外线灯 60 ~ 100cm 处,打开紫外线灯直接照射 30 分钟,用镊子夹去纸片并放入消毒缸内,盖上平皿盖。

(4) 把平皿放入 37℃ 温箱培养 18 ~ 24 小时后观察结果。

【实验结果】

纸片盖住的地方,可见到两种细菌形成的灰白色菌苔,暴露于紫外线下的琼脂表面无细菌生长或只有极少量细菌生长,证明紫外线对细菌有杀菌作用。

【注意事项】

(1) 避免眼睛和皮肤直接暴露于紫外线,防止损伤。

(2) 紫外线灯距离待灭菌物品不宜太远,以免影响杀菌效果。

(3) 紫外线杀菌力随灯管老化而逐渐减弱,应缩短距离和增加时间弥补,或者及时更换紫外灯。

【思考题】

简述紫外线杀菌波长原理和用途。

第3次实验　滤过除菌试验

【实验目的】

(1) 了解常用滤器的构造和使用方法。

(2) 观察滤器的除菌效果。

【实验原理】

除菌滤器是机械除菌法。各种滤器的滤孔孔径比细菌小,细菌不能通过,只有液体和比细菌小的分子可以通过。主要用于一些不耐高温的血清、毒素、抗毒素、抗生素及药液、细胞培养液的除菌。滤器一般不能除去病毒、支原体及 L 型细菌。

【实验材料】

1. 滤器种类及构成

（1）蔡氏滤菌器：蔡氏滤菌器为金属圆筒漏斗状,组成上分三部分:上部为金属圆筒,用以盛装待滤的液体;下部为金属托盘及漏斗,用以接收滤过液体;两部分之间为石棉制的滤板。各种滤板的滤孔大小不同,分三型即 K,EK,EK-S 。K 型滤孔最大,供澄清液体用;EK 型滤孔较小,一般用此型滤板除菌,EK-S 型孔径更小,可滤过较大病毒。

（2）玻璃滤器：用玻璃制成,滤板部分是以玻璃细粉末用一定压力压制而成的砂芯滤板,并与容器周围玻璃焊接成一体,使用时不需要更换滤板。根据滤板的滤孔大小不同分 G1 ~ G6 6 种,其中 G5,G6 两种用于除菌。

（3）微孔滤膜滤器：基本结构类似蔡氏滤菌器,但滤膜为一次性的特制混合纤维素酯膜,滤膜孔径为 0.6、0.45、0.22μm。

（4）针头式滤器：它采用亲水性的醋酸纤维素或聚醚砜作为过滤材料,将待抽滤的液体吸入注射器针筒,然后加压注入滤器进行除菌处理。适合于少量液体的抽滤除菌。

2. 菌液　待滤的金葡菌菌液。

3. 培养基　肉汤培养基。

【实验方法】

以微孔滤膜滤器为例:

（1）无菌取一环待滤金葡菌菌液接种于肉汤管内。

（2）清洁的滤器(安好滤膜)用布包好,高压蒸汽灭菌。

（3）滤金葡菌菌液　在超净工作台内先装上滤器支架,并在出液口放好已灭菌的容器以备收集液体,接上真空泵,无菌容器收集滤液。滤毕,关闭真空泵。滤器经高压灭菌后,下次备用。

（4）无菌取一环超滤后滤液接种于另一肉汤管。

（5）将 2 管肉汤置 37℃ 培养 18 ~ 24 小时。

【实验结果】

待滤菌液的管呈浑浊,已滤肉汤管澄清。

第 4 次实验　化学消毒剂杀菌试验

【实验目的】

熟悉几种常用化学消毒剂的杀菌作用。

【实验原理】

某些化学试剂(如乙醇、甲醛、酚及重金属药剂、酸、碱、氧化剂和表面活性剂)可破坏细菌结构或使其酶类失活从而影响细菌生理功能,故可用于杀菌。

【实验材料】

（1）无菌滤纸片(直径6mm)、1% 甲紫、2% 红汞、5% 苯酚、0.1% 苯扎溴铵、生理盐水。

（2）葡萄球菌及大肠埃希菌 37℃ 培养 18 ~ 24 小时肉汤培养物。

（3）普通琼脂平板培养基、镊子。

【实验方法】

（1）将葡萄球菌与大肠埃希菌培养物分别密涂于两块琼脂平板培养基上。

（2）用灭菌镊子夹取蘸有生理盐水、1%甲紫、2%红汞、5%苯酚、0.1%苯扎溴铵的滤纸片，轻轻贴于涂有葡萄球菌及大肠埃希菌的琼脂平板表面，勿移动，使纸片间和平皿边缘距离大致相等，并在相应的纸片位置做好标记。

（3）将琼脂平板置于37℃温箱培养18～24小时后观察细菌的生长情况。

【实验结果】

本实验类似药敏试验纸片法。药液如有杀菌作用，在滤纸片周围应形成无细菌生长的环行区域，杀菌作用越强，该区域越大。

第5次实验　噬菌体溶菌试验

【实验目的】

（1）了解噬菌体裂解特异细菌的特点。

（2）掌握噬菌体的双层平板检测法并观察噬菌斑。

【实验原理】

噬菌体是寄生在细菌、放线菌体内的病毒，专一性很强，个体很小，已超过一般光学显微镜的辨析范围，但通过噬菌体裂解特异细菌和放线菌的一些特点，如菌液由浊变清、在含菌的固体培养基上出现空斑（噬菌体）等，可证明有噬菌体的存在。

【实验材料】

1. 菌种　大肠埃希菌噬菌体、金黄色葡萄球菌噬菌体、大肠埃希菌、金黄色葡萄球菌。

2. 培养基　牛肉膏蛋白胨培养液、牛肉膏蛋白胨琼脂培养基。

3. 仪器设备用具　灭菌培养皿、灭菌吸管。

【实验方法】

1. 制备培养基。

2. 接种　将液体培养基和固体斜面各两支，分别接种大肠埃希菌、金黄色葡萄球菌。

3. 培养　将接种大肠埃希菌、金黄色葡萄球菌的斜面于恒温培养箱中37℃培养8小时，备用。将接种后的液体培养基试管于震荡培养箱中37℃培养8小时，注意观察菌液生长的浑浊程度变化。将含噬菌体的菌液接入上述培养8小时的大肠埃希菌、金黄色葡萄球菌培养液中，37℃恒温振荡培养。由于大肠埃希菌、金黄色葡萄球菌被噬菌体裂解，菌液的浑浊度下降，这时噬菌体的数目不断增多，用此作为噬菌体悬浮液。

4. 细菌悬液制备　将在牛肉膏琼脂斜面上培养8小时的大肠埃希菌、金黄色葡萄球菌加4～5ml的生理盐水，制成菌悬液，备用。

5. 双层平板制备　将已熔化冷至45～50℃牛肉膏蛋白胨琼脂培养基10ml倒入已灭菌的培养皿中，静置待凝固；取含1%琼脂的牛肉膏培养基3～4ml，熔化后放入45℃水浴中保温；另取细菌悬浮液0.5ml、含有噬菌体的悬浮液0.2ml，与保温未凝固的1%琼脂培养基充分混合后，立即倒入已凝固的平板上摇匀作为上层，这种方法称为双层平板培养，待上层凝固后，放入恒温培养箱中37℃培养24小时。

6. 噬菌斑观察 取出双层平板,观察噬菌斑。注意噬菌斑的形态特点。

【注意事项】

(1) 斜面、液体、上层、下层培养基应按要求配制。

(2) 要注意观察菌液培养和噬菌体裂解过程的浑浊度变化。

(3) 双层平板的制作过程要注意控制好温度。

(4) 细菌悬浮液、含有噬菌体的悬浮液与保温未凝固的1%琼脂培养基的混合一定要充分。

【实验结果】

噬菌斑数量、噬菌斑大小,绘图表示噬菌斑。

【思考题】

怎样辨别细菌培养液或菌落被噬菌体感染?

(程　峰)

第五节　细菌变异试验

第1次实验　S-R 变异

【实验目的】

通过实验诱导细菌菌落发生 S-R 变异,证实细菌菌落的变异。

【实验原理】

细菌的菌落一般分为三型:光滑型菌落(smooth colony,S 型菌落)、粗糙型菌落(rough colony,R 型菌落)、黏液型菌落(mucoid colony,M 型菌落)。光滑型菌落表观光滑、边缘整齐、湿润。粗糙型菌落表观粗糙,边缘不整齐、干燥。细菌若经过长时间人工传代培养或培养于不同条件及紫外线诱导等都可能诱导菌落的改变。其中以肠道杆菌的菌落变异较为常见。细菌菌落由光滑型变为粗糙型,称 S-R 变异。这种变异常伴有其他性状的改变,如毒力、抗原性和生化反应等。

【实验材料】

1. 菌株 大肠埃希菌。

2. 培养基 普通琼脂平板,0.1%苯酚琼脂平板。

3. 接种环等。

【实验方法】

(1) 大肠埃希菌平行划线接种普通琼脂培养基中,37℃孵箱中培养24小时后长出光滑型菌落。

(2) 挑单个光滑型菌落的大肠埃希菌接种在0.1%苯酚琼脂平板中,37℃孵箱中培养24小时。

(3) 从上述平板中挑单个菌落,转种到另一0.1%苯酚琼脂平板中,37℃孵箱中培养24小时,如此连续传代5~6代。

(4) 将一普通琼脂平板划中线分为两半,一半接种上述传代5~6代的大肠埃希菌,另一半接种上述普通琼脂平板上长出的光滑型菌落的大肠埃希菌。

（5）37℃孵箱中培养24小时后,观察两边菌落的表观变异现象。

【实验结果】

大肠埃希菌在普通琼脂平板上为光滑型菌落,在含0.1%苯酚琼脂平板中连续传代5～6代后变为粗糙型菌落。

第2次实验 H-O 变异

【实验目的】

（1）了解鞭毛变异的机制。

（2）了解鞭毛变异的诱导方法。

【实验原理】

细菌鞭毛变异属于形态结构变异的一种。有鞭毛的细菌在含有0.1%的苯酚的培养基上生长时,其鞭毛的形成受到抑制。

有鞭毛的变形杆菌,在普通琼脂平板培养基上生长时,不形成菌落,而是向周围蔓延呈膜状生长,称为迁徙生长现象。而失去鞭毛以后,则不会产生迁徙现象,只在接种部位形成菌落。所以,根据变形杆菌的这一特征,很容易判断变形杆菌是否发生了鞭毛变异。细菌的鞭毛变异属于非遗传性变异,假如将失去鞭毛的变形杆菌,重新接种在无苯酚的普通琼脂平板上,则又可以重新获得鞭毛。

【实验材料】

（1）变形杆菌的普通琼脂斜面培养物一支。

（2）普通琼脂平板和含0.1%苯酚的琼脂平板各一块。

（3）接种环、酒精灯等。

【实验方法】

（1）用接种环蘸取琼脂斜面上的变形杆菌后,分别点种于普通琼脂平板和含0.1%苯酚的琼脂平板的边缘局部位置上。

（2）将2块平板置37℃温箱内孵育24小时,取出后观察平板上变形杆菌的生长现象。

【实验结果】

普通琼脂平板培养基上的变形杆菌呈波纹状迁徙生长,含0.1%苯酚的琼脂平板上的变形杆菌只在点种的局部生长,形成单个集落。

【思考题】

如果将在含0.1%苯酚平板上生长的变形杆菌,再次移种在普通琼脂平板培养基上,其生长现象又会如何?

第3次实验 细菌L型变异

【实验目的】

（1）了解和观察细菌细胞壁缺陷型(细菌L型)的人工诱导。

（2）了解和观察细菌L型的菌落形态和菌体形态。

【实验原理】

细菌在体内外理化因素(如抗生素、溶菌酶、胆汁等)作用下,可以失去细胞壁成分而继续存活,称为细菌 L 型。

典型细菌 L 型的菌落呈油煎荷包蛋样,其菌体的形态、结构、抗原性、生化反应及致病性可发生改变。在形态、结构上主要表现为形态的多样性,有圆球体、丝状体、原生小体等形态。染色性也可发生改变,如由原来的革兰阳性变为革兰阴性。由于细胞壁的缺失,细菌的 L 型不能在等渗环境中生存,必须提供高渗的环境才能继续生长。

【实验材料】

1. 菌种　金黄色葡萄球菌的肉汤培养物。

2. 培养基　L 型琼脂平板培养基。

3. 试剂　含新型青霉素Ⅱ的药敏纸片(40μg/片)、革兰染色液一套、细胞壁染色液一套。

4. 其他　L 形玻璃棒、接种环、小镊子、吸管、玻片等。

【实验方法】

(1)取 L 型琼脂平板培养基一块,用吸管吸取金黄色葡萄球菌肉汤培养物一滴,加于培养基的表面。

(2)用无菌的 L 形玻璃棒将金黄色葡萄球菌的菌液均匀地涂开。

(3)然后用灭菌的小镊子夹取新型青霉素Ⅱ纸片一片,贴于培养基的表面,方法同药敏纸片的贴法。

(4)培养基置37℃温箱内孵育,逐日观察抗生素纸片的周围,在抑菌圈内有无细菌 L型的生长。

(5)用低倍镜观察细菌 L 型的菌落形态。

(6)如发现细菌 L 型菌落,取菌落中心涂片,分别做革兰染色和细胞壁染色。油镜观察细菌 L 型的形态和染色性。

【实验结果】

1. 细菌 L 型的菌落可有三种

(1)L 型:呈油煎荷包蛋样,菌落中心致密、较厚、透光度低,周边较疏松,由透明颗粒组成,较宽。

(2)G 型:菌落无核心,由透明颗粒组成。

(3)F 型:呈油煎荷包蛋样,有核心,但周边的呈透明丝状。

2. 形态及染色　细菌 L 型的形态呈多形性,有丝状、圆球体、巨球体等。染色性可以变为革兰阴性。细胞壁染色可见细胞壁缺陷,菌体浓染。

【思考题】

(1)细菌产生 L 型变异原因有哪些?

(2)有一名临床怀疑为败血症的患者,反复常规细菌培养阴性,从细菌变异的角度,你应考虑哪些问题?如何处理?

第 4 次实验　耐药质粒的传递

【实验目的】

(1)了解细菌接合的原理及结果。

（2）了解细菌耐药性产生与 R 质粒的关系。

【实验原理】

某些已经获得耐药性的细菌（如痢疾杆菌）带有可传递的耐药性质粒——R 质粒。通过性菌毛可将此质粒传递给药物敏感菌（如大肠埃希菌），使后者也获得耐药性，这种通过性菌毛接合传递而获得耐药性的大肠埃希菌称为"接合子"。接合子可以在含有药物的中国蓝平板培养基上生长，从而被选择出来。

【实验材料】

1. 菌种

（1）供体菌：多耐痢疾杆菌 D15 株（耐四环素、氯霉素、链霉素）。

（2）受体菌：大肠埃希菌 1485 株（耐利福平）。

2. 培养基　肉汤培养基；含有药物的中国蓝琼脂平板培养基（含氯霉素和利福平）。

3. 器材　无菌吸管、接种环、酒精、无菌试管等。

【实验方法】

（1）将供体菌和受体菌分别接种于不含药物的中国蓝平板培养基上，37℃温箱内孵育过夜。

（2）再将供体菌和收体菌分别转种于 1ml 肉汤培养基中，37℃孵育 5～6 小时。

（3）吸取供、受体菌各 2 滴于 1ml 无菌肉汤中，混匀，置 37℃水浴箱中接合 2 小时。

（4）在含有药物的中国蓝平板的背面用记号笔分为 3 个区。

（5）吸取上述混合菌液 0.05ml，置于含有药物的中国兰平板上的相应部位，同时，在平板的相应部位接种供体菌和受体菌，作为对照。各菌种之间不能有交叉。

（6）将接种好的平板培养基置于 37℃温箱中过夜，取出后观察各区细菌的生长现象，并做记录。

【实验结果】

因为平板培养基中含有氯霉素和利福平两种抗生素，供体菌由于对利福平敏感，故不能生长；受体菌由于对氯霉素敏感，也不能生长。而接合子是接受了供体菌耐药性的大肠埃希菌，故同时耐氯霉素和利福平，可以生长。

【思考题】

如何证实接合子是接受痢疾杆菌耐药性的大肠埃希菌？

第 5 次实验　耐药质粒转化

【实验目的】

（1）掌握细菌感受态的制备。

（2）证实细菌可通过转化的方式发生耐药性变异。

【实验原理】

细菌耐药性变异的机制可以是细菌基因自发突变或耐药性基因在细菌间转移等。细菌基因转移可通过转化、转导、接合及溶原性转换等方式进行。本实验以 DNA 转化实验为例来证实细菌的耐药性变异。DNA 转化是指细菌直接摄取外源性游离的 DNA 获得新的遗传性状的过程。细菌并非在整个生长繁殖期都可吸收外源性 DNA，而是在生长繁殖的某一短暂期间(一般是对数期后期)才容易吸收外源 DNA。我们把细菌容易吸收外源性 DNA 时的状态称为"感受态",处于感受态期间的细菌称为"感受态细菌"。目前常用的转化方法有 $CaCl_2$ 法(化学转化法)和电转化法。本实验用化学转化法。

【实验材料】

1. 菌株与质粒　菌株用大肠埃希菌 JM109,质粒用带有氨苄西林抗性基因的 pUC18。

2. 培养基　LB 液体培养基,LB 固体培养基。

3. 试剂　100mmol/LCaCl$_2$ 溶液。

4. 抗生素　氨苄西林 100mg/ml。

5. 器材　试管、平皿、Eppendorf 管(EP 管)、移液器。

【实验方法】

1. 细菌感受态的制备

(1)将大肠埃希菌 JM109 10μl 接种入 2ml LB 液体培养基中,37℃震荡培养过夜。

(2)取 200μl 培养物转种入 50ml LB 液体培养基中,37℃震荡 2.5~3 小时。

(3)测菌液 OD 值,OD_{600} =0.2 时,停止培养,取出并置于冰浴 10 分钟。

(4)4℃ 3500r/min 离心 10 分钟。

(5)弃上清液,将沉淀的菌体悬浮于 10ml pH6.0 的 100mmol/L $CaCl_2$ 溶液中。

(6)冰浴 20 分钟,4℃ 3500r/min 离心 10 分钟。

(7)弃上清液,将沉淀的菌体悬浮于 2ml pH6.0 的 100mmol/L $CaCl_2$ 溶液中。

经上述处理过的细菌即为感受态细菌,按 200μl 量分装在 1.5mL EP 管中,置-20℃过夜后即可使用,-70℃可保存 1~2 年。

2. 转化

(1)取 200μl 分装的感受态细菌,加入 10μl(50ng/μl)质粒 DNA 溶液。

(2)置于冰上 30 分钟。

(3)将 Ep 管转移到 42℃水浴中 90 秒。

(4)快速将 Ep 管转移到冰上,使细菌冷却 2 分钟。

(5)加入 800μlLB 液体培养基,37℃振荡培养 45 分钟使细菌复苏。

(6)取 200μl 菌液涂布于含氨苄西林的 LB 平板上。

(7)同时取 200μl 未转化的菌液涂布于含氨苄西林的 LB 平板上做对照。

(8)37℃培养 24 小时后观察结果。

【实验结果】

转化了带含氨苄西林抗性 pUC18 质粒的细菌能在含氨苄西林的 LB 平板上生长,而未转化的细菌则不能生长。同时,可计算出 1 纳克 DNA 转化的菌落多少,评估其转化效率。如 1 纳克 DNA 能转化出 10^6 ~ 10^7 个菌落,则该感受态细菌质量好,可供以后使用。

【注意事项】

在制备感受态细菌及转化实验的操作中,注意动作轻柔,因细菌在高 $CaCl_2$ 溶液中非常脆弱,剧烈操作会损伤感受态细菌。

(程　峰)

第七章　人体寄生虫学基本实验

第一节　医学蠕虫

第1次实验　线　虫

（一）似蚓蛔线虫

似蚓蛔线虫（*Ascaris lumbricoides*）简称蛔虫,成虫寄生于人体小肠,引起蛔虫病。虫卵随宿主粪便排出体外,由于蛔虫产卵量大,故常用粪便直接涂片法进行病原学检查,检获到蛔虫卵即可确诊。

【实验目的】

（1）掌握蛔虫成虫与虫卵的形态特征。

（2）熟悉蛔虫感染的病原学诊断方法。

（3）了解蛔虫体壁结构和肌型及生殖系统特点。

（4）以蛔虫为例了解土源性蠕虫生活史基本特点。

【实验观察】

1. 自学标本　低倍镜下寻找,高倍镜下仔细观察。

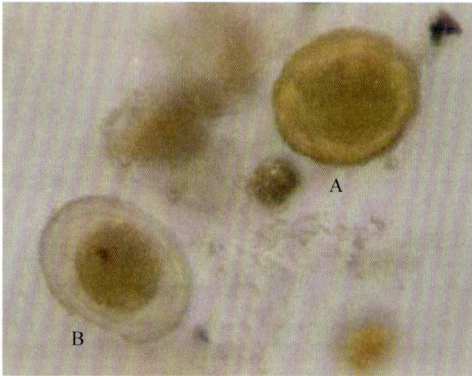

图7-1　受精蛔虫卵(A)和脱蛋白质膜受精蛔虫卵(B)

（1）受精蛔虫卵:大小约 60μm×40μm,低倍镜下似黄豆,高倍镜下如指肚,呈宽椭圆形。外表凹凸不平的蛋白质膜染成黄褐色,卵壳较厚,内含一大而圆的卵细胞,其与卵壳两极之间有新月形的空隙(参见图7-1A)。此虫卵最为常见,可视作识别其他虫卵的参照物。

（2）未受精蛔虫卵:大小约 90μm×40μm,较受精卵细长,呈长椭圆形或不规则,黄褐色,蛋白质膜和卵壳均较受精卵薄,卵内充满大小不等的屈光颗粒(参见图7-2B)。

（3）感染期(含蚴)卵:内含物以一条盘曲的幼虫取代卵细胞,余同受精蛔虫卵(参见图7-2A)。

（4）脱蛋白质膜蛔虫卵:蛔虫卵表面的蛋白质膜若脱掉,虫卵无色,其他特点不变。脱蛋白质膜的受精蛔虫卵在大小、形状及颜色方面与钩虫卵相似,故应注意二者区别(参见图7-1B)。

2. 示教标本

（1）成虫液浸标本:蛔虫是肠道线虫中体形最大者,长如筷子,约 15～40cm,状似蚯蚓。

活时粉红或微黄色,固定后为乳白色。体表有细横纹和明显的侧线。雌虫略大,尾部尖直。雄虫较小,尾端卷曲,可见一对象牙状的交合刺(参见图7-3A,图7-4B)。

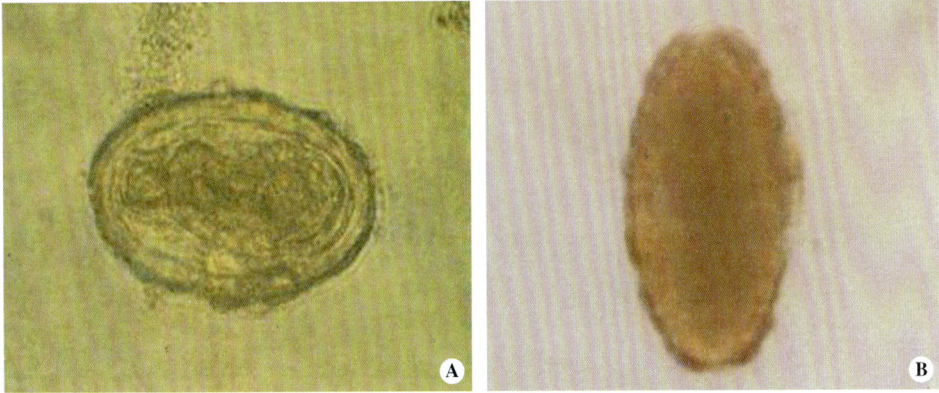

图7-2　感染期蛔虫卵(A)和未受精蛔虫卵(B)

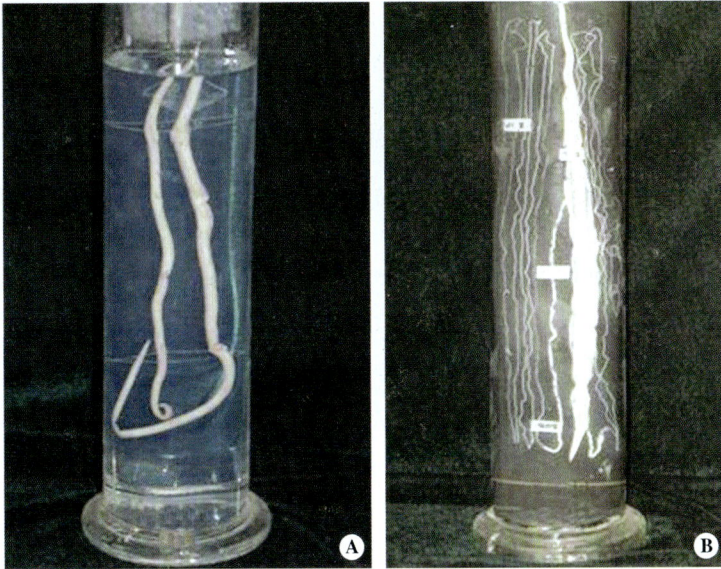

图7-3　蛔虫成虫液浸标本(A)和雌虫解剖液浸标本(B)

(2)成虫解剖液浸标本:肉眼观察虫体的消化系统已退化为一条纵行的直管。生殖系统相对发达,雌性为双管型,阴门开口于虫体前1/3与中1/3交界处腹面(参见图7-3B);雄性为单管型,尾端有交合刺一对。

(3)成虫头端切片标本:低倍镜下观察成虫头端呈"品"字形排列,背唇瓣一个,较大,亚腹唇瓣两个。唇瓣内侧缘有细齿,外侧缘有乳突(参见图7-4A)。

(4)成虫横切面切片标本:低倍镜下观察体壁由外向内依次为角皮层、皮下层和纵肌层。皮下层伸入原体腔内并增厚,背腹及两侧分别形成4条纵索。肌细胞多而长,属多肌型。肠管为扁圆中空状,肠壁由单层柱状上皮细胞构成。体壁与肠管之间为原体腔,腔内充满液体,生殖系统等器官浸浴其中(参见图7-5)。

(5)病理标本:肉眼观察。

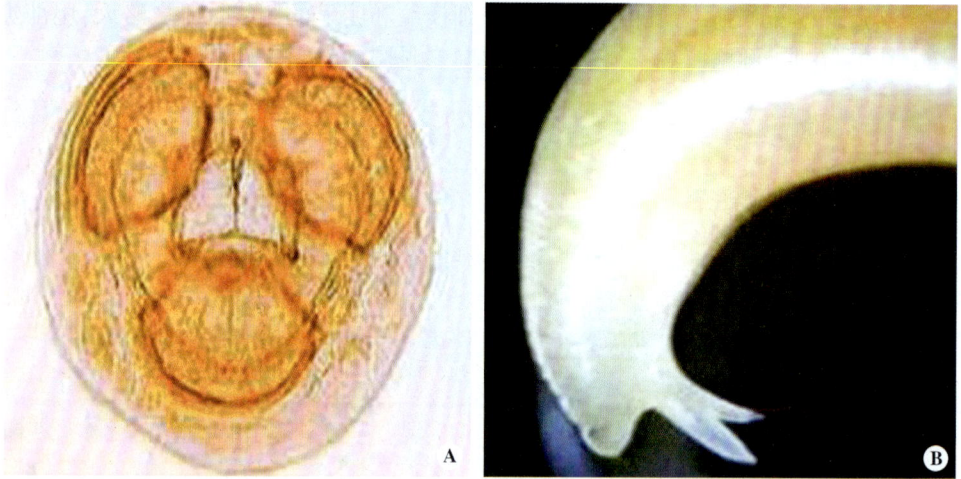

图 7-4 蛔虫唇瓣切片标本(A)和雄虫尾端交合刺(B)

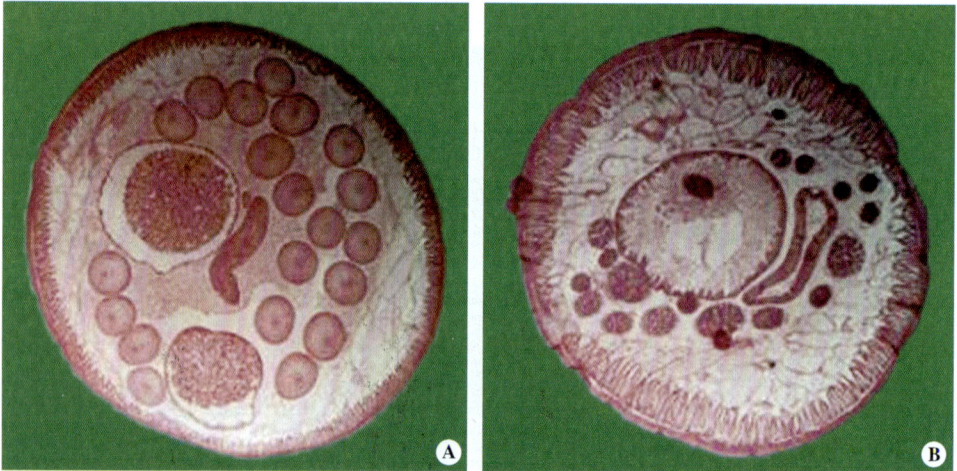

图 7-5 蛔虫横切面

A. 雌虫;B. 雄虫

1) 蛔虫性肠梗阻:数条蛔虫扭结成团,堵塞肠腔(参见图 7-6A)。
2) 胆道蛔虫症:蛔虫有钻孔习性,常钻入胆道,引起胆道蛔虫症(参见图 7-6B)。

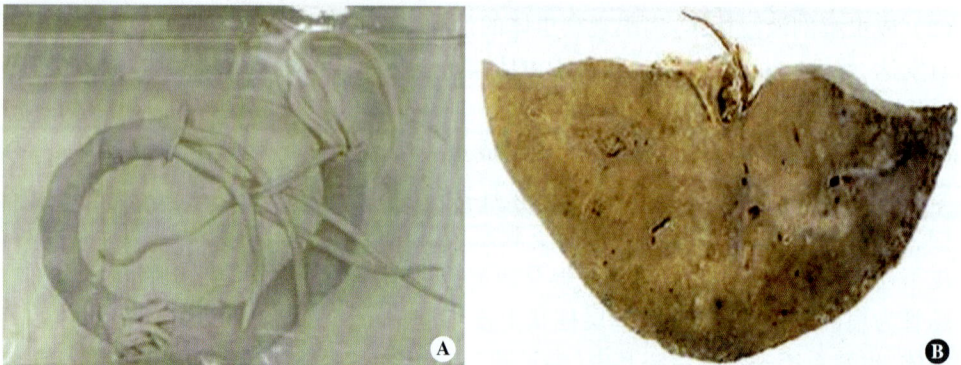

图 7-6 蛔虫性肠梗阻(A)和胆道蛔虫症(B)

【实验方法】

生理盐水直接涂片法。

【实验报告】

绘制受精和未受精蛔虫卵,并注明结构名称和放大倍数。

【思考题】

(1) 如何诊断蛔虫感染?若粪检结果为阴性,能否排除蛔虫感染?为什么?

(2) 刚从宿主体内排出的受精蛔虫卵是否有感染性?为什么?

(二) 毛首鞭形线虫

毛首鞭形线虫(*Trichuris trichiura*)简称鞭虫,成虫寄生于人体盲肠,严重感染时也可寄生于结肠、直肠甚至回肠下段。虫卵随粪便排出体外,故可从粪便检获虫卵来确诊。由于鞭虫卵较小,易漏诊,故需反复检查。

【实验目的】

(1) 掌握鞭虫成虫与虫卵的形态特征。

(2) 熟悉鞭虫感染的病原学诊断方法。

【实验观察】

1. 自学标本 低倍镜下寻找,高倍镜下仔细观察。

鞭虫卵:大小约 52μm×22μm,投影面积相当于 1/2 受精蛔虫卵,形似纺锤或腰鼓,棕黄色,卵壳厚,两端各有一透明栓(盖塞),内含一卵细胞(参见图 7-7A)。(参见图 7-7B)卵细胞已分裂。

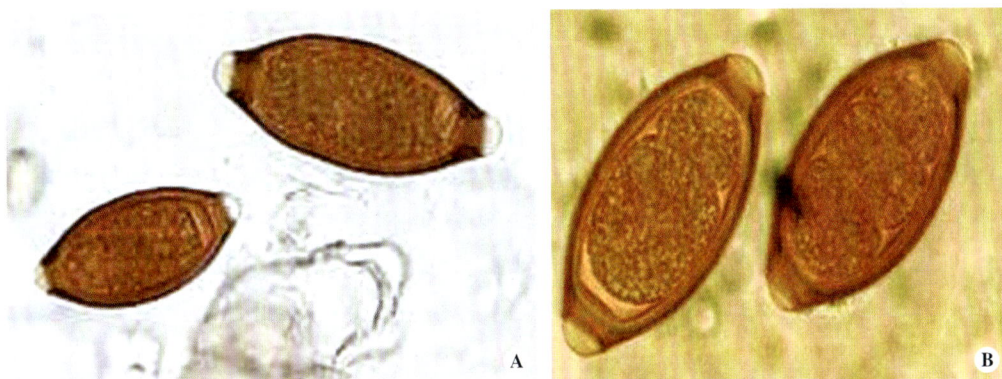

图 7-7 鞭虫卵(A)和已分裂的鞭虫卵(B)

2. 示教标本

(1) 成虫液浸标本:肉眼观察体长 3～5cm,前段 3/5 细如发丝,后段 2/5 呈棒状,整个虫体形似马鞭。雄虫尾端向腹面卷曲,有 1 根交合刺,雌虫尾部直而钝圆(参见图 7-8)。

(2) 成虫寄生于盲肠的病理标本:肉眼观察虫体前端插入肠壁组织。注意插入的深度(参见图 7-9)。

【实验报告】

绘制鞭虫卵,并注明结构名称和放大倍数。

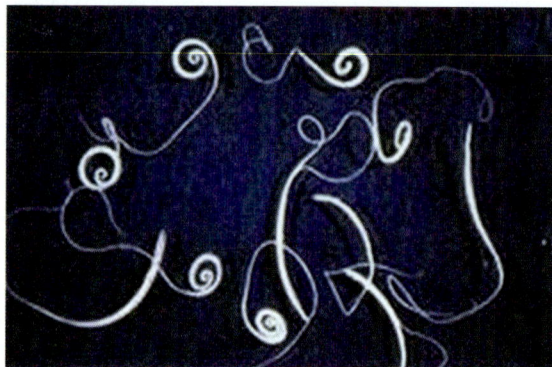

图 7-8 鞭虫成虫

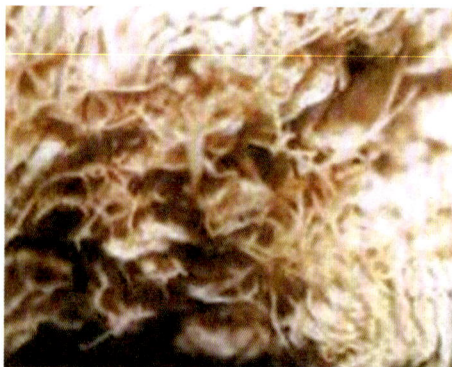

图 7-9 鞭虫成虫寄生于盲肠

【思考题】

如何诊断鞭虫感染？鞭虫卵有哪些形态特征？

（三）蠕形住肠线虫

蠕形住肠线虫（*Enterobius vermicularis*）简称蛲虫，成虫寄生于人体盲肠、结肠和回肠下段。雌虫在宿主入睡后，肛门括约肌松弛时移行至肛门外产卵。病原学检查通常用透明胶纸法或棉签拭子法，于清晨排便前检查肛门周围虫卵。在粪便中或肛门周围检获到雌虫亦可确诊。

【实验目的】

（1）掌握蛲虫成虫与虫卵的形态特征。

（2）熟悉蛲虫感染的病原学诊断方法。

【实验观察】

1. 自学标本 低倍镜下寻找，高倍镜下仔细观察，光线不宜太强。

蛲虫卵：大小约 $55\mu m \times 25\mu m$，投影面积相当于 1/2 受精蛔虫卵，呈英文字母"D"字形，一侧略平，一侧稍凸，无色透明，壳较厚，内含一蝌蚪期胚（参见图 7-10）。

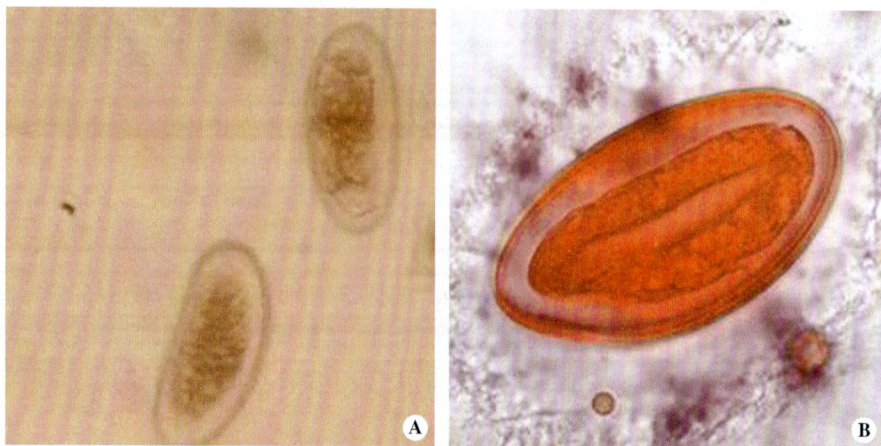

图 7-10 蛲虫卵

2. 示教标本

（1）成虫液浸标本：肉眼观察雌虫长约 1cm，乳白色，尾部长而尖细，似"线头"，其尖细部分约占体长 1/3（参见图 7-11A），见于肛门附近的蛲虫皆为此种。雄虫体长约为雌性 1/4 ~ 1/3，尾端卷曲，整个虫体似阿拉伯数字"6"字形。

（2）成虫玻片标本：低倍镜观察。头端两侧角皮突出形成透明角质状的头翼，咽管末端膨大形成咽管球。雌虫尾端尖细而透明（参见图 7-11B）。

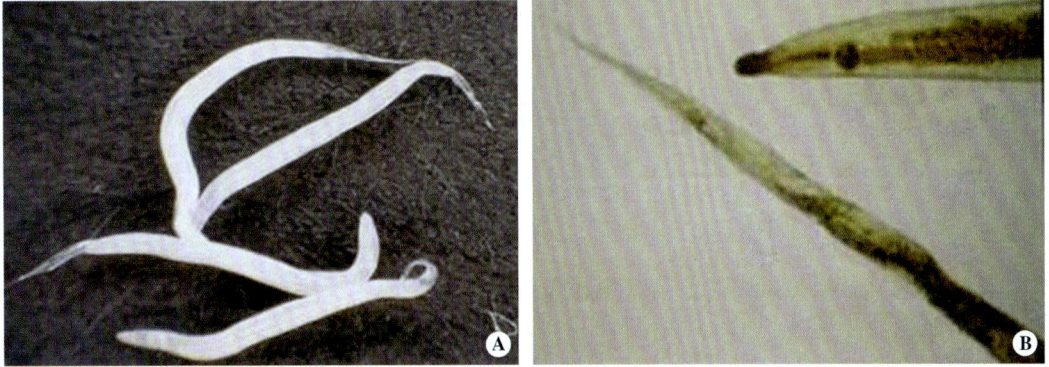

图 7-11　蛲虫雌虫液浸标本（A）和雌虫头端及尾端压片标本（B）

【实验方法】

（1）透明胶纸法。

（2）棉签拭子法。

【实验报告】

绘制蛲虫卵，并注明结构名称和放大倍数。

【思考题】

1. 如何诊断蛲虫感染？

2. 为什么蛲虫病不易根治？

3. 为什么蛲虫感染多见于集居儿童？

（四）十二指肠钩口线虫和美洲板口线虫

寄生于人体的钩虫主要有十二指肠钩口线虫（*Ancylostoma duodenale*）和美洲板口线虫（*Necator americanus*），分别简称为十二指肠钩虫和美洲钩虫。成虫寄生于人体小肠，引起以贫血为主要症状的钩虫病。虫卵随宿主粪便排出体外，粪便检获虫卵或孵出钩蚴可确诊。

【实验目的】

（1）掌握钩虫成虫与虫卵的形态特征。

（2）熟悉钩虫感染的病原学诊断方法。

（3）熟悉两种钩虫成虫的鉴别要点。

（4）了解钩虫对人的危害。

【实验观察】

1. 自学标本　低倍镜下寻找，高倍镜下仔细观察，光线不宜太强。

钩虫卵：两种钩虫卵很相似，不易区分。大小均约 $60\mu m \times 40\mu m$，与受精蛔虫卵相仿。

椭圆形,无色透明,壳薄,多含 2~8 个卵细胞,如在体内滞留稍久,可继续分裂为多细胞期(桑椹期),甚至形成幼虫。细胞与卵壳之间有明显的空隙(参见图 7-12)。

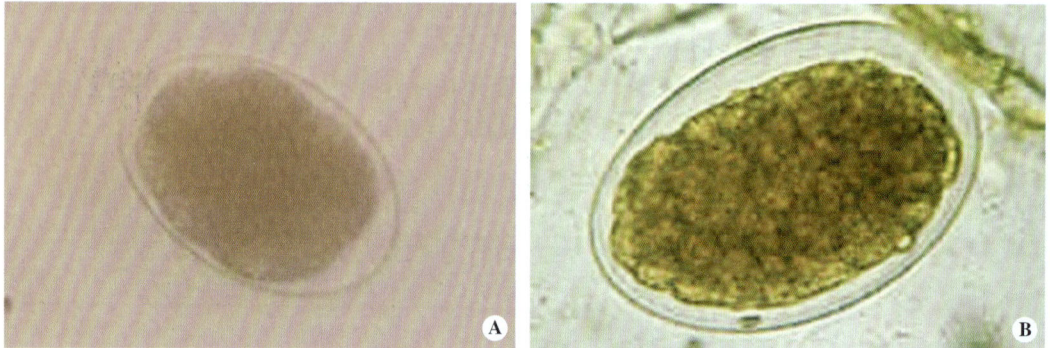

图 7-12　钩虫卵

2. 示教标本

(1) 成虫液浸标本:肉眼观察两种钩虫均长约 1 cm,弯曲如钩,灰白色(活时为肉红色),雄虫尾端角皮膨大为交合伞,雌虫尾端呈圆锥状。仔细观察,十二指肠钩虫体呈"C"字形,因其首尾皆向背面弯曲(参见图 7-13A)。美洲钩虫体呈"S"形,因其首尾弯曲方向相反(参见图 7-13B)。

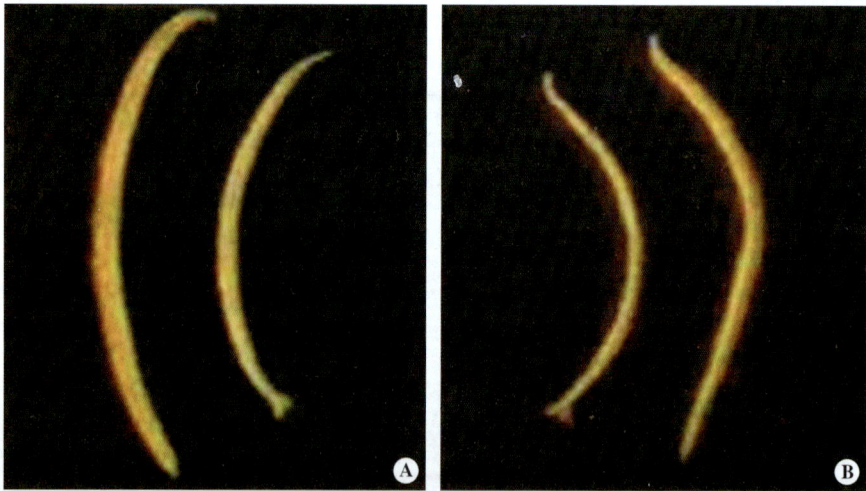

图 7-13　十二指肠钩虫成虫(A)和美洲钩虫成虫(B)

(2) 十二指肠钩虫口囊和交合伞玻片标本:低倍镜观察。十二指肠钩虫口囊腹侧缘有 2 对钩齿。交合伞呈类圆形,背肋远端为 2 支,每支再分成 3 小支(参见图 7-14A,图 7-15A)。

(3) 美洲钩虫口囊和交合伞玻片标本:低倍镜观察。美洲钩虫口囊腹侧缘有 1 对半月形板齿。交合伞呈扁圆形,背肋自基部分为 2 支,每支再分成 2 小支(参见图 7-14B,图 7-15B)。

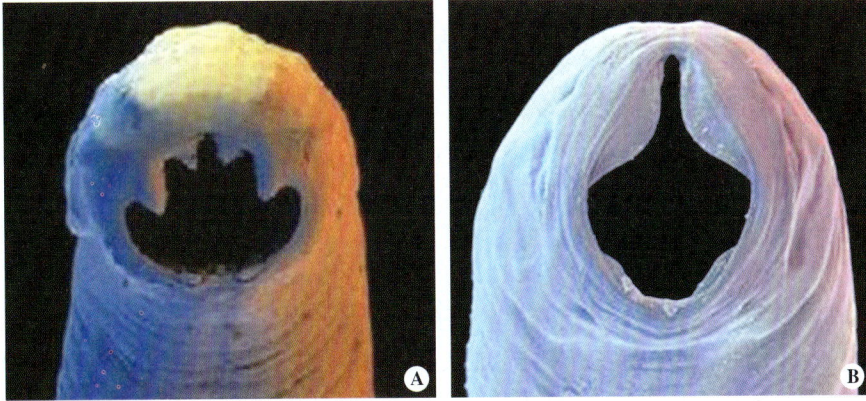

图 7-14　十二指肠钩虫口囊(A)和美洲钩虫口囊(B)

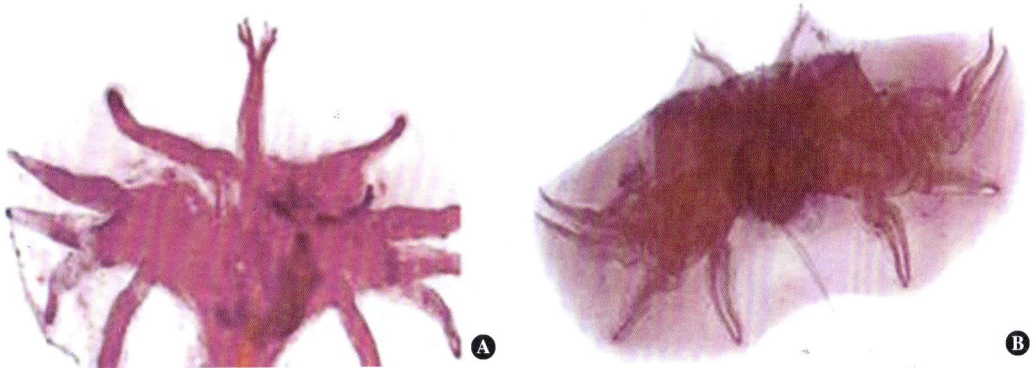

图 7-15　十二指肠钩虫交合伞(A)和美洲钩虫交合伞(B)

（4）犬钩虫咬附肠黏膜病理标本:肉眼和放大镜观察。观察犬钩虫口囊牢固地咬附在肠黏膜上,由此联想寄生于人体的钩虫何以导致慢性失血性贫血(参见图 7-16)。

【实验方法】

（1）饱和盐水浮聚法。

（2）钩蚴培养法。

【实验报告】

绘制钩虫卵,并注明结构名称和放大倍数。

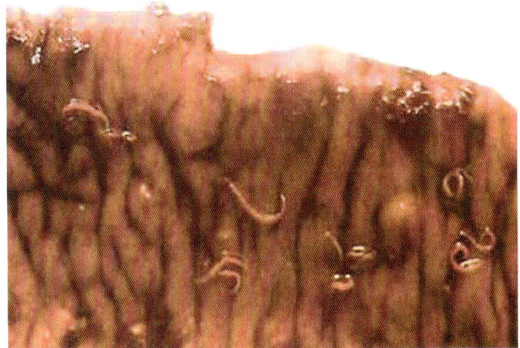

图 7-16　犬钩虫咬附肠黏膜

【思考题】

（1）如何诊断钩虫感染?

（2）试比较两种钩虫的形态特征。

（3）如何区分钩虫和蛲虫?

（五）班氏吴策线虫和马来布鲁线虫

我国流行的丝虫仅有班氏吴策线虫和马来布鲁线虫,分别简称为班氏丝虫和马来丝虫。成虫寄生于人体淋巴管及淋巴结内,引起慢性阻塞性病变。雌雄虫交配产出微丝蚴进入血流,并显示出夜现周期性。蚊为丝虫生活史中必需的中间宿主。夜间采集外周血检获微丝蚴可确诊。

【实验目的】

(1)掌握两种丝虫微丝蚴的形态特征。

(2)熟悉丝虫感染的病原学诊断方法。

【实验观察】

1. 自学标本 低倍镜下寻找,高倍镜下仔细观察。

(1)班氏微丝蚴:外被鞘膜,体长约 $200 \sim 300 \mu m$,体态柔和,头间隙较短,长宽比例约为 1∶1 或 1∶2,体核彼此分离,清晰可数,无尾核(参见图 7-17A)。

(2)马来微丝蚴:外被鞘膜,稍小于班氏微丝蚴,体态僵硬,头间隙较长,长宽比例约为 2∶1,体核互相重叠,不易分清,有 2 个尾核(参见图 7-17B)。

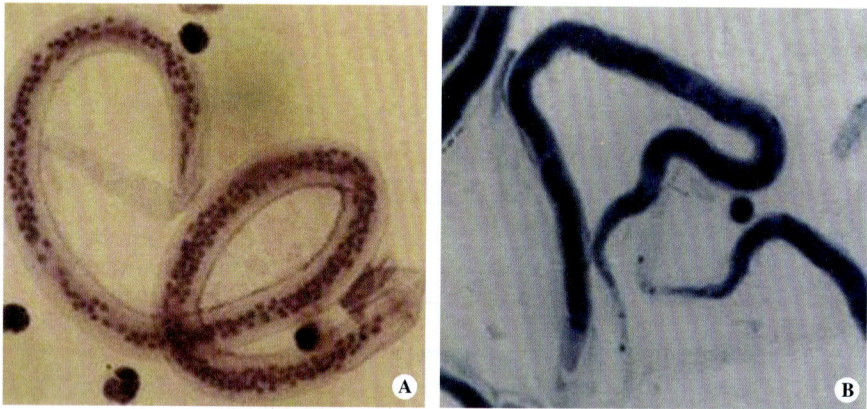

图 7-17　班氏微丝蚴(A)和马来微丝蚴(B)

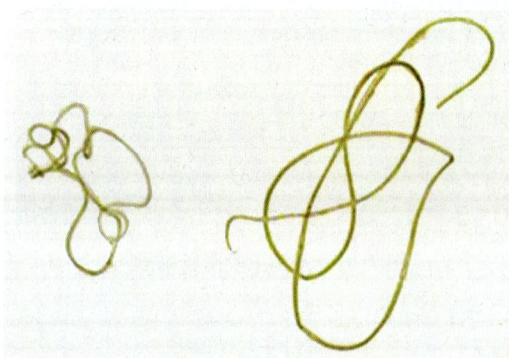

图 7-18　丝虫成虫

色带,翅无黑白斑。

2. 示教标本

(1)成虫液浸标本:肉眼观察。两种丝虫成虫相似,虫体乳白色,细长如丝线,体长不超过 10cm,雌虫大于雄虫,雌虫尾部略弯曲,雄虫尾部向腹面卷曲 2 ~ 3 圈(参见图 7-18)。

(2)传播媒介(亦为中间宿主):肉眼观察。

1)中华按蚊:灰褐色,触须具 4 个白环,翅前缘有黑白斑。

2)淡色库蚊:淡棕色,腹节背面有窄淡

【实验方法】

(1)厚血膜染色法。

(2)新鲜血滴法。

（3）活微丝蚴浓集法。

【实验报告】

绘制两种丝虫的微丝蚴,并注明结构名称和放大倍数。

【思考题】

（1）如何诊断丝虫感染?

（2）试比较两种微丝蚴的形态特征。

（六）旋毛形线虫

旋毛形线虫简称为旋毛虫。成虫寄生于人体小肠内。雌雄虫交配后产出幼虫侵入肠黏膜内,随血流到达全身横纹肌细胞寄生,逐渐形成幼虫囊包。取肌肉组织活检出幼虫囊包可确诊,亦可用血清学方法辅助诊断。

【实验目的】

（1）掌握旋毛虫幼虫囊包的形态特征。

（2）熟悉旋毛虫感染的病原学诊断方法。

【实验观察】

1. 自学标本 低倍镜下寻找,高倍镜下仔细观察。

幼虫囊包横纹肌压片标本:幼虫寄生在横纹肌细胞内,周围有宿主纤维结缔组织形成的囊壁,幼虫加囊壁称幼虫囊包。其大小 $(0.25 \sim 0.5mm) \times (0.2 \sim 0.4mm)$,呈梭形,长轴与肌纤维平行,通常囊包内含 $1 \sim 2$ 条卷曲的幼虫,亦有多达 $6 \sim 7$ 条(参见图7-19)。

2. 示教标本 成虫染色标本:肉眼和低倍镜下观察。雌虫细小如"毳毛",长 $3 \sim 4mm$。雄虫大小未及雌虫 $1/2$。成虫难于发现,几乎无诊断意义。

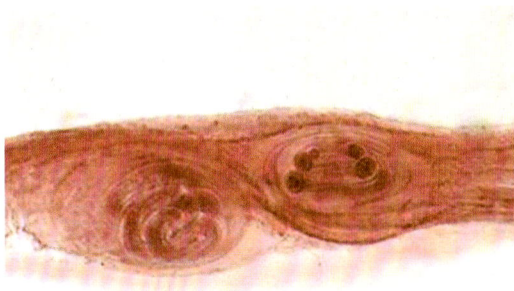

图 7-19 旋毛虫幼虫囊包

【实验方法】

肌肉活组织检查法。

【实验报告】

绘制旋毛虫幼虫囊包,并注明结构名称和放大倍数。

【思考题】

（1）如何诊断丝虫感染?

（2）旋毛虫生活史有何特点?

第2次实验 吸 虫

（一）华支睾吸虫

华支睾吸虫简称为肝吸虫。成虫寄生于人体肝胆管内,引起肝吸虫病。虫卵随胆汁进入消化道,随粪便排出体外。豆螺、沼螺等淡水螺为其第一中间宿主,淡水鱼、虾为其第二中间宿主。终宿主因食入含有活囊蚴的淡水鱼或虾而感染。粪便或十二指肠抽取液中检获到虫卵可确诊。由于本虫虫卵小,产卵量少,粪检阳性率较低。十二指肠抽取液检查阳性率高,可接近 100% 。

【实验目的】

(1)掌握肝吸虫成虫及虫卵的形态特征。

(2)熟悉肝吸虫感染的病原学诊断方法。

(3)认识肝吸虫的中间宿主。

(4)以肝吸虫为例了解吸虫的生活史的基本特点。

【实验观察】

1. 自学标本 低倍镜下寻找,高倍镜下仔细观察。

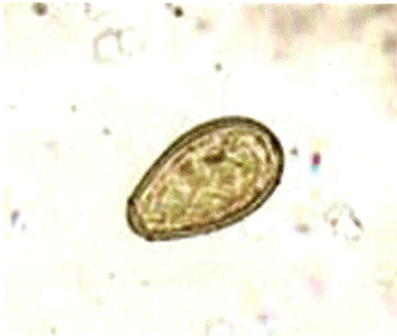

图 7-20 肝吸虫卵

肝吸虫卵:大小约 $30\mu m \times 15\mu m$,为常见虫卵中之最小者,低倍镜下像一粒芝麻,高倍镜下如西瓜籽。黄褐色。卵壳较厚,有明显的卵盖,卵壳与卵盖相接处向外突出,称为肩峰。卵的后端圆钝,有时可见一小疣状突起,卵内含一毛蚴,固定后常不易看清(参见图 7-20)。

2. 示教标本

(1)成虫液浸标本:肉眼观察雌雄同体,虫体轮廓似大的葵花籽,前端尖细,后端钝圆,背腹扁平,半透明,内部结构隐约可见(参见图 7-21A)。

(2)成虫玻片标本:放大镜或低倍镜下观察。口吸盘略大于腹吸盘,口吸盘位于虫体前端,腹吸盘位于虫体前端约 1/5 处。肠分两支,末端为盲端。睾丸两个,前后排列于虫体后 1/3 处,呈珊瑚状分支(参见图 7-21B)。

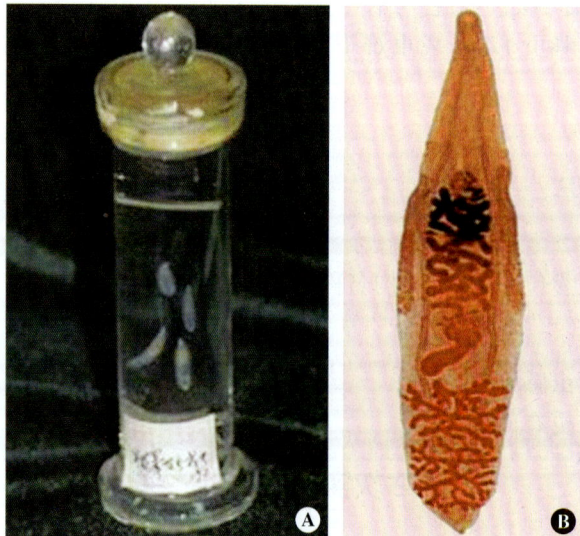

图 7-21 肝吸虫成虫液浸标本(A)和肝吸虫成虫玻片标本(B)

（3）幼虫标本：低倍镜下观察。

1）尾蚴：呈烟斗状，分体部和尾部，借尾部能在水中游泳（参见图7-22A）。

2）囊蚴：呈球形，囊壁厚，囊内的幼虫系尾蚴脱尾后变成，故称后尾蚴，有明显的排泄囊（参见图7-22B）。

（4）中间宿主：肉眼观察。

1）第一中间宿主：豆螺、沼螺和涵螺（参见图7-23）。

2）第二中间宿主：淡水鱼和虾。

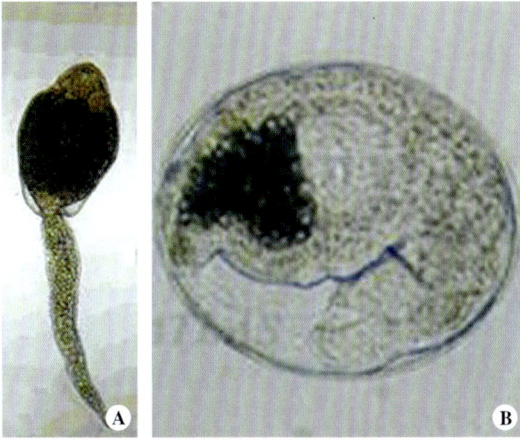

图7-22　尾蚴（A）和囊蚴（B）

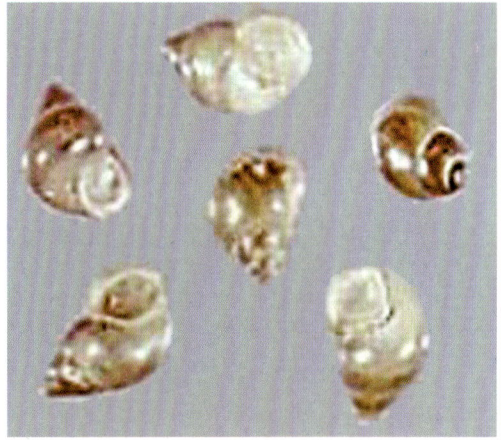

图7-23　豆螺

（5）病理标本

1）成虫寄生猫肝胆管的大体标本：肉眼观察猫肝脏切面上可见到肝胆管扩张，其内有数条肝吸虫。

2）猫肝的病理切片：低倍镜下观察肝胆管黏膜上皮细胞呈腺瘤样增生，胆管周围纤维组织增生，压迫肝实质。

【实验方法】

（1）自然沉淀法。

（2）囊蚴检查法：在鱼塘、水沟内捕捉或市场等处购买各种淡水鱼，经种属鉴定后，取鱼肌肉等不同组织，切成小块置玻片上压片检查囊蚴。

【实验报告】

绘制肝吸虫卵，并注明结构名称和放大倍数。

【思考题】

食入未煮熟的淡水鱼和淡水虾可能感染什么寄生虫？

（二）卫氏并殖吸虫

卫氏并殖吸虫简称为肺吸虫。成虫寄生于人体肺脏，引起肺吸虫病。虫卵随痰液或粪便排出体外。川卷螺为其第一中间宿主，蝲蛄、溪蟹为其第二中间宿主。终宿主因食入含有活囊蚴的蝲蛄或溪蟹而感染。痰液或粪便中检获到虫卵可确诊。

【实验目的】

（1）掌握肺吸虫成虫及虫卵的形态特征。

（2）熟悉肺吸虫感染的病原学诊断方法。

（3）认识肺吸虫的中间宿主。

【实验观察】

1. 自学标本 倍镜下寻找,高倍镜下仔细观察。

肺吸虫卵:为较大型的卵,平均约 99μm×54μm,纵、横轴均为受精蛔虫卵的 1.5 倍左右。椭圆形,前端较宽,后端稍窄,金黄色很醒目。卵壳厚薄不匀,底端明显增厚。卵盖宽大,常倾斜。内含 1 个卵细胞及 10 余个卵黄细胞(参见图 7-24A)。

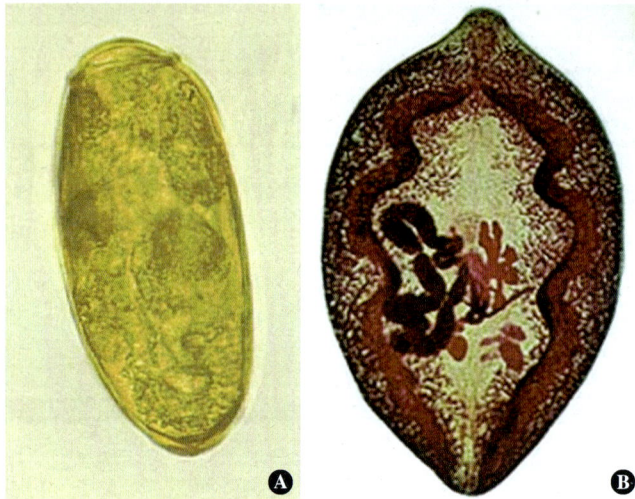

图 7-24　肺吸虫卵(A)和肺吸虫成虫(B)

2. 示教标本

（1）成虫液浸标本:肉眼观察。雌雄同体,灰白色(活时红褐色),椭圆形,虫体肥厚背部隆起,腹面扁平,似半粒花生仁。

（2）成虫玻片标本:放大镜或低倍镜下观察。口、腹吸盘大小相似,口吸盘位于虫体前端,腹吸盘位于体中横线之前。卵巢与子宫并列于腹吸盘之后,睾丸分支,左右并列于虫体后端 1/3 处(参见图 7-24B)。

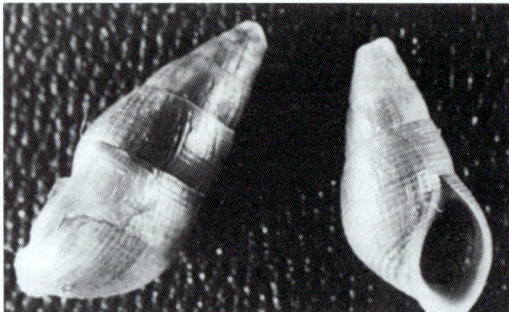

图 7-25　川卷螺

（3）囊蚴标本:低倍镜下观察。大小约 300～400μm,球形,囊壁较厚,囊内的幼虫有口、腹吸盘及二支粗大的肠管。

（4）中间宿主:肉眼观察。

1）第一中间宿主:川卷螺(参见图 7-25)。

2）第二中间宿主:蝲蛄(参见图 7-26A)和溪蟹(参见图 7-26B)。

（5）病理标本

1）肺吸虫寄生于肺脏标本:肉眼观察。肺表面有隆起的结节,剖开的虫囊中可见有成虫 1～2 个(参见图 7-27)。

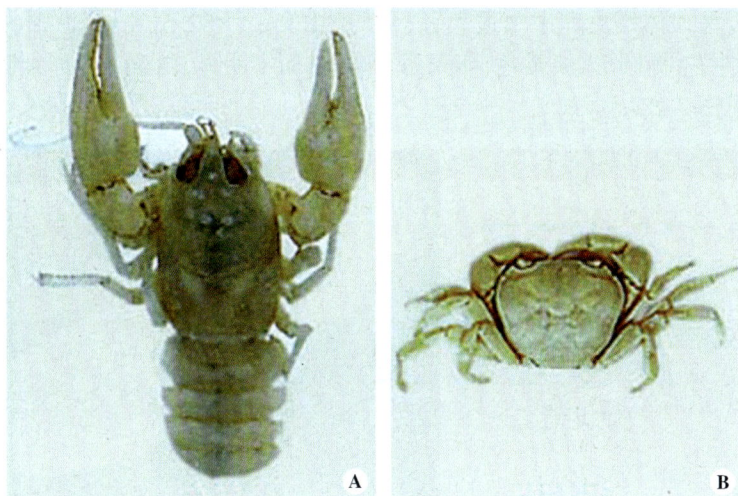

图 7-26 蝲蛄(A)和溪蟹(B)

2）肺切片标本：低倍镜下观察。在病灶肺组织中可见肺吸虫及大量散落的虫卵，其周围有出血，嗜酸性粒细胞浸润及纤维组织增生。

【实验方法】

（1）生理盐水直接涂片法、离心浓集法。

（2）囊蚴检查法：取蝲蛄或溪蟹一只，去壳后研碎，用水洗沉淀法处理标本，检查囊蚴。

【实验报告】

绘制肺吸虫卵，并注明结构名称和放大倍数。

【思考题】

肺吸虫病的流行区有什么特点？

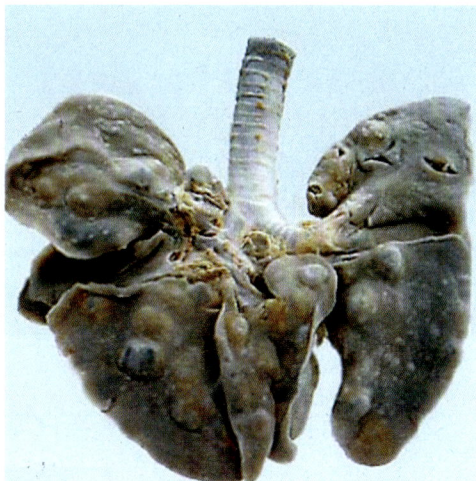

图 7-27 肺吸虫寄生在肺脏

（三）布氏姜片吸虫

布氏姜片吸虫简称为姜片虫。成虫寄生于人体小肠内，虫卵随粪便排出体外。扁卷螺为其中间宿主，菱角、荸荠、茭白等水生植物为其媒介植物。终宿主因食入含有活囊蚴的水生植物而感染。粪便中检获到虫卵可确诊。

【实验目的】

（1）掌握姜片虫成虫及虫卵的形态特征。

（2）熟悉姜片虫感染的病原学诊断方法。

（3）认识姜片虫的中间宿主和媒介水生植物。

【实验观察】

1. 自学标本 低倍镜下寻找，高倍镜下仔细观察。

姜片虫卵:是人体蠕虫卵中之最大者,平均约 135μm×82.5μm,其纵轴、横轴均为受精蛔虫卵的 2 倍左右,椭圆形,淡黄色,卵壳薄,卵盖小而不明显,内含 1 个卵细胞和 20~40 个卵黄细胞(参见图 7-28A)。

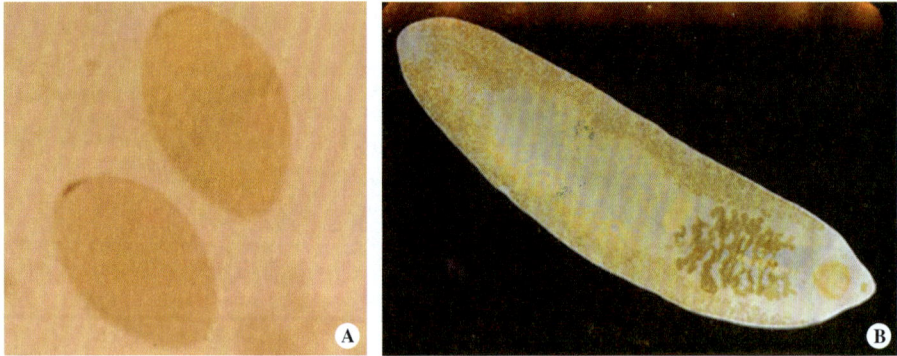

图 7-28 姜片虫卵(A)和姜片虫成虫(B)

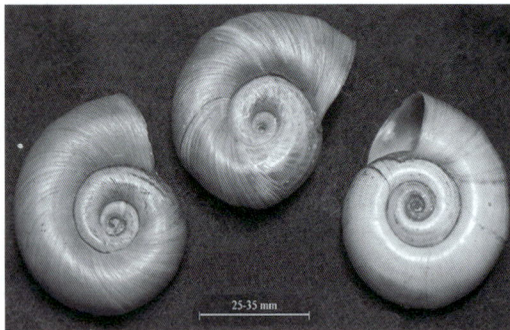

图 7-29 扁卷螺

2. 示教标本

(1)成虫液浸及玻片标本:肉眼观察。雌雄同体,活时为肉红色,固定后呈灰白色,且外观变得似干姜片。背腹扁平肥厚,腹吸盘较口吸盘大 4~5 倍,漏斗状,肌肉发达,因靠近虫体前端,易误认作口吸盘。睾丸两个,高度分支,前后排列在虫体后半部(参见图 7-28B)。

(2)中间宿主及水生植物媒介:肉眼观察。

1)中间宿主:扁卷螺(参见图 7-29)。

2)水生植物媒介:菱角、荸荠、茭白等(参见图 7-30A、B、C)。

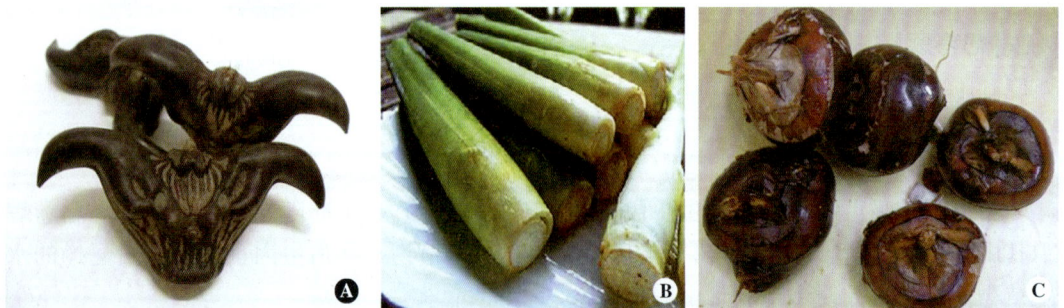

图 7-30 菱角(A)、茭白(B)和荸荠(C)

【实验方法】

生理盐水直接涂片法、水洗沉淀法。

【实验报告】

绘制姜片虫卵,并注明结构名称和放大倍数。

【思考题】

如何预防和诊断姜片虫感染?

(四) 日本血吸虫

我国流行的血吸虫仅有日本血吸虫。成虫寄生于人体门脉-肠系膜静脉系统。雌雄交配产卵于肠黏膜下层静脉末梢内,部分随血流沉积于肝脏,长期刺激可诱发肝硬化。肠黏膜内部分虫卵随坏死组织破溃入肠腔,随粪便排出体外。钉螺为其中间宿主,经无性增殖产生大量尾蚴,尾蚴钻入宿主皮肤,随血流到达门脉-肠系膜静脉内寄生并发育成熟。确诊可取粪便做病原学检查,也可用免疫学检查方法辅助诊断。

【实验目的】

(1) 掌握日本血吸虫成虫及虫卵的形态特征。

(2) 熟悉日本血吸虫感染的病原学诊断方法。

(3) 认识日本血吸虫的中间宿主和尾蚴。

(4) 了解日本血吸虫的致病作用。

【实验观察】

1. 自学标本　低倍镜下寻找,高倍镜下仔细观察。

日本血吸虫卵:较大,大小约 89μm×67μm,纵、横轴均相当于受精蛔虫卵的 1.5 倍左右,椭圆形、淡黄色、卵壳薄而均匀,无卵盖,在卵壳一侧亚前端有一小棘,卵壳的表面常附有宿主坏死组织的残留物,内含一毛蚴,在卵壳与毛蚴之间可见油滴状的头腺分泌物(参见图 7-31)。

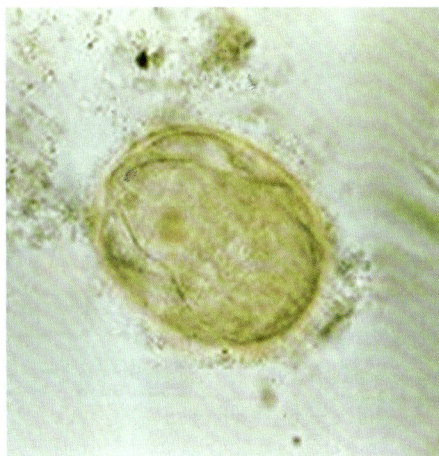

2. 示教标本

(1) 成虫液浸标本:肉眼观察。雌雄异体,外形似线虫。雄虫较粗短,长约 12~20mm,乳白色,体向腹面卷曲,形成抱雌沟。雌虫较细长,长约 20~25mm,肠管充满消化或半消化的血液,故虫体呈黑褐色。自然状态下雌虫常位于抱雌沟内,与雄虫呈合抱状态(参见图 7-32A)。

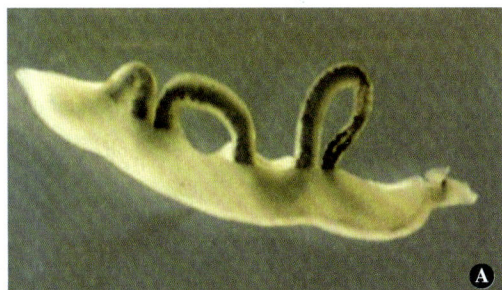

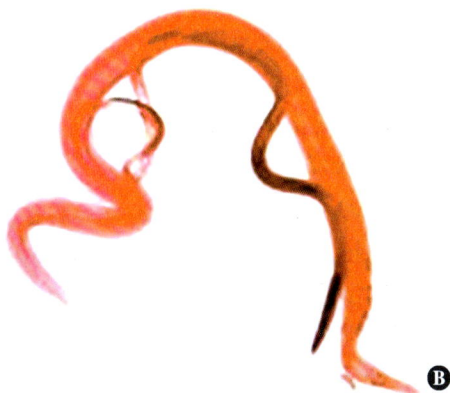

图 7-31　日本血吸虫卵

图 7-32　日本血吸虫成虫(雌雄合抱)液浸标本(A)和玻片标本(B)

(2) 成虫玻片标本:低倍镜下观察。可见口、腹吸盘,位于前端,腹吸盘如杯状,突出于虫体

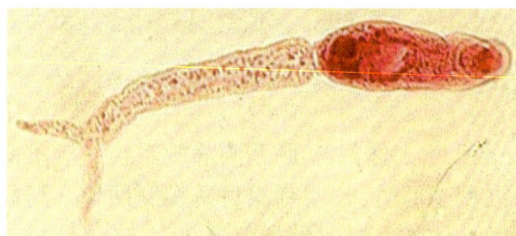

图 7-33　尾蚴

表面。肠管在腹吸盘后分为两支,延伸至虫体后1/3处汇合成单一的盲管。雄虫的睾丸6~8个,成串排列;雌虫有1个长椭圆形的子宫,位于虫体中部,内含虫卵(参见图7-32B)。

（3）尾蚴玻片标本:低倍镜下观察。分为体部和尾部,体部呈椭圆形,尾部分叉,在水中可作活泼运动(参见图7-33)。

（4）中间宿主钉螺:肉眼观察形状如小螺钉,螺旋多,壳不光滑,灰褐色(参见图7-34A、B)。

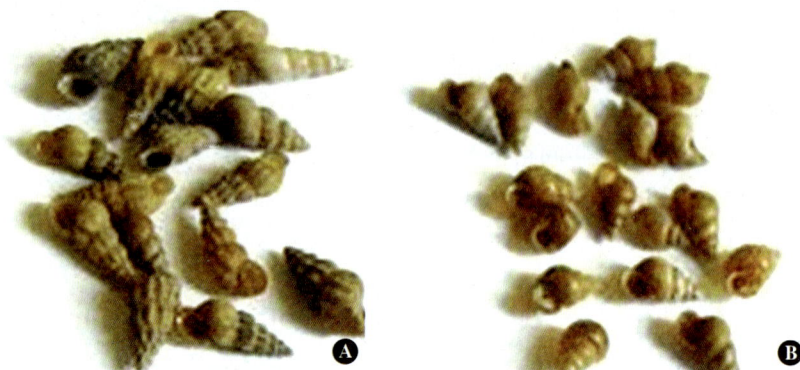

图 7-34　肋壳钉螺(A)和光壳钉螺(B)

（5）病理标本:肉眼观察。

1）血吸虫病兔肠系膜标本:在肠系膜静脉中见到多对白色的雄虫和黑细的雌虫合抱在一起(参见图7-35)。

2）血吸虫病兔肝脏标本:肝脏表面高低不平,有多个灰白色芝麻大小的虫卵结节。剖面在静脉周围有灰白色树状纤维索。

【实验方法】

1. 病原学检查

（1）粪便直接涂片法。

（2）直肠活组织检查。

（3）毛蚴孵化法。

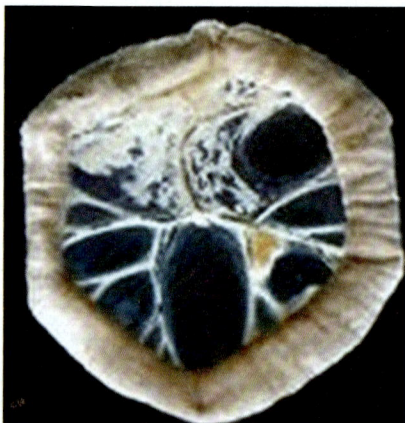

图 7-35　日本血吸虫寄生在肠系膜静脉

2. 免疫学诊断

（1）环卵沉淀试验:是以血吸虫整卵为抗原的特异免疫血清学试验,卵内毛蚴或胚胎分泌排泄的抗原物质经卵壳微孔渗出与检测血清内的特异抗体结合,可在虫卵周围形成特殊的复合物沉淀,在光镜下判读反应强度并计数反应卵的百分率称环沉率。

判断标准:

－:虫卵周围沉淀物的直径小于10μm。

＋:虫卵周围的泡状沉淀物直径大于10μm,累计面积小于虫卵面积的1/2,或指状细长卷沉淀物不超过虫卵的长径。

＋＋:虫卵周围的沉淀物面积大于虫卵面积的1/2,指状沉淀物相当于或超过虫卵的长径。

+++:沉淀物的面积大于虫卵的面积,指状沉淀物相当于或超过虫卵长径的二倍。

(2)快速 ELISA 法。试剂盒内试剂名称:①号液:酶结合物;②号液:洗涤液;③号液:底物溶液;④号液:显色剂;⑤号液:血清稀释液;⑥号液:终止液。

检测程序:

1)样本稀释:8 滴蒸馏水中加 1 滴待测血清及 1 滴血清稀释液,混匀。对照阴、阳性血清作同样稀释(此步已做)。

2)加样:分别加稀释的待测血清和参考阴阳性血清各 1 滴于反应板孔中,室温放置 3 ~ 5 分钟。抛尽后加 1 滴②号液,立即用自来水冲洗 3 次,抛尽,在吸水纸上拍干。

3)反应:加①号液 1 滴,置室温 3 ~ 5 分钟,抛尽,加②号液 1 滴,立即用自来水洗 5 次,抛尽,在吸水纸上拍干。

4)显色:加③号液和④号液各 1 滴于孔中,室温静置 30 秒 ~ 3 分钟(待阳性对照显色而阴性对照未显色为准)后,加⑥号液 1 滴观察结果。

5)结果判断:在白色背景下观察蓝色的深浅。

－:浅于阴性或与阴性对照一致;+:深于阴性对照,浅于阳性对照;

++:与阳性对照相近;+++ ~ ++++:明显深于阳性对照。

6)注意事项:①试剂置 2 ~ 8℃保存,用前轻轻摇匀;②严格按检测程序操作,所有试剂应加入孔中,避免粘在壁上,加样后轻轻摇匀;③自来水冲时,水流不能过猛,每次抛干后,在吸水纸上轻轻拍干;④室温低于 15℃时,显色时间应适当延长,以阳性对照出现明显蓝色而阴性对照孔基本无色为准。

【实验报告】

绘制日本血吸虫卵,并注明结构名称和放大倍数。

【思考题】

(1)从生活史过程比较日本血吸虫与其他吸虫的感染方式和感染途径有何不同?

(2)日本血吸虫的防治措施与其他吸虫比较有何不同?为什么?

第 3 次实验 绦 虫

(一)猪带绦虫

猪带绦虫也称链状带绦虫、猪肉绦虫或有钩绦虫。成虫寄生于人体小肠内(人是唯一终宿主),孕节片(含有大量虫卵)可单节或多节脱落,随宿主粪便排出体外。虫卵被猪或人食入可致囊尾蚴病,含有囊尾蚴的猪肉被人食入可致猪肉绦虫病。病原学诊断有赖于粪便检获虫卵或孕节片,以及活检囊尾蚴。

【实验目的】

(1)掌握猪带绦虫成虫和虫卵的形态特征。

(2)掌握猪带绦虫成虫头节、成节和孕节片的结构特征。

(3)熟悉猪带绦虫感染的病原学诊断方法。

(4)了解猪带绦虫对人的危害。

(5)以猪带绦虫为例了解绦虫的生活史特点。

(6)认识猪带绦虫囊尾蚴。

【实验观察】

1. 自学标本 低倍镜下寻找,高倍镜下仔细观察。

带绦虫卵:猪带绦虫卵和牛带绦虫卵相似,难以区别,统称为带绦虫卵。虫卵卵壳很薄,易破碎,故检获到的虫卵多为不完整虫卵。不完整虫卵呈球形或近似球形,直径 31 ~ 43μm,与受精蛔虫卵的卵细胞大小相似,棕褐色,外层为胚膜,很厚,上面有放射状条纹,内含一个六钩蚴(参见图 7-36A、B)。

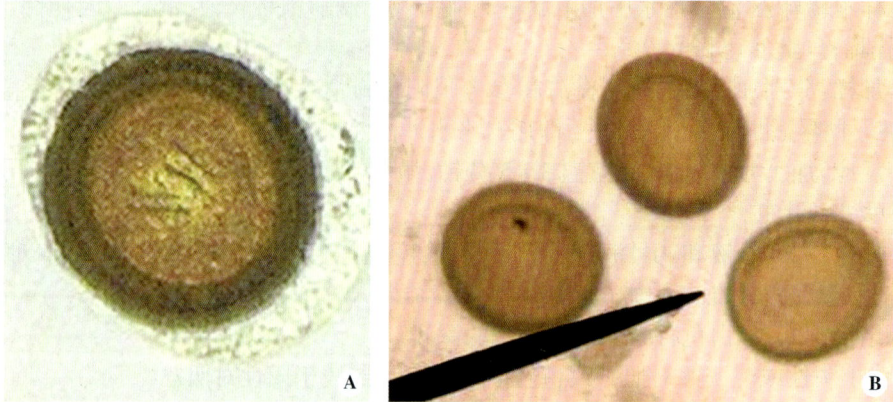

图 7-36　完整带绦虫卵(A)和不完整带绦虫卵(B)

2. 示教标本

(1)成虫液浸标本:肉眼观察雌雄同体,虫体呈乳白色,半透明,扁长如带状,长约 2 ~ 4m。虫体分为头节、颈节和链体,头节甚小,为球形,颈节纤细,链体由 700 ~ 1000 个节片组成,靠近颈部的节片短而宽,称为幼节;中部的节片近方形,称为成节;后部的节片长方形,称为孕节(参见图 7-37A)。

(2)头节玻片标本:低倍镜下观察。近球形,有 4 个吸盘,顶端有能伸缩的顶突,其上面有两圈小钩,约 25 ~ 50 个(参见图 7-37B)。

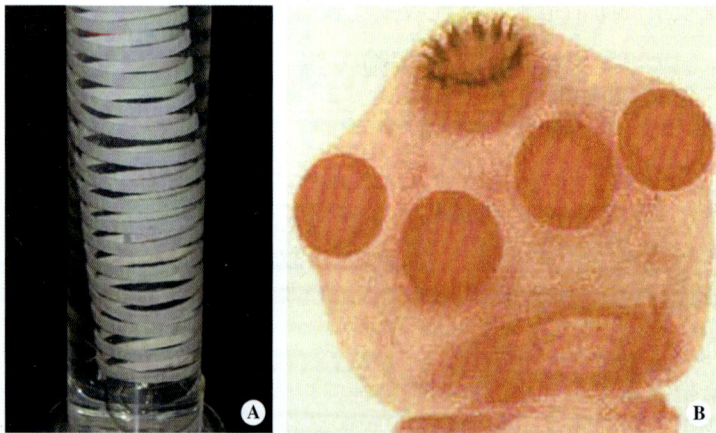

图 7-37　猪带绦虫成虫(A)和猪带绦虫头节(B)

(3)成节玻片标本:卡红染色,低倍镜下观察。每一成节具有雌、雄生殖器官各一套。睾丸呈泡状,约 150 ~ 200 个,散布于节片的两侧。卵巢分三叶,即左右两叶及中间小叶(参见图 7-38A)。

(4)孕节玻片标本:墨汁染色。肉眼观察和放大镜观察。长方形,内部仅剩树枝状分支的子宫。单侧子宫分支数为 7 ~ 13 支,每支又可分多支,排列不规则(参见图 7-38B)。

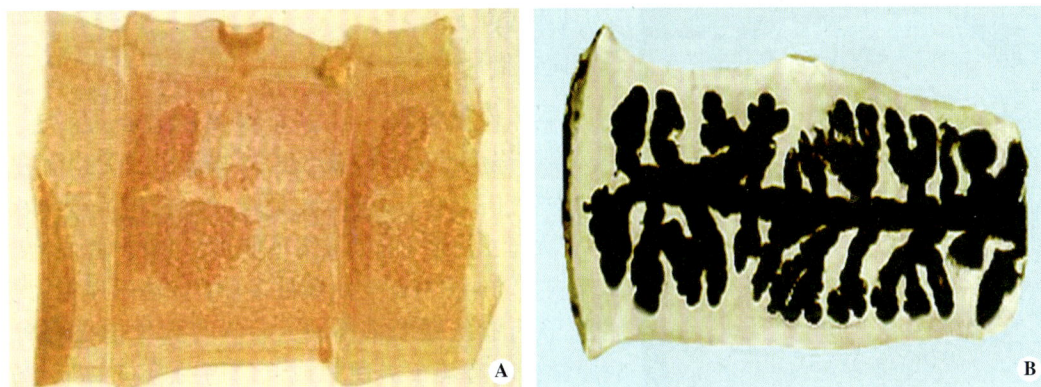

图 7-38 猪带绦虫成节(A)和孕节(B)

(5) 囊尾蚴

1) 液浸标本:肉眼观察。圆形或椭圆形,黄豆大小,乳白色,半透明囊状物,充满液体,内有一个小白点,为凹陷进去的头节。

2) 压片标本:卡红染色,肉眼观察和低倍镜下观察。椭圆形或不规则形,陷入的头节与成虫头节相似,也有吸盘和小钩(参见图 7-39A)。图 7-39B 为翻出头节的囊尾蚴。

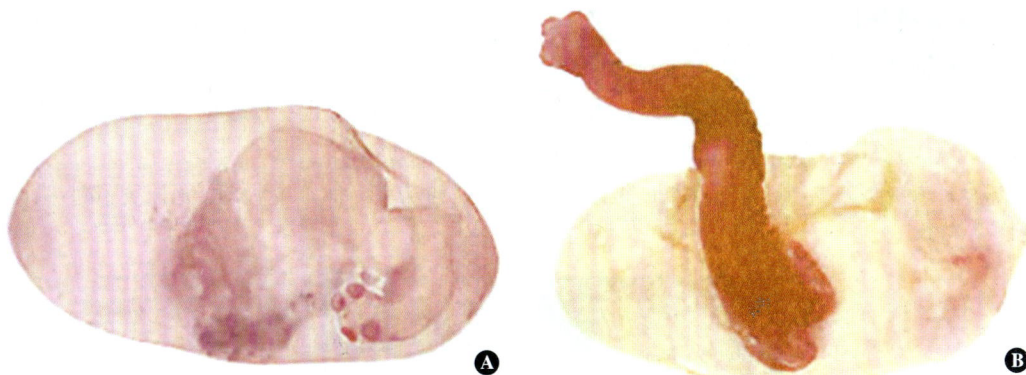

图 7-39 囊尾蚴(A)和翻出头节的囊尾蚴(B)

(6) 病理标本:肉眼观察。"米猪肉"中的囊尾蚴是乳白色、半透明、黄豆大小的囊泡(参见图 7-40)。

【实验方法】

(1) 虫卵检查:生理盐水直接涂片法、饱和盐水浮聚法、肛门拭子法。

(2) 带绦虫孕节检查法。

(3) 活组织囊尾蚴检查。

(4) 猪囊尾蚴孵化法:取米猪肉,用手术刀剥离出完整的囊尾蚴,置于平皿中,加入生理盐水胆汁液(二者各半),以淹没囊尾蚴为宜,置于 37~42℃温箱中孵化,1 小时后检查,可见囊尾蚴的头节伸出,并可见其活动。

【实验报告】

绘制带绦虫卵(不完整虫卵),并注明结构名称和放大倍数。

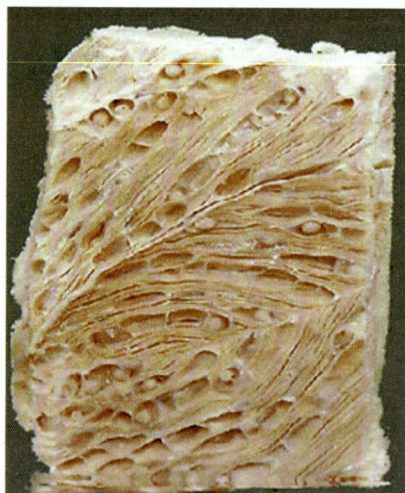

图 7-40　米猪肉

【思考题】

简述猪带绦虫对人的危害?

（二）牛带绦虫

牛带绦虫也称肥胖带绦虫、牛肉绦虫或无钩绦虫。成虫寄生于人体小肠内（人是唯一终宿主），孕节片（含有大量虫卵）可单节或多节脱落，随宿主粪便排出体外或主动逸出肛门。虫卵被牛食入在体内发育为囊尾蚴，含有囊尾蚴的牛肉被人食入可致牛肉绦虫病。病原学诊断有赖于粪便中或肛门周围检获虫卵或孕节片。

【实验目的】

（1）掌握牛带绦虫成虫和虫卵的形态特征。

（2）掌握牛带绦虫成虫头节、成节和孕节片的结构特征。

（3）掌握牛带绦虫与猪带绦虫的鉴别要点。

（4）熟悉牛带绦虫感染的病原学诊断方法。

【实验观察】

示教标本

（1）成虫液浸标本：肉眼观察。雌雄同体，虫体呈乳白色，不透明，扁长如带状，长约 4～8m，链体由 1000～2000 个节片组成（参见图 7-41A）。

（2）头节玻片标本：卡红染色，低倍镜下观察。近方形，有 4 个吸盘，无顶突和小钩（参见图 7-41B）。

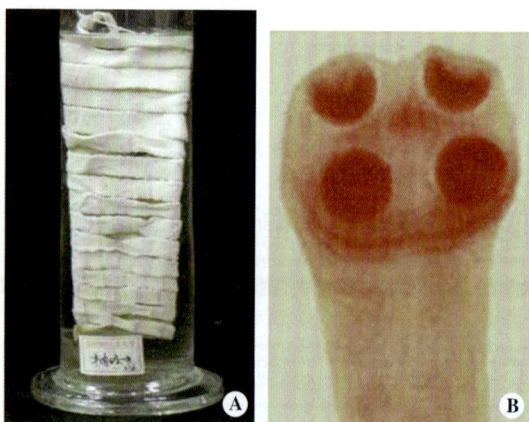

图 7-41　牛带绦虫成虫（A）和牛带绦虫头节（B）

（3）成节玻片标本：卡红染色，低倍镜下观察。每一成节具有雌、雄生殖器官各一套。睾丸呈泡状，约 300～400 个，散布于节片的两侧。卵巢分左右二叶，无中间小叶（参见图 7-42A）。

（4）孕节玻片标本：墨汁染色。肉眼观察和放大镜观察。长方形，内部仅剩树枝状分支的子宫。单侧子宫分支数为 15～30 支，支端可再分支，排列规则（参见图 7-42B）。

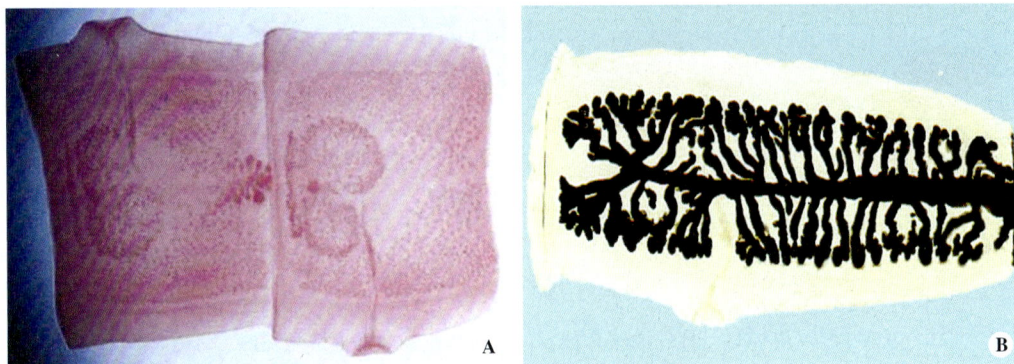

图 7-42　牛带绦虫成节(A)和孕节(B)

(5) 囊尾蚴

1) 液浸标本:肉眼观察。与猪带绦虫囊尾蚴不易鉴别。

2) 压片标本:卡红染色,肉眼观察和低倍镜下观察。椭圆形或不规则形,陷入的头节与成虫头节相似,有吸盘,无小钩,可与猪带绦虫囊尾蚴相鉴别。

【实验方法】

(1) 虫卵检查:生理盐水直接涂片法、饱和盐水浮聚法、肛门拭子法等。

(2) 带绦虫孕节检查法:同猪带绦虫。

【思考题】

(1) 比较猪带绦虫和牛带绦虫的形态特征。

(2) 猪带绦虫和牛带绦虫哪个对人的危害更大? 为什么?

(三) 细粒棘球绦虫

细粒棘球绦虫也称包生绦虫。成虫寄生于犬、狼等食肉动物的小肠内,孕节或虫卵随宿主粪便排出体外。虫卵被反刍动物或人等中间宿主食入,在体内各组织器官发育为棘球蚴,引起棘球蚴病(包虫病),多见于肝脏、肺脏等部位。病原学诊断方法包括手术摘除棘球蚴活检,取痰液、腹水、尿液等标本检查原头蚴、生发囊等。

【实验目的】

(1) 掌握棘球蚴的形态特征。

(2) 了解棘球蚴病的危害。

【实验观察】

1. 自学标本　HE 染色,低倍镜下寻找,高倍镜下仔细观察。

棘球蚴压片标本:外层为角皮层染粉红色,为较厚的无细胞的粉皮样结构;内层为生发层染蓝色,为一薄的细胞层,由此向内长出许多原头蚴和生发囊。原头蚴为椭圆形,其顶突内陷,可见 4 个吸盘和菊花状的小钩。游离于囊液中的原头蚴、生发囊、子囊等结构,统称为棘球蚴砂(参见图 7-43A)。

2. 示教标本

(1) 成虫玻片标本:卡红染色,低倍镜下观察。雌雄同体,虫体甚小,约 2 ~ 7mm。虫体由头节、颈节、幼节、成节、孕节各一节组成。头节呈梨形,有 4 个吸盘及顶突和两圈小钩(参见图 7-43B)。

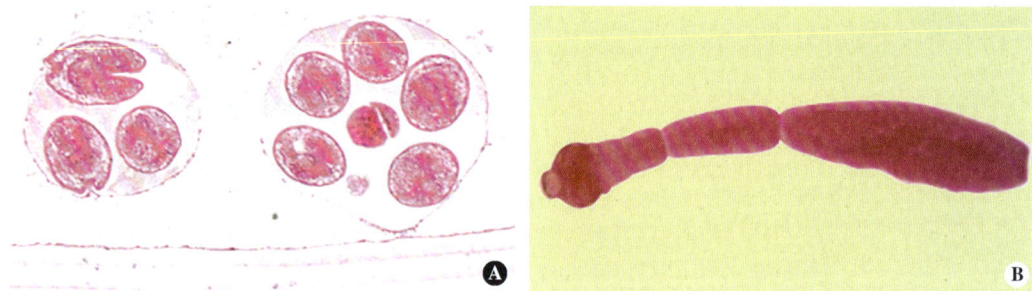

图 7-43　棘球蚴压片标本(A)和细粒棘球绦虫成虫(B)

（2）棘球蚴液浸标本：肉眼观察。球形或近似球形的囊状体，大小不等，乳白色，半透明。内壁上可见一些乳白色小点，为生发囊、原头蚴等结构。囊内充满液体（参见图 7-44）。

（3）肝包虫病的病理标本：肉眼观察。患者肝脏剖面颇像颅骨纵断面，系棘球蚴缓慢生长，长期挤压肝组织所致（参见图 7-45）。

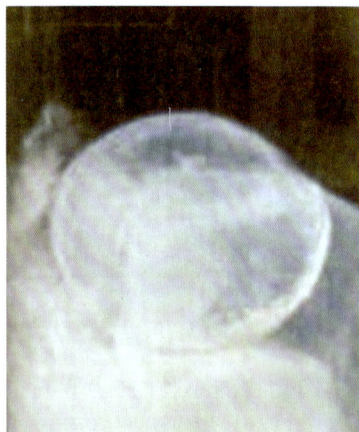

图 7-44　棘球蚴

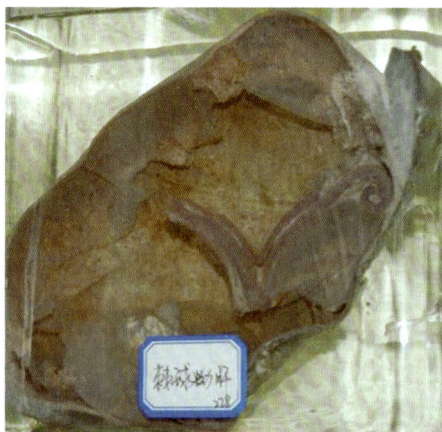

图 7-45　棘球蚴肝

【实验报告】

绘制棘球蚴，并注明结构名称和放大倍数。

【思考题】

（1）人是细粒棘球绦虫的终宿主吗？为什么？

（2）简述细粒棘球绦虫对人的危害。

（吴　因）

第二节　医学原虫

第1次实验　叶　足　虫

（一）溶组织内阿米巴

溶组织内阿米巴主要寄生于人体肠道，引起肠阿米巴病和肠外阿米巴病（阿米巴肝脓肿最常见）。生活史包括滋养体和包囊两个时期。其感染阶段是四核包囊,致病阶段是滋养体。病原学检查法:对急性阿米巴痢疾或阿米巴肠炎患者,取脓血便或稀便,做生理盐水涂片查滋养体;对慢性感染者,取成形粪便做铁苏木素或碘液染色查包囊。

【实验目的】

（1）掌握溶组织内阿米巴滋养体和包囊的形态特征。

（2）熟悉阿米巴肠溃疡、肝脓肿的病理特征。

（3）了解溶组织内阿米巴滋养体的运动方式。

【实验观察】

1. 自学标本　油镜观察

（1）溶组织内阿米巴滋养体玻片标本（铁苏木素染色）:虫体蓝黑色,形状不规则,多为圆形或椭圆形,直径大小在 $12\sim60\mu m$ 之间（一般为 $15\sim20\mu m$）。外质伪足呈舌状或指状,但不明显或不易看到;内质呈颗粒状,可见吞噬的红细胞（呈黑色,大小和数目不定）。细胞核 1 个,圆形,呈泡状,核仁小而圆,多位于正中,核膜内缘有大小均匀、排列整齐的染色质粒（参见图 7-46）。

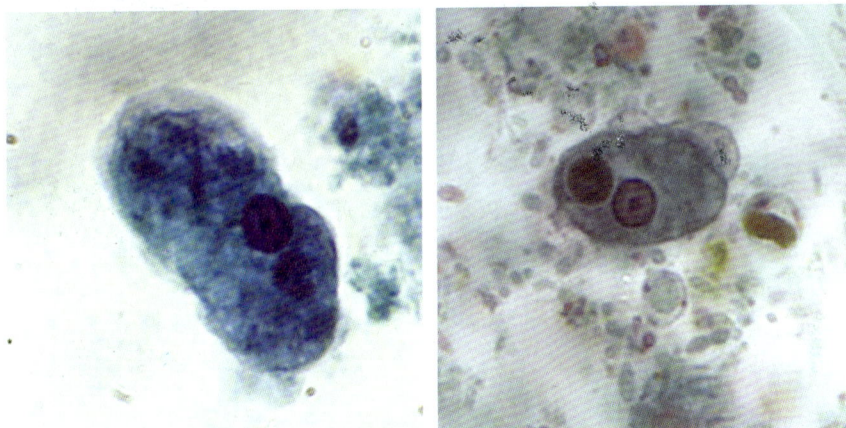

图 7-46　溶组织内阿米巴大滋养体

（2）溶组织内阿米巴包囊玻片标本（铁苏木素染色）:呈圆球形,蓝黑色,直径 $12\sim15\mu m$。外有囊壁,内有细胞核 $1\sim4$ 个,核的形状与滋养体细胞核相似但稍小。未成熟包囊中可见呈黑色,棒状或卵圆形的拟染色体和空泡状的糖原泡。四核成熟包囊,拟染色体和糖原泡一般消失（参见图 7-47A、B、C）。

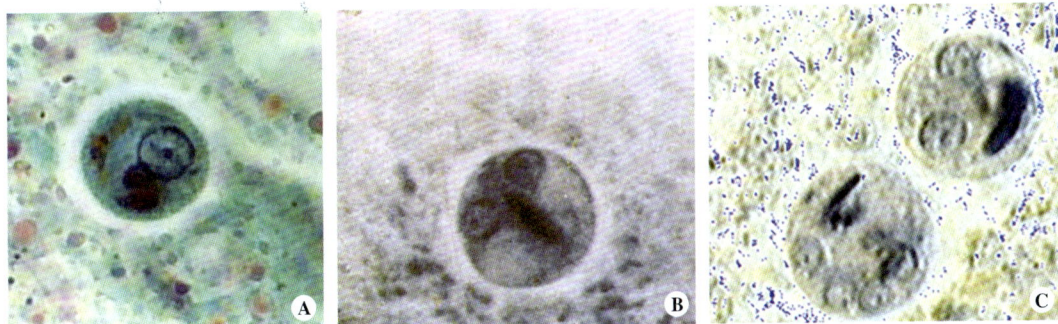

图 7-47　溶组织内阿米巴单核包囊（A）、双核包囊（B）、四核包囊（C）

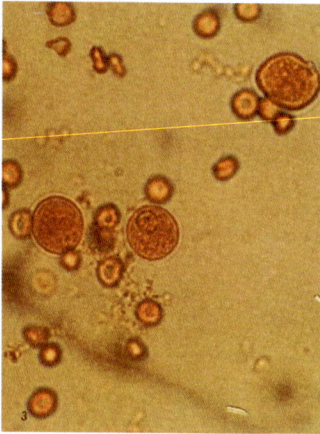

图 7-48 溶组织内阿米巴包囊

（3）溶组织内阿米巴包囊玻片标本（碘液染色）：包囊染成淡黄色，圆球形，囊壁不着色，细胞核 1～4 个。在 1 或 2 个核的包囊内可见糖原泡和拟染色体，糖原泡被染成棕黄色，拟染色体不着色（参见图 7-48）。

2. 示教标本

（1）阿米巴痢疾病理标本：在肠黏膜上可见多处溃疡，相邻的溃疡互相融合，致使大片黏膜脱落（肉眼观察，参见图 7-49A）。溃疡的特点为溃疡口小，底部较宽大、呈烧瓶状，溃疡之间的肠黏膜基本正常或稍有充血水肿（镜下观察参见图 7-49B）。

（2）阿米巴肝脓肿病理标本（肉眼观察）：脓肿多数为单发，且多在肝右叶，中央为一大片坏死区，脓液为液化的肝组织，呈巧克力酱样（参见图 7-50）。

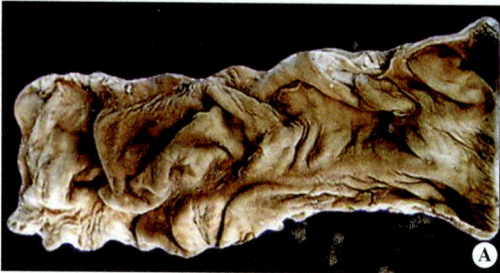

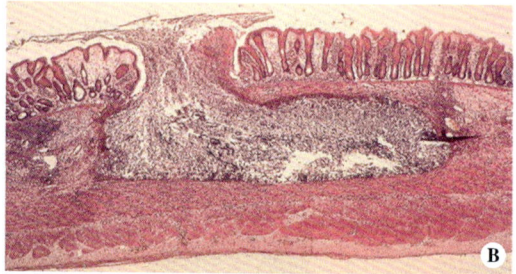

图 7-49 阿米巴痢疾病病理标本

【实验方法】

（1）生理盐水涂片法查滋养体。

（2）碘液涂片法查包囊。

【实验报告】

绘制溶组织内阿米巴滋养体和包囊（铁苏木素染色），并注明结构名称和放大倍数。

【思考题】

（1）溶组织内阿米巴的致病时期为哪一期？主要危害哪些脏器？

（2）如何用病原学检查诊断肠阿米巴患者？

第 2 次实验 鞭 毛 虫

（一）阴道毛滴虫

阴道毛滴虫主要寄生于女性的阴道及尿道、男性的尿道及前列腺，引起滴虫性阴道炎、尿道炎、前列腺炎，其生活史只有滋养体阶段，主要通过直接或间接接触方式传播。病原学检查法：生理盐水涂片法、涂片染色法、培

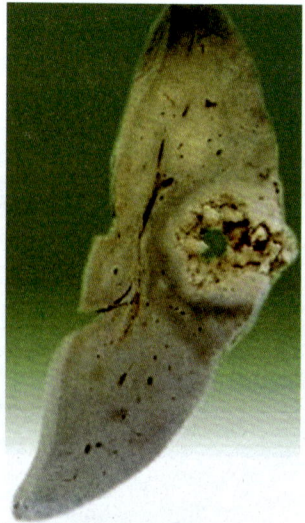

图 7-50 阿米巴肝脓肿病理标本

养法。

【实验目的】

（1）掌握阴道毛滴虫滋养体的形态特征。

（2）熟悉阴道分泌物生理盐水直接涂片法。

【实验观察】

1. 自学标本 油镜观察。

阴道毛滴虫滋养体（姬氏染色）：虫体呈梨形或椭圆形，体长 7～23μm，胞质淡蓝色，虫体前 1/3 处有一个紫色的椭圆形细胞核，由核上缘的毛基体发出四根前鞭毛和一根后鞭毛。后鞭毛借波动膜与虫体连接。轴柱一根，纵贯虫体，并从后端伸出（参见图7-51）。

2. 示教标本 高倍镜观察。

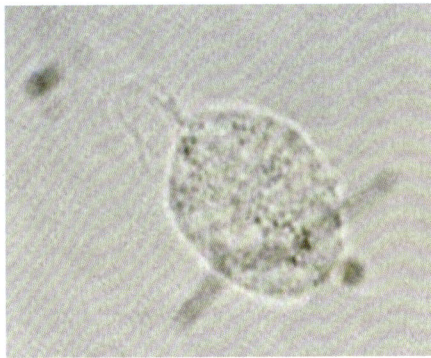

阴道毛滴虫滋养体（活体标本）：来自体外培养或阴道后穹隆分泌物。虫体呈梨形或椭圆形，无色透明具有折光性。虫体借前鞭毛摆动前进，借波动膜摆动作旋转式运动。虫体内部结构一般看不清（参见图7-52）。

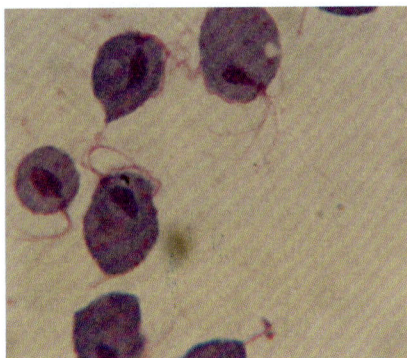

图 7-51　阴道毛滴虫滋养体（姬氏染色）　　图 7-52　阴道毛滴虫滋养体（活体标本）

【实验方法】

阴道分泌物生理盐水直接涂片法。

【实验报告】

绘制阴道毛滴虫滋养体图，并注明结构名称和放大倍数。

【思考题】

（1）滴虫性阴道炎的致病机理是什么？

（2）阴道毛滴虫的寄生部位及感染阶段是什么？

（二）蓝氏贾第鞭毛虫

蓝氏贾第鞭毛虫简称贾第虫，主要寄生人和某些哺乳动物的小肠，引起以腹泻和消化不良为主要症状的贾第虫病。由于在旅游者中发病率较高，故又称旅游者腹泻。蓝氏贾第鞭毛虫生活史中有滋养体和包囊两个阶段，其感染阶段是四核包囊。病原学检查法：粪便检查（急性期生理盐水涂片查滋养体；慢性期碘液直接涂片查包囊）、十二指肠引流液和肠检胶囊法查滋养体。

【实验目的】

(1) 掌握蓝氏贾第鞭毛虫包囊的形态特征。

(2) 熟悉蓝氏贾第鞭毛虫滋养体的形态特征。

【实验观察】

1. 自学标本 油镜观察。

(1) 蓝氏贾第鞭毛虫滋养体(铁苏木素染色或姬氏染色):虫体染成蓝黑色(姬氏染色呈紫红色),呈倒置梨形,两侧对称,前端钝圆,向后渐细。体长 9 ~ 21μm,有两个卵圆形泡状核并列于虫体中线两侧,二核之间有两条平行纵贯全虫的轴柱,轴柱中部有一对半月形的中央小体,轴柱前端有基体,自此发出 4 对鞭毛,即前侧鞭毛、后侧鞭毛、腹鞭毛和尾鞭毛各一对(参见图 7-53A、B)。

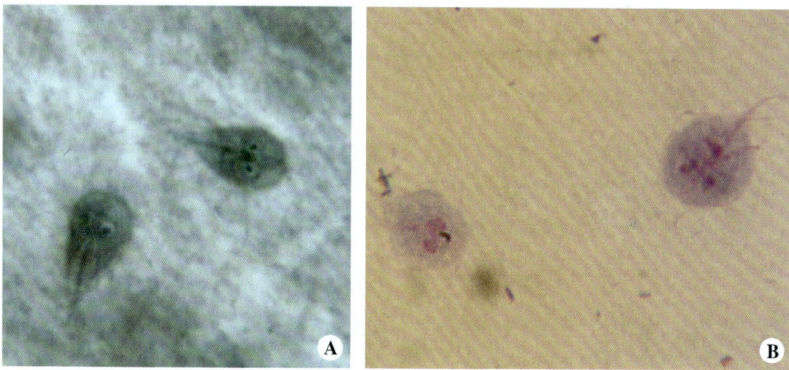

图 7-53 蓝氏贾第鞭毛虫滋养体铁苏木素染色(A)姬氏染色(B)

(2) 蓝氏贾第鞭毛虫包囊(铁苏木素染色):椭圆形,体长为 8 ~ 14μm,囊壁厚,不着色,虫体染成蓝黑色,与囊壁间有明显空隙。未成熟包囊内有 2 个细胞核,成熟包囊内有 4 个,常位于一端,还可见到轴柱和丝状物(参见图 7-54)。

2. 示教标本 油镜观察。

蓝氏贾第鞭毛虫包囊(碘液染色):碘液染色后呈黄绿色,囊壁与虫体之间有明显空隙,囊内结构清晰可辨(参见图 7-55)。

【实验报告】

绘制蓝氏贾第鞭毛虫包囊图,并注明结构名称和放大倍数。

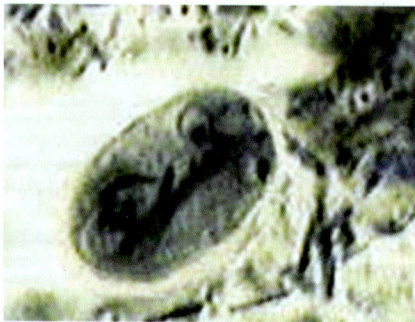

图 7-54 蓝氏贾第鞭毛虫包囊(铁苏木素染色)

图 7-55 蓝氏贾第鞭毛虫包囊(碘液染色)

【思考题】

蓝氏贾第鞭毛虫的生活史及其所致疾病。

第3次实验　孢　子　虫

(一) 疟原虫

疟原虫是疟疾的病原体,传播媒介为按蚊。寄生人体的疟原虫有四种,即间日疟原虫、恶性疟原虫、三日疟原虫、卵形疟原虫,我国主要为前两种。生活史包括在蚊体内进行的有性生殖及孢子增殖和人体内进行的裂体增殖阶段。感染阶段是子孢子,主要致病阶段是红内期裂体增殖。典型的疟疾发作表现为周期性的寒战、发热、出汗退热三个阶段。反复发作可导致贫血和肝、脾肿大。病原学检查法:一般采患者外周血,制成血涂片,镜检疟原虫红内期发育各期形态。

【实验目的】

(1) 掌握薄血膜中间日疟原虫、恶性疟原虫红内期各阶段形态特征。

(2) 熟悉薄血膜的制作及染色方法。

(3) 了解疟原虫在蚊体内发育阶段的一般形态特征。

【实验观察】

1. 自学标本　油镜观察。

(1) 间日疟原虫红内期各发育阶段(姬氏染色薄血涂片)形态特征如下:

1) 早期滋养体(环状体):虫体形似嵌有红宝石的戒指,胞核位于虫体一侧,为紫红色或红色,胞质较少,为蓝色,中间有空泡,胞质被空泡挤压成环状。环状体直径约为红细胞直径的1/3,被感染的红细胞无明显变化(参见图7-56)。

2) 晚期滋养体(大滋养体):环状体进一步发育,虫体增大,常伸出伪足,形态不规则。胞质中出现散在的棕色疟色素。感染的红细胞胀大,颜色变浅,并出现红色、细小的薛氏小点(参见图7-57)。

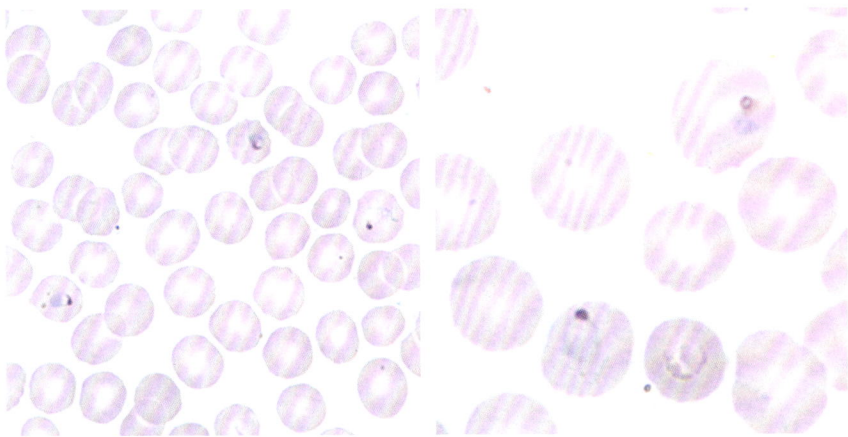

图 7-56　间日疟原虫早期滋养体(环状体)

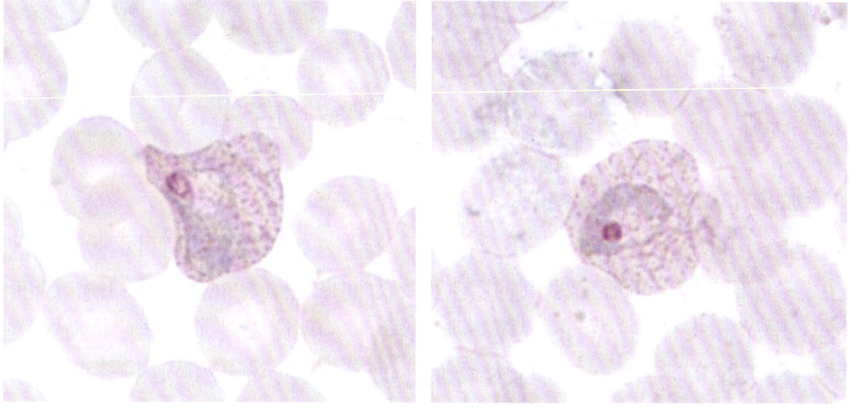

图 7-57　间日疟原虫晚期滋养体(大滋养体)

3)裂殖体:晚期滋养体发育成熟后,核开始分裂,疟色素趋向集中,胞质内空泡消失,但胞质尚未分裂,该发育阶段为未成熟裂殖体阶段。随着核分裂的完成,胞质进行分裂,疟色素聚集成堆。分裂后的每一小部分胞质分别包绕一个胞核,形成裂殖子,该发育阶段为成熟裂殖体。成熟裂殖体常含 12~24 个裂殖子,充满被寄生的红细胞(参见图 7-58A),有时可见成熟的裂殖体已逸出宿主红细胞(参见图 7-58B)。

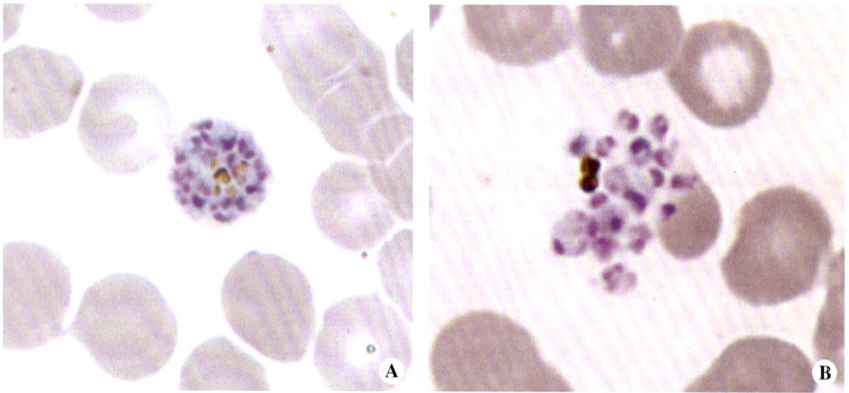

图 7-58　间日疟原虫裂殖体

4)配子体:圆形或椭圆形,细胞质几乎占满受染胀大的红细胞。核 1 个,疟色素均匀分布于虫体内。雄配子体核较大疏松,淡红色,多位于虫体中央,胞质紫蓝色(参见图 7-59A);雌配子体核稍小致密,深红色,多位于虫体一侧,胞质致密,深蓝色(参见图 7-59B)。

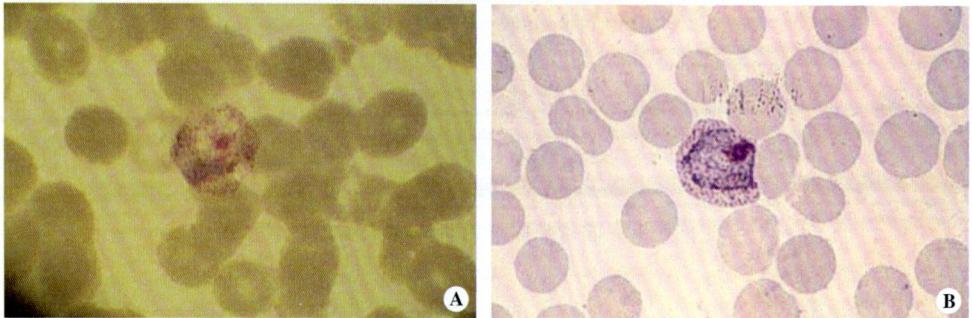

图 7-59　间日疟原虫配子体(A 雄 B 雌)

（2）恶性疟原虫红内期各发育阶段(姬氏染色薄血涂片)形态特征如下：

1）早期滋养体(环状体)：环纤细，约等于红细胞直径的1/5；核1~2个，虫体常位于红细胞边缘。有时1个红细胞内可含两个以上虫体。感染的红细胞不胀大，其内可出现粗大紫红色的茂氏点(参见图7-60)。

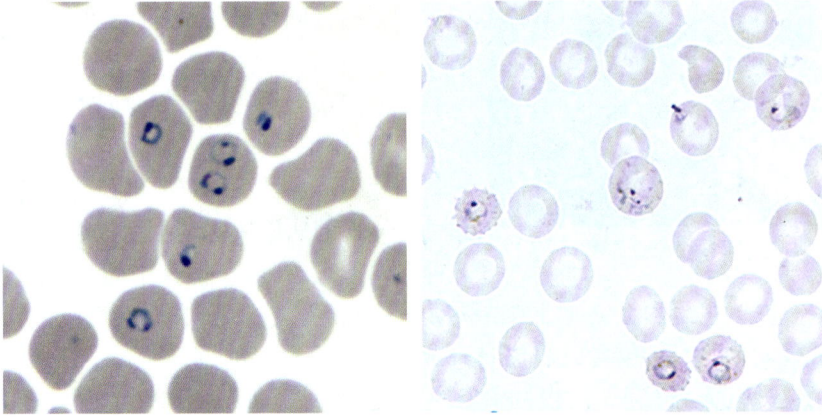

图7-60 恶性疟原虫早期滋养体(环状体)

2）配子体：雄配子体腊肠状，两端钝圆，核疏松，淡红色，位于中央，胞质蓝色而略带红；疟色素黄棕色分布于核周(参见图7-61A)。雌配子体新月形，两端较尖，核致密，较小，深红色，位于中央，胞质蓝色；疟色素深褐色分布于核周围(参见图7-61B)。

2. 示教标本 高倍镜观察。

间日疟原虫卵囊：蚊胃壁上的圆球形小囊，成熟时直径约为50~60μm。高倍镜下可发现其内有成簇排列、呈梭形的子孢子(参见图7-62)。

【实验方法】

薄血涂片染色法检查疟原虫。

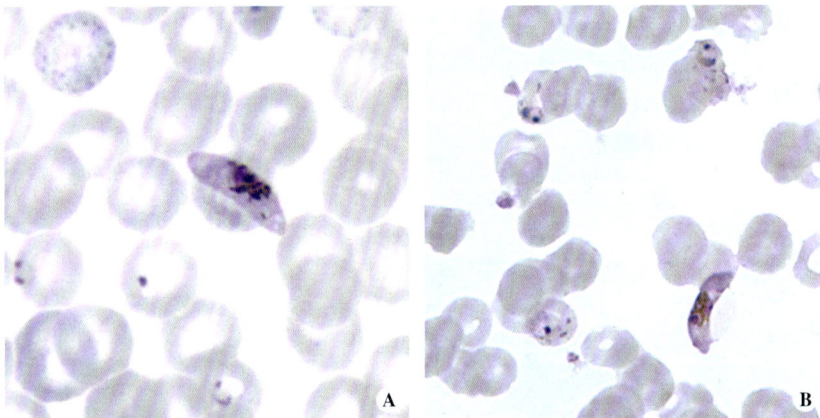

图7-61 恶性疟原虫配子体(A 雄 B 雌)

【实验报告】

（1）绘制间日疟原虫薄血膜涂片红内期各发育阶段彩图。

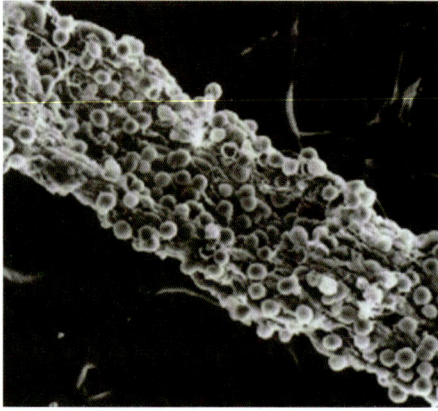

图 7-62　间日疟原虫卵囊

（2）绘制恶性疟原虫薄血膜涂片环状体、配子体阶段彩图。

【思考题】

（1）如何区别间日疟原虫大滋养体和配子体？

（2）结合间日疟原虫的生活史解释疟疾的周期性发作。

（3）简述疟疾病原学检查时的注意事项。

（二）刚地弓形虫

刚地弓形虫是一种重要的机会致病原虫，是引起弓形体病的病原体。其生活史需要两个宿主，有五种不同形态的阶段：即在中间宿主（人及其他动物）体内的速殖子、包囊和在终宿主（猫科动物）小肠上皮细胞内的裂殖体、配子体、卵囊。该虫感染阶段较多（卵囊、包囊或假包囊），成熟卵囊是重要的感染阶段。速殖子是其主要致病阶段。包囊内缓殖子是引起慢性感染的主要阶段。弓形虫还可经胎盘垂直传播，引起死产、流产、畸胎及神经系统发育障碍等。病原学检查法：涂片染色法、动物接种分离法或细胞培养法。涂片染色法简便，但检出率较低，动物接种分离法或细胞培养法目前比较常用。由于病原学检查比较困难，阳性率不高，因此临床上常用免疫学诊断方法。

【实验目的】

（1）掌握弓形虫速殖子的形态。

（2）熟悉弓形虫包囊的形态。

（3）了解弓形虫卵囊的形态。

【实验观察】

1. 自学标本　油镜观察。

（1）速殖子：虫体呈香蕉形或月牙形，一端较尖，一端钝圆；长约 $4 \sim 8\mu m$。核呈紫红色，位于虫体中央稍后，胞质蓝色（参见图 7-63）。

（2）弓形虫包囊：包囊呈圆形或椭圆形，直径 $5 \sim 100\mu m$，具有一层富有弹性的坚韧囊壁，囊内滋养体称为缓殖子，其形态与速殖子相似，数目从数个到数百个不等。

2. 示教标本　高倍镜观察。

弓形虫卵囊：卵囊呈圆形或椭圆形，大小约 $10 \sim 12\mu m$，具有两层光滑透明的囊壁，成熟的卵囊内含 2 个孢子囊，每个孢子囊含 4 个呈新月形子孢子（参见图 7-64）。

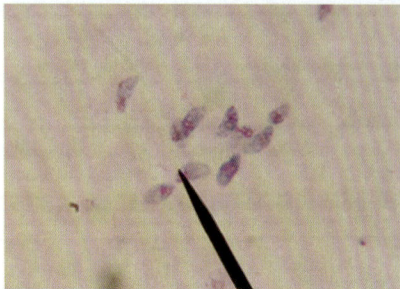

图 7-63　弓形虫速殖子（姬氏染色）

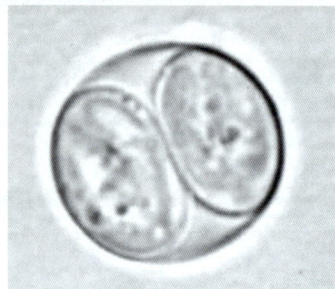

图 7-64　弓形虫卵囊

【实验报告】

绘制弓形虫滋养体(油镜下)图。

【思考题】

(1) 弓形虫常寄生于人体哪些部位? 感染及致病是什么时期?

(2) 若孕妇感染了弓形虫,可能会有怎样的后果?

(3) 诊断弓形虫病的方法有哪些?

(佟　伟)

第三节　医学节肢动物

第1次实验　昆　虫　纲

(一) 蚊

蚊的发育为完全变态,生活史包括:卵、幼虫、蛹、成虫四期,前三期生活在水中,成虫生活在陆地上。雄蚊不吸血,只吸取植物汁液及花蜜;雌蚊刺吸人或动物的血液,可传播病原体。蚊可传播多种疾病,如:疟疾、丝虫病、乙型脑炎、登革热等,其传播方式为生物性传播。蚊子的种类很多,与传播疾病有关的常见蚊种大多属于按蚊、伊蚊、库蚊三属。

【实验目的】

(1) 掌握三属蚊成虫的外部形态。

(2) 熟悉雌蚊刺吸式口器的构造。

(3) 能识别几种常见的媒介蚊种。

【实验观察】

1. 自学标本　肉眼观察成蚊(玻片标本、针插标本)。

成蚊体长 1.6 ~ 12.6mm,体色因种而异,分头、胸、腹 3 部分。注意观察蚊体大小、颜色、翅前缘有无斑点,胸部背面有无白纹,触须、触角有无白环等特征,借以鉴别蚊种。

(1) 中华按蚊:体中型或大型,灰褐色。雌蚊触须上有 4 个白环,顶端两白环较宽且近,翅前缘脉上有白斑两个,尖端的大,后足 1 ~ 4 节有窄端白环(参见图 7-65)。

(2) 淡色库蚊:体中型,淡褐色,喙无白环,各足跗节无淡色环,腹部背面有基白带(参见图 7-66)。

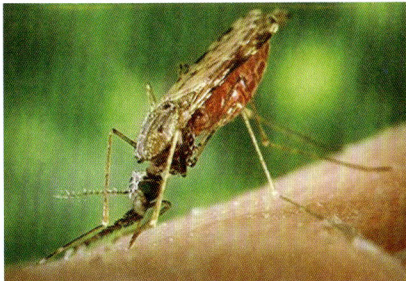

图 7-65　中华按蚊成虫

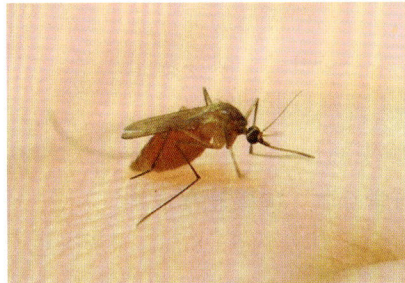

图 7-66　淡色库蚊成虫

(3) 白纹伊蚊:体形小,黑色,间有银白色斑纹(参见图 7-67)。

2. 示教标本 低倍镜观察(玻片标本)。

(1) 蚊头:近半球形,有复眼 1 对,其内侧有触角 1 对,各有 15 节,每节间轮生触角毛,雄蚊触角毛长而密,雌蚊短而稀。触角内侧有触须 1 对,各分 5 节。头前下方有一针状的喙,为刺吸式口器,由上内唇、舌各 1 个,上、下颚各 1 对,共同组成细长的针状结构,包藏在鞘状的下唇内(参见图 7-68)。

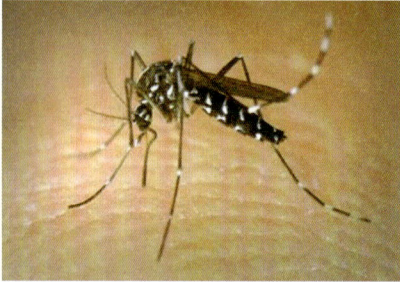

图 7-67 白纹伊蚊成虫

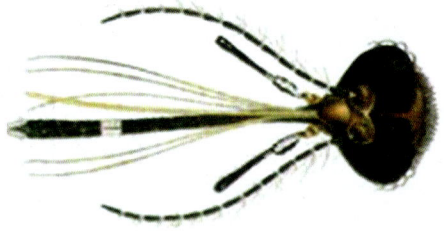

图 7-68 蚊的刺吸式口器

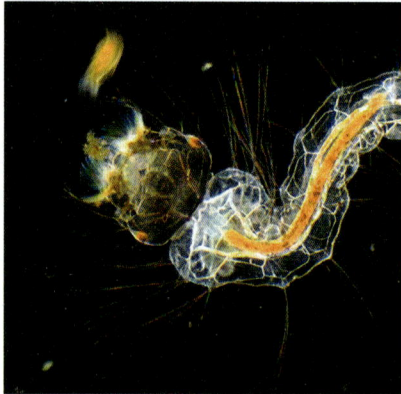

图 7-69 蚊的幼虫

(2) 幼虫:俗称孑孓。体分头、胸、腹三部分。头部有触角、单、复眼各 1 对,口器为咀嚼式。胸部略成方形,不分节。腹部细长,分 9 节,第 8 节背面有气孔器与气门或细长的呼吸管,是幼虫期分类的重要依据(参见图 7-69)。

【思考题】

(1) 如何鉴别三属蚊的成虫?

(2) 按蚊、库蚊、伊蚊各传播何种疾病?

(二) 蝇

蝇的发育为完全变态,生活史需经历卵、幼虫、蛹、成虫四个时期。幼虫也称蛆,有些种类蝇蛆可寄生于人体,引起蝇蛆病。成虫口器多为舔吸式口器,杂食性,取食时边吃、边吐、边排粪。足末端爪垫发达,密布纤毛,可分泌黏液,成虫这些生活习性和形态特点在机械性传播病原体方面有重要意义。所传播的疾病有伤寒、霍乱、痢疾、结核病、脊髓灰质炎、沙眼和结膜炎等。

【实验目的】

(1) 掌握几种常见的蝇种成虫的形态特征。

(2) 熟悉幼虫的一般形态。

(3) 了解蝇口器的结构。

【实验观察】

1. 自学标本 肉眼观察成蝇。

(1) 家蝇:体长约 5～8mm,深灰褐色。胸背有 4 条等宽等长的黑色纵纹。翅第 4 纵脉末端急向前弯曲,末端与第 3 纵脉末端几乎相接。腹呈橙黄色(参见图 7-70)。

(2) 丝光绿蝇:体长约 5～10mm,体色呈略带黄色的金属绿色,颊银白色,中胸背板的棕毛发达,腋瓣上无毛(参见图 7-71)。

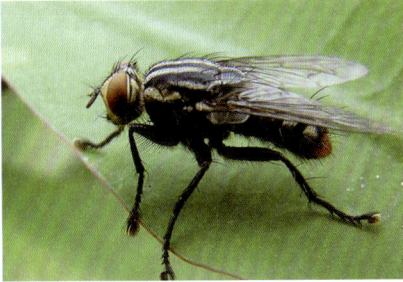

图 7-70 家蝇成虫

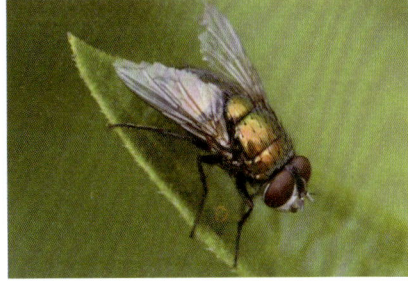

图 7-71 丝光绿蝇成虫

（3）巨尾阿丽蝇：体长约 5~12mm，胸部暗青灰色。胸背前端有 3 条黑色纵纹，中间一条最宽。腹背具金属样青蓝色光泽，颊黑色（参见图 7-72）。

（4）大头金蝇：体长 8~11mm，躯体肥胖，具蓝绿色金属光泽。复眼深红色，颊橘黄色，腹背各节后缘有暗色横带（参见图 7-73）。

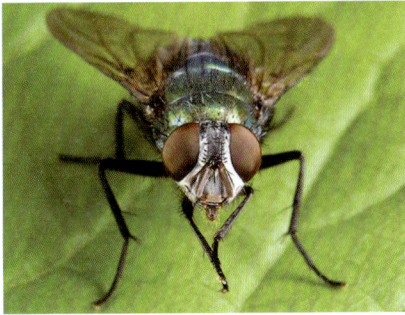

图 7-72 巨尾阿丽蝇成虫

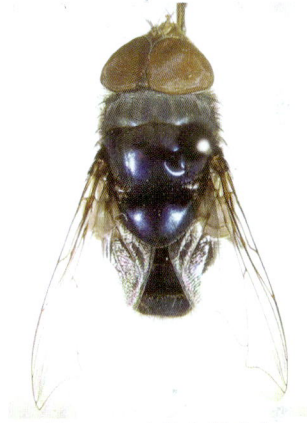

图 7-73 大头金蝇成虫

（5）棕尾别麻蝇：体长 6~12mm，暗灰色，胸背有 3 条黑色纵纹，腹背有黑白相间的棋盘状斑（参见图 7-74）。

（6）厩螫蝇：体长 6~9mm，胸部背面有 4 条暗黑色条纹，中央两条较明显。腹部具有或浓或淡的斑（参见图 7-75）。

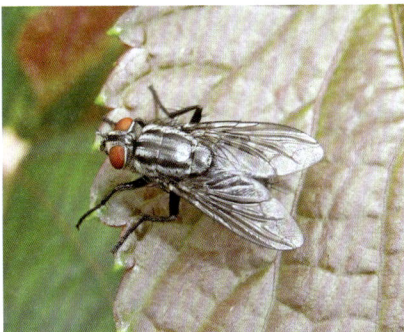

图 7-74 棕尾别麻蝇成虫

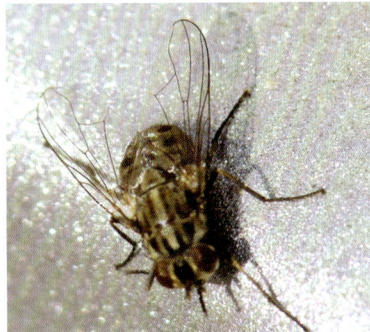

图 7-75 厩螫蝇成虫

2. 示教标本 低倍镜观察。

（1）蝇头：近似半球形，有复眼 1 对。一般两复眼相距较近者为雄蝇，较远者为雌蝇。头顶中央有单眼 3 个，呈三角形排列，颜面正中有触角 1 对，各分 3 节，在第三节外侧有触角芒一根。头下方有口器，多为舔吸式，由基喙、中喙和口盘（1 对唇瓣）组成，其基喙上有触须 1 对（参见图 7-76）。

（2）蝇蛆标本：体乳白色，多为圆柱状，前尖后钝。头部 1 节，有 1 对口钩外露；胸部 3 节，第一胸节两侧有气门 1 对；腹部背面可见 8 节，第八节上有后气门 1 对，与体内气管相通，后气门由气门环、气门裂及纽孔组成，其形状是幼虫分类的重要依据（参见图 7-77）。

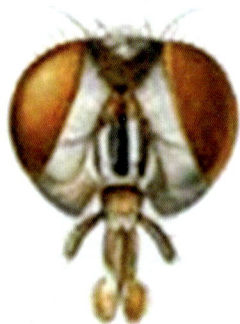

图 7-76 蝇的舔吸式口器

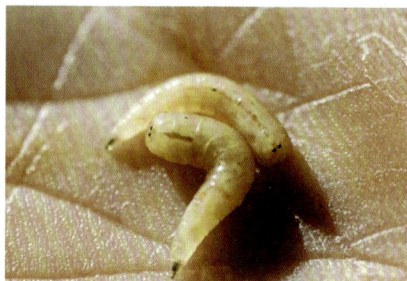

图 7-77 蝇蛆

【思考题】

请指出蝇的形态特点及生活习性与疾病的关系。

（三）虱

寄生于人体的虱有两种，即人虱和耻阴虱，人虱又分为体虱和头虱。其生活史有卵、若虫、成虫三个时期，属不完全变态。人虱通过人与人之间直接或间接接触而传播，耻阴虱则主要通过性交传播。虱的若虫和成虫嗜吸人血，引起皮肤剧痒，并可引起继发性感染。虱可以传播的疾病有流行性斑疹伤寒、虱性回归热、战壕热等。

【实验目的】

（1）掌握虱成虫的形态特征，识别体虱和耻阴虱。

（2）了解虱生活史各期的形态。

【实验观察】

自学标本 肉眼观察后低倍镜下观察。

1. 体虱 成虫背腹扁平，雌虫体长约 3～4mm，雄虫稍小。无翅，分头、胸、腹三部分。头部背面观略呈菱形，有复眼、触角各 1 对，头前端有 1 个可伸缩的刺吸式口器。胸部 3 节愈合，有足 3 对。腹部分节明显，外观可见 8 节，第 3～8 腹节两侧各有气门 1 对。雄虱腹末端钝圆，呈 V 字形，交尾刺由此伸出。雌虱腹末端呈 W 形（参见图 7-78）。

2. 人虱卵 俗称虮子，长约 0.8mm，椭圆形，乳白色，一端有卵盖，常黏附于毛发或衣物纤维上（参见图 7-79）。

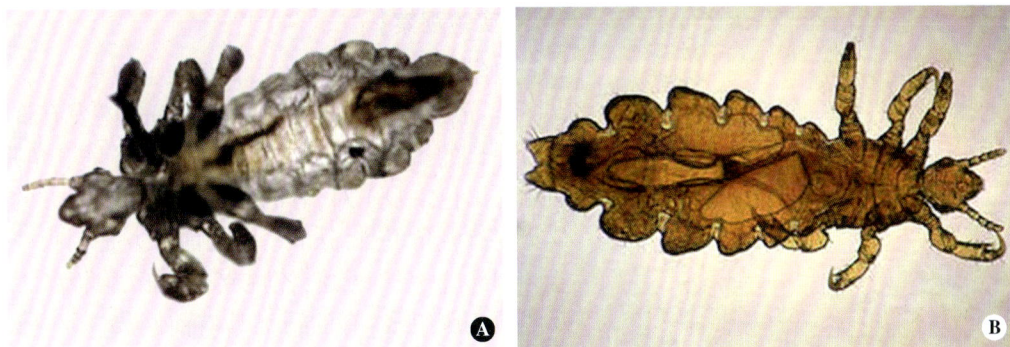

图 7-78 体虱成虫（A 雄 B 雌）

3. 耻阴虱 形似蟹状，雌虱体长为 1.5～2.0mm，雄性稍小。胸部宽而短。腹部前宽后渐窄，气门 6 对，第 5～8 腹节侧缘各有锥形侧突，上有刚毛（参见图 7-80）。

【思考题】

（1）如何鉴别体虱和耻阴虱？

（2）指出体虱可传播哪些疾病及传播方式？

（四）蚤

蚤是哺乳类和鸟类的体外寄生虫，生活史包括卵、幼虫、蛹和成虫四个时期，属完全变态。成虫体小，两侧扁平，足粗壮善跳。雌、雄蚤均吸血，它们对人体的危害除叮刺骚扰外，还是鼠疫、地方性斑疹伤寒的重要传播媒介。此外，人因误食跳蚤还可以感染犬复孔绦虫、微小膜壳绦虫和缩小膜壳绦虫等。

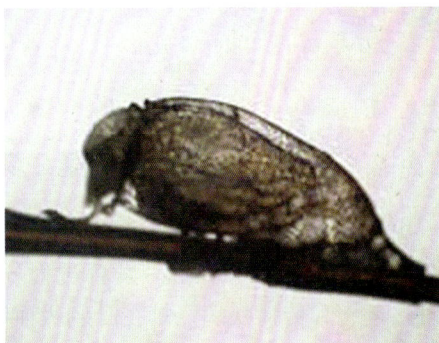

图 7-79 虱卵

【实验目的】

（1）掌握蚤成虫的形态特征。

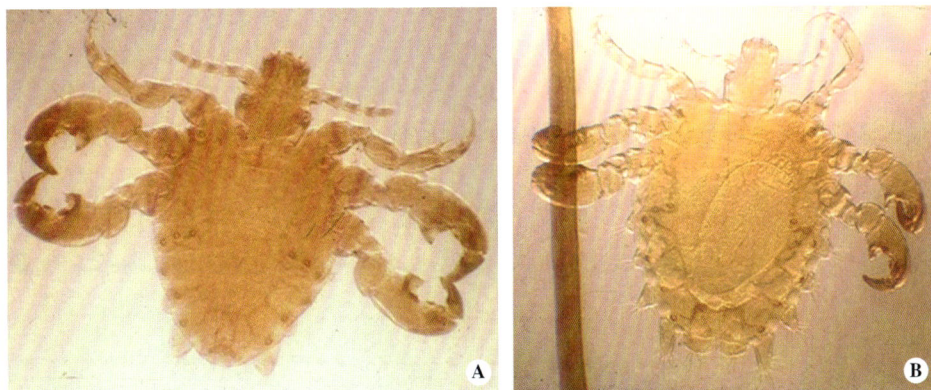

图 7-80 耻阴虱成虫

A. 雄；B. 雌

（2）了解蚤生活史各期的形态。

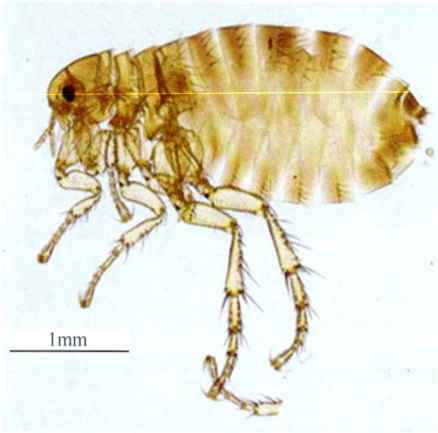

图 7-81　蚤成虫

【实验观察】

自学标本　肉眼观察后低倍镜下观察。

蚤:成虫两侧扁平,体长 1 ~ 4mm,体表有许多向后生长的鬃、刺和栉。头部侧面观略呈三角形,两侧有黑色单眼 1 对,有的已经退化。眼后方的触角窝内有触角 1 对,分节。头的前下方是刺吸式口器。胸部分 3 节,无翅,各胸节有背板、腹板各 1 块及侧板 2 块组成,有的种类具有前胸栉。足 3 对,后足最发达,适于跳跃。腹部共 10 节,各由背板及腹板组成,雄性第 8 ~ 9 节、雌性 7 ~ 9 节变为外生殖器,第 10 节为肛节(参见图 7-81)。

【思考题】

举例说明蚤可传播哪些疾病？ 如何传播？

第 2 次实验　蛛 形 纲

(一) 蜱

蜱分为硬蜱和软蜱。发育过程分卵、幼虫、若虫和成虫四个时期。对人类危害表现为直接危害和传播疾病。蜱在叮刺吸血时可造成局部充血、水肿、急性炎症反应,还可引起继发性感染。有些硬蜱分泌的神经毒素可导致宿主运动神经纤维的传导障碍,引起上行性肌肉麻痹现象,称为蜱瘫痪。传播的疾病有森林脑炎、新疆出血热、蜱媒回归热、莱姆病、Q 热、北亚蜱传立克次体病、细菌性疾病(如鼠疫、布氏杆菌病、野兔热等)。

【实验目的】

(1) 掌握硬蜱与软蜱的成虫形态及两者的主要区别。

(2) 了解蜱与医学的关系。

【实验观察】

自学标本　肉眼或低倍镜观察。

1. 硬蜱成虫　虫体椭圆形,分颚体和躯体两部分。颚体位于躯体前端,也称假头,由颚基、螯肢、口下板及须肢组成,从背面可见。躯体袋状,腹面有足 4 对,背面有一盾板。雌蜱盾板小,仅占体背前部一部分(参见图 7-82A);雄蜱盾板大,几乎覆盖整个躯体背面(参见图 7-82B)。

2. 软蜱成虫　虫体椭圆形,颚体位于躯体前端腹面(参见图 7-83B),从背面观察不到。躯体背面无盾板,体表多呈颗粒状、小疣状,或具皱纹、盘状凹陷等(参见图 7-83A)。

【思考题】

(1) 如何从形态特征上去鉴别硬蜱和软蜱？

(2) 蜱能传播哪些疾病？ 它们的哪些习性与传播疾病有关？

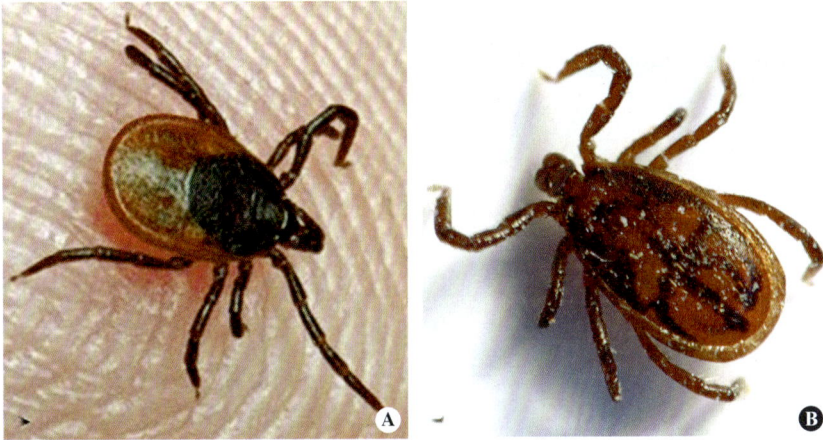

图 7-82 硬蜱成虫
A. 雌;B. 雄

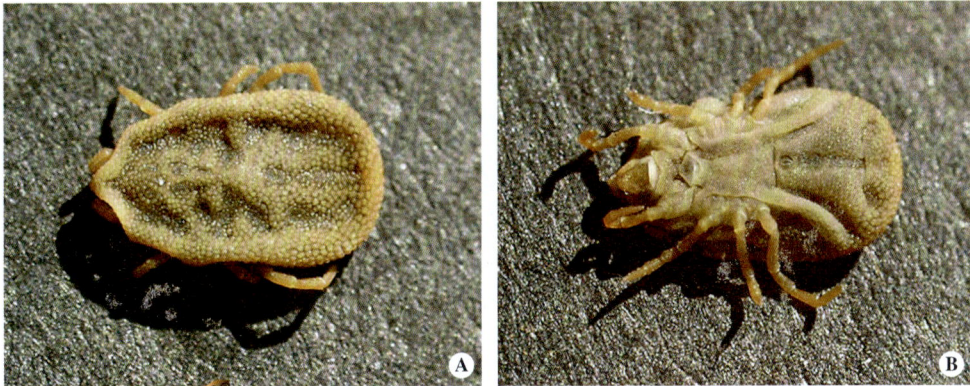

图 7-83 软蜱成虫背面(A)和腹面(B)

(二) 螨

疥螨寄生于人和哺乳动物的皮肤表皮层内,引起疥疮。生活史分为卵、幼虫、前若虫、后若虫和成虫五个时期。疥螨多寄生于人体皮肤薄嫩之处,皮损表现为局部的小丘疹、小水疱及隧道,多为对称分布。剧烈瘙痒是其最突出的症状。若能检出疥螨,则可确诊。

蠕形螨寄生于人体和哺乳动物的毛囊和皮脂腺内,可引起毛囊炎、酒渣鼻、痤疮、脂溢性皮炎和睑缘炎等。生活史分卵、幼虫、前若虫、若虫和成虫五个时期。镜检查到蠕形螨即可确诊,常用检查方法有挤压涂片法和透明胶纸粘贴法。

【实验目的】

(1) 掌握疥螨及蠕形螨成虫形态。

(2) 熟悉蠕形螨的检查方法。

(3) 了解疥螨、蠕形螨与医学的关系。

【实验观察】

自学标本 低倍或高倍镜观察。

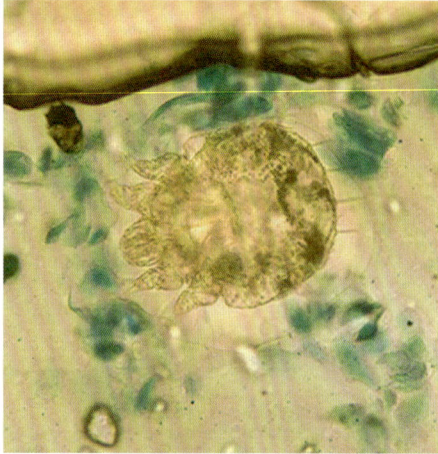

图 7-84　人疥螨

1. 人疥螨　虫体小，雄虫长约 0.20～0.24mm，雌虫长约 0.30～0.45 mm，近圆形，淡黄色，由鄂体和躯体组成，无眼和气门。颚体短小，位于躯体前端，有 1 对钳状的螯肢和 1 对须肢。躯体背面有波状皱纹和鳞片状皮棘，后半部有杆状刚毛和长鬃。腹面有足四对，粗短，呈圆锥形（参见图 7-84）。

2. 蠕形螨　虫体乳白色，半透明，体长约 0.1～0.4mm，雌虫略大于雄虫。颚体宽短呈梯形，位于虫体前端，螯肢 1 对，针状，须肢分 3 节。躯体分足体和末体两部分，在足体腹面有足 4 对，粗短呈芽突状。末体细长，体表有明显的环状横纹。毛囊蠕形螨较长，末体约占躯体长度的 2/3～3/4，末端较钝圆（参见图 7-85A）；皮脂腺蠕形螨略短，末体约占躯体长度的 1/2，末端略尖，呈锥状（参见图 7-85B）。

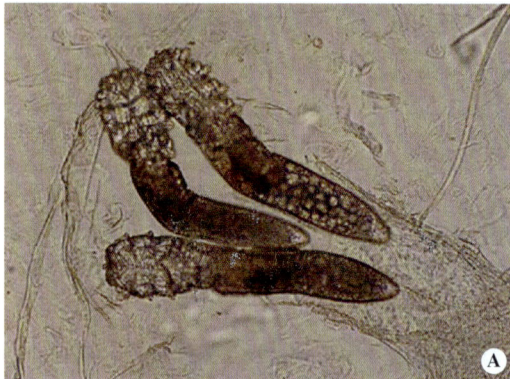

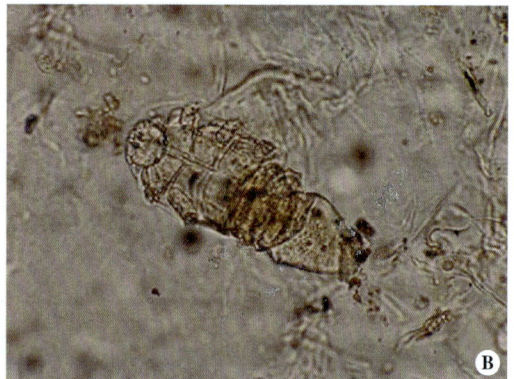

图 7-85　毛囊蠕形螨（A）和皮脂腺蠕形螨（B）

【思考题】

（1）螨能传播哪些疾病？它们的哪些习性与传播疾病有关？

（2）人是如何感染疥螨与蠕形螨的？

（佟　伟）

第三篇 综合性实验

第八章 医学免疫学综合性实验

第 1 次实验 B 淋巴细胞免疫功能的检测

(一) B 细胞膜表面免疫球蛋白检测

【实验原理】

SmIg 是 B 细胞抗原识别受体,其免疫原性与 Ig 相同,应用荧光素标记的抗 Ig 抗体,在适当的条件下可与 SmIg 结合;亦可用荧光素标记的 SPA 与 SmIgG 的 FC 段结合,借以检测 B 细胞膜上 BCR 的存在,可用于 B 细胞计数与 SmIg 的分类。

【实验材料】

(1) 异硫氰酸荧光素(FITC)标记的兔抗人 IgG 抗体(或 IgM,IgA)。

(2) pH7.4 Hank's 液(内含 0.1% NaN_3),台式离心机。

(3) 1ml 椎形塑料离心管外周血淋巴细胞(PBLS)。

【实验方法】

(1) 经分层液分离的淋巴细胞,用 0.1% NaN_3-Hank's 液洗一次,作细胞计数,配成 1×10^6/ml 浓度的细胞悬液。

(2) 取离心管二支,每支加入 1×10^6/ml 细胞悬液 1ml,置台式离机离心 2000rpm,3 分钟,去除上清液,加入荧光素标记的兔抗人 IgG(或 IgM,IgA)抗体 50µl,放置 4℃ 冰箱 30 分钟。

(3) 用含 0.1% NaN_3 的 Hank's 液洗细胞二次,去除游离的荧光抗体,然后滴入细胞计数板,镜检。

【实验结果】

荧光显微镜下观察,在落射激发光下计数呈环状或斑点状荧光的 SmIg 阳性细胞,用钨丝灯光源透射光照明计数同一视野淋巴细胞总数。

【结果处理】

共计数 100～200 个外周血单个核细胞,算出其中 SmIg 阳性细胞的百分数,公式如下:

$$阳性细胞百分率 = \frac{阳性细胞}{100 \sim 200 PBMC} \times 100\%$$

(二) 抗体形成细胞的检测——定量溶血分光光度测定法

【实验原理】

用 SRBC 免疫小鼠,然后将小鼠脾脏 B 淋巴细胞、SRBC 与补体混合进行反应。SRBC 与 AFC 产生的抗体结合成抗原抗体复合物激活补体系统,裂解 SRBC 释放出血红蛋白,以分光光度计测定吸光度,其值反映了 AFC 产生抗体的能力。

【实验材料】

（1）分光光度计或酶标仪($\lambda = 413nm$）。

（2）余同溶血空斑实验。

【实验方法】

（1）实验组脾细胞悬液 1×10^7/ml、0.2％SRBC、补体 1：10 分别吸取 1ml 加入试管;同时设脾细胞悬液对照组,细胞悬液、SRBC 与 RPMI1640 各 1ml;血红素最大释放组,SRBC1ml、蒸馏水 2ml;补体对照组,SRBC、补体与 RPMI1640 各 1ml;血红素自发释放组,SRBC1ml、RPMI16402ml,计四组。

（2）37℃水浴 60 分钟,离心 1000r/min 5 分钟,取上清加入比色杯或取上清 0.2ml 加入 40 孔塑料培养板测 OD 值。

【实验结果】

$$溶血百分率 = \frac{实验组 OD - 补体对照组 OD - 脾细胞对照组 OD}{血红素最大释放组 OD - 血红素自发释放组 OD} \times 100\%$$

【注意事项】

（1）SRBC 要新采集的,无溶血。

（2）脾细胞悬液制备要迅速,计数要准确。

第2次实验　T 淋巴细胞免疫功能的检测

T 淋巴细胞转化试验

【实验目的】

（1）掌握 T 淋巴细胞转化试验的原理和方法。

（2）熟悉 T 淋巴细胞的形态特征。

【实验原理】

正常机体的 T 淋巴细胞在体外培养过程中,受到特异性抗原或丝裂原（植物血凝素或刀豆蛋白 A 等）刺激,细胞的代谢和形态可发生一系列变化。主要表现为体积增大,代谢旺盛,细胞内蛋白质和核酸合成增加,即向淋巴母细胞转化。根据其转化程度可测定 T 淋巴细胞对特异性抗原的应答功能。这类方法称为淋巴细胞转化试验简称淋转试验,在临床上现已作为测定人体细胞免疫功能的指标之一。细胞免疫缺陷时,这种转化功能降低。

【实验材料】

（1）RPMI 1640 完全培养液。

（2）人外周血。

（3）小鼠。

（4）刀豆蛋白 A(ConA)(小鼠脾淋巴细胞)或植物血凝素(PHA)(人外周血单个核细胞)。

（5）培养板、钢网、加样器、平皿、计数板等。

【实验方法】

1. 细胞制备

（1）小鼠脾细胞的制备:无菌取脾,用镊子和 120 目钢网制备脾细胞,用含有 5％ NBS 的

Hank's 液洗一次(1000r/min,5 分钟),用 RPMI 1640 完全培养液调整细胞密度为 1×10^6/ml。

（2）人外周血单个核细胞的制备

1）分离 PBMC：取肝素抗凝人静脉血 2ml,用淋巴细胞分层液分离淋巴细胞,用含有 5% NBS 的 Hank's 液洗三次(1000r/min,5 分钟),用 RPMI 1640 完全培养液调整细胞密度为 1×10^6/ml。

2）全血推片：取肝素抗凝人静脉血 1ml,于 37℃ 条件下静置 30 分钟,吸出富含白细胞的血浆置入 3ml 的 RPMI 1640 完全培养液中。

2. 细胞转化

（1）小鼠脾细胞和人 PBMC：取四十孔细胞培养板,每孔加靶细胞 0.2ml,ConA10μl(终浓度为 6μg/ml)或 PHA10μl(终浓度为 5μg/ml),一个样品加 3 个重复孔,加盖置入 5% CO_2,37℃ 条件下培养 72 小时。

（2）全血推片：加适量(终浓度为 5μg/ml)的 PHA,培养 72 小时。离心 1000r/min,5 分钟,弃上清,混匀推片；亦可弃上清后用醋酸结晶紫液法观察。

3. 淋巴细胞转化的形态学或增殖程度检测,共有以下四种方法,可选择其中一种。

（1）细胞形态学检测

1）G-W 染色法：将样品推片,待干燥后加 G-W 染液染色 1~2 分钟,再加蒸馏水于玻片染液中(铺满玻片,勿溢)复染 5 分钟,水洗、吸干、镜检。淋巴细胞被染成紫蓝色；红细胞被染成红色。

2）醋酸结晶紫染色法：将样品与醋酸结晶紫(3% 醋酸水溶液,加 0.01% 结晶紫)1：1 混合,混匀后用加样器灌入计数板,镜检。红细胞裂解；淋巴细胞被染成紫蓝色。

3）结果观察：未转化细胞的特征为核位于中央,染色致密均匀；很难见到胞浆。转化的细胞有两种形态,①过渡型：体积增大、可见到胞浆、很少,呈新月状；②转化型：核质疏松,可见核仁,亦可见到有丝分裂；胞浆量增多,有空泡；胞膜可出现伪足(参见图 8-1)。

4）计数：镜下计数 200 个淋巴细胞,求出淋巴细胞转化百分率。

淋巴细胞转化百分率＝转化淋巴细胞数／淋巴细胞总数×100%

转化的淋巴细胞包括淋巴母细胞和过渡型淋巴细胞,未转化的淋巴细胞指的是成熟的小淋巴细胞。在正常情况下,人外周血 T 淋巴细胞转化率参考值:70%±10%。

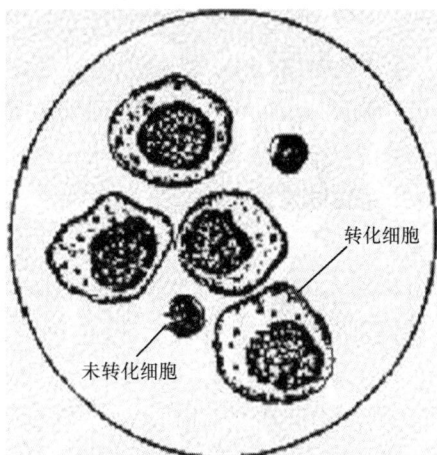

图 8-1　淋巴细胞转化示意图

（2）细胞增殖程度的检测

1）^{3}H-TdR 掺入法：于结束培养前 6 小时加入 0.5μci^{3}H-TdR/孔,使其掺入新合成的 DNA 中,掺入量与细胞增殖程度相平行,用多头细胞收集器将每孔样品分别吸附于 49 型玻璃纤维滤纸上,用生理盐水反复吸洗三次,取出玻璃纤维滤纸烘干,分别放入闪烁液(每杯 3~5ml)中,用 β-液闪计数器测定样品 cpm 值。代入下列公式计算 ConA 刺激指数(index of stimulation,SI)。

SI＝ConA 孔 cpm 值／对照孔 cpm 值

2）改进的 MTT 比色法：MTT(四甲基偶氮唑盐)能被活细胞线粒体中的琥珀酸脱氢酶

作用,在细胞内外形成蓝紫色不溶于水的结晶为甲臜(formazan),与其细胞紧密结合。琥珀酸脱氢酶的含量和细胞增殖程度呈正相关,与形成的 formazan 亦呈正相关,formazan 溶于醇类,测其 OD 值的高低可反映细胞增殖的程度。于前 4 小时,加 MTT(用 pH7.2 的 PBS 配制,5mg/ml,针头滤器除菌)0.01ml/孔,离心平板 2000r/min,5 分钟。弃上清 0.16ml 加生理盐水 0.2ml,离心洗 2～3 次后弃上清 0.2ml,37℃ 12 小时干燥后加乙醇(夏季应用正丁醇)0.2ml/孔,反复吹吸几次待 formazan 溶解后测 OD 值,λ 在 560～590nm 之间均可。该法完全可以取代 ^{3}H-TdR 掺入法。代入下列公式计算 SI。

SI＝ConA 孔 OD 值/对照孔 OD 值

【注意事项】

(1) 本实验要求严格无菌操作,否则会影响实验结果。

(2) PHA 的加入量要适当,过多或过少都会影响转化率。一般需根据不同的厂家、批号及实践经验定量。

【思考题】

(1) 绘图并说明淋巴细胞转化前的形态特征。

(2) 淋巴细胞转化试验的理论基础和实际意义是什么?

第3次实验　豚鼠Ⅰ型超敏反应性休克模型制备与分析

(一) 豚鼠血清过敏反应

【实验原理】

马血清等变应原可引起人和动物的过敏性休克。豚鼠对马血清敏感,极易刺激豚鼠产生 IgE,引发过敏性休克。

【实验材料】

(1) 豚鼠(300～400g)、马血清、鸡卵白蛋白。

(2) 无菌盐水,注射器、解剖器具、碘酒、乙醇。

【实验方法】

(1) 取健康豚鼠两只,其中一只腹腔注射 1∶10 稀释的马血清 0.5ml,使其建立致敏状态,另一只不加任何处理或给予 100mg/ml 鸡卵白蛋白盐水溶液 0.5ml 作为对照。

(2) 两周后,给两只豚鼠心脏内注射马血清 1～2ml,注射后注意观察两只豚鼠临床表现。为了避免心内注射所致心脏损伤造成死亡,也可采用豚鼠放在密闭玻璃罩内,抗原按 1∶20 稀释吸入喷雾器内,向玻璃罩内喷洒抗原液,豚鼠吸入后不久,即可出现典型的过敏症状。

(3) 待典型的过敏症状结束后,对死亡的豚鼠进行解剖观察其各脏器的变化。

【实验结果】

两只豚鼠中用马血清致敏的一只豚鼠,数分钟后即刻表现兴奋不安、抓鼻、咳嗽、打喷嚏、继而竖毛、呼吸急促困难、出现痉挛性跳跃、尿便失禁、倒地挣扎、最后因窒息、休克而死亡。另一只对照用豚鼠(初次接受马血清注射)则安然无恙,与正常豚鼠临床表现一样。对死亡的豚鼠进行解剖,可见肺水肿,充满整个胸腔。

【注意事项】

心脏注射时必须准确,有回血时再注射,注射过程中不能人为地造成心脏损伤,注射速度不能太快,固定豚鼠要适度,否则易造成窒息,影响结果观察。

(二)豚鼠过敏性皮肤试验

【实验原理】

采用马血清致敏豚鼠,再用马血清与染料在豚鼠皮内注射观察皮肤染色斑的直径。

【实验材料】

(1)豚鼠、马血清、鸡卵白蛋白。

(2)伊文斯兰。

【实验方法】

(1)15 天前用 10% 马血清 0.5ml 腹腔注射使其致敏。

(2)于前 1 天用硫化钡双侧脱毛,温水清洗干净,一侧阳性对照组应用 3% 的马血清(内含 5% 的伊文斯兰)0.1ml 用 $4\frac{1}{2}$ 号皮内针头行皮内注射;对侧阴性对照组应用 3% 的鸡卵蛋白(内含 5% 的伊文斯兰)皮内注射;另设实验组每组注射三点。

【实验结果】

20 分钟后检测蓝斑直径,进行实验组和对照组的对比观察。

第 4 次实验　多克隆抗体制备、检测与保存

【实验目的】

(1)加深对抗体基本知识的了解。

(2)了解多克隆抗体的制备及检测的基本方法。

【实验原理】

将天然抗原注射入实验动物体内时,多种 B 细胞克隆被激活,血液中可产生针对不同抗原表位的多种抗体,即为多克隆抗体。多克隆抗体中不同的抗体分子可以不同的亲和能力与抗原分子表面不同的抗原决定簇相结合。优质多克隆抗体的制备取决于抗原的质量、纯度和量以及免疫动物应答能力,也与检测方法的特异性和敏感度有关。免疫动物中,家兔较为常用,因为家兔遗传学上与人源蛋白差异较大,而且家兔一次采血可提供 25ml 血清,不会有严重的副反应。对于小规模或精确确定抗体特异性的实验,近交系小鼠是较好的选择,但每次采血获得的血清量不会超过 0.5ml。

如图 8-2 所示,实验动物对初次免疫和二次免疫的应答有明显的不同。初次免疫应答往往比较弱,尤其是针对于易代谢,可溶性的抗原。首次注射后大约 7 天,在血清中可以观察到抗体,但抗体的浓度维持在一个较低的水平,在大约 10 天左右抗体的滴度会达到最大值。但同种抗原注射而产生的二次免疫应答的结果明显不同,和初次免疫应答相比抗体的合成速度明显增加并且保留时间也长。初次和二次免疫应答之间的关系是免疫应答的一个重要特点,三次或以后的抗原注射所产生的

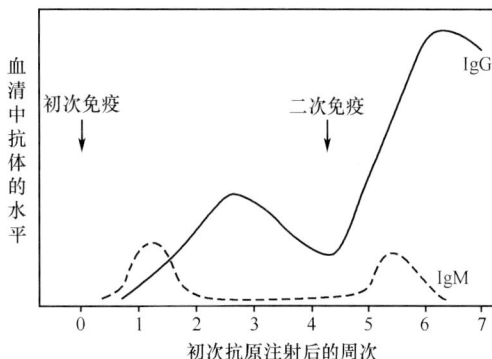

图 8-2　初次及再次免疫应答抗体产生的一般规律示意图

应答和二次应答结果相似：抗体的滴度明显增加并且血清中抗体的种类和性质发生了改变，这种改变被称为免疫应答的成熟，通常在抗原注射 4~6 周后会产生具有高亲和力的抗体，具有重要的实际意义。

【实验材料】

1. 动物 家兔、绵羊。

2. 药品及剂量 20% 绵羊红细胞悬液、Alsever's 液、生理盐水。

3. 器材 无菌注射器及针头、碘酒、酒精棉球、无菌毛细滴管、试管、三角烧瓶。

【实验方法】

1. 制备抗原

（1）抽取绵羊颈静脉血液，立即注入含有等量 Alsever's 液的三角烧瓶内，混匀，既有抗凝作用又适于储存，分装后置 4℃ 冰箱内，可使用 3 周。

（2）用生理盐水洗涤红细胞，1000r/min，离心 5 分钟，重复 3 次。最后一次可离心沉淀 10 分钟，以使血细胞密集管底，直至上清液透明无色，弃去上清液。

（3）用生理盐水将红细胞配成 20% 的悬液。

2. 免疫动物

（1）选择体重 2~3kg 健康雄兔 2~3 只，由耳静脉采血 1ml 分离血清，与羊红细胞做凝集试验，测定有无凝集素，如无或仅有微量时，该动物即可用来免疫。

（2）将羊全血或红细胞悬液按表 8-1 注射家兔。

表 8-1　兔抗羊红细胞抗血清(溶血素)的制备方法

日期(天)	第 1 天	第 3 天	第 5 天	第 7 天	第 12 天	第 15 天
途径	皮内	皮内	皮内	皮内	静脉	静脉
抗原	全血	全血	全血	全血	20% 悬液	20% 悬液
剂量(ml)	0.5	1.0	1.5	2.0	1.0	2.0

（3）末次注射后 7 天，耳静脉采血 1ml，分离血清，用试管凝集试验滴定溶血素效价，若效价在 1:2000 以上，即可使用，若效价不够高，可追加免疫 1~2 次，再行试血。

3. 分离血清

（1）采用颈动脉放血法，收集血液于无菌三角烧瓶中，令其凝固、贴壁。再置于 4℃ 冰箱过夜使血块收缩后，吸取上层澄清的血清。可用玻璃棒将血块与容器壁分开，以获取更多血清。

（2）采集的血清经 2500r/min，离心 10 分钟，收集上层血清，弃沉淀。血清经鉴定直至纯化后，分装小瓶，低温冰冻保存。

4. 免疫血清的保存 制备的抗血清如果保存得当，可数月至数年效价无明显变化。常用的保存方法如下：

（1）冰冻保存：抗血清按需要分装后，最好先用干冰速冻，然后转入 -20℃ 持续冰冻，可长期保存。应尽量减少冻融，反复冻融可使抗体变性，血清效价下降。

（2）冰冻干燥保存：将血清分装安瓿，快速低温冰冻，然后置低温真空干燥器内干燥后立即火焰封口，使水分不高于 0.2%，4℃ 保存，2~3 年内效价可无明显变化。

（3）加防腐剂保存：目前常用防腐剂有 NaN_3（使用浓度 0.01%~0.02%），硫柳汞

(0.01%)和苯酚(0.5%)。加防腐剂后置4℃保存,在1~2年内使用,也可冰冻保存。

(4)中性甘油保存:在抗血清中加入等量中性甘油(100ml 甘油中加 $Na_2HPO_4 \cdot 12H_2O_2$ 3g,沸水浴使溶解),充分混匀分装,置-20℃保存。此法优点是取用方便,避免了反复冻融引起的抗体变性,2~3年内效价可保持不变。

(5)除菌保存:将抗血清过滤除菌保存。常用除菌器有蔡氏滤器、玻璃滤器(G_6),少量抗血清可用注射器滤器。

【注意事项】

(1)免疫家兔时要注意无菌操作,以防感染。

(2)由于每个动物对免疫反应不同,产生的抗体效价有高有低,所以在制备抗血清时至少免疫两只家兔。如需保留该免疫动物,则采取心脏直接取血,取血后应从静脉注射等体积的50%葡萄糖溶液,经过2~3个月的饲养,方可再次免疫。若不保留动物须一次取大量血时,则采用颈动脉放血法。

(3)采出的血要沿管壁或瓶壁流下,以防溶血。

(4)分离血清时所用器皿要干燥、清洁和无菌,以防溶血。

(5)分析免疫血清效价时,勿振摇试管。

【思考题】

(1)简述影响优质免疫血清产生的主要因素。

(2)初次与再次体液免疫应答有何区别?

(3)简述影响抗原抗体反应的主要因素。

第5次实验 小鼠NK细胞活性检测

【实验目的】

了解 NK 细胞活性检测方法,加深对 NK 细胞免疫功能的认识。

【实验原理】

NK 细胞是一类杀伤靶细胞不需预先致敏,不受 MHC 限制的大颗粒淋巴细胞。NK 细胞杀伤活性测定采用靶细胞 ^{3}H-TdR 释放法相对优于其他种方法,掺入靶细胞 DNA 中的 ^{3}H-TdR 不会自动释放,本底数值小,稳定性好,通过测定残细胞的 cpm 以显示 NK 细胞的杀伤活性。并用此法可以测定 CTL、LAK 和 TIL 细胞的杀伤活性。

【实验材料】

(1)YAC-1 细胞、[3]H-TdR、IMDM 培养基、小牛血清、胰酶、Swiss 小鼠。

(2)超净工作台、二氧化碳孵箱、闪烁计数仪、倒置显微镜、水浴箱、离心机、塑料圆底培养板、加样器(20、50、100μl)、多头收集器、49 型玻璃纤维滤纸、闪烁液。

【实验方法】

1. 靶细胞标记 取传代 24 小时 YAC-1 细胞 $1×10^6$ 个/ml,用 1ml 新鲜培养液悬于小瓶中,加 20~40μci ^{3}H-TdR,37℃水浴 4~6 小时,用 Hank's 液洗三次,每次 1500r/min,5 分钟,用培养液调细胞浓度为 $2×10^5$ 个/ml。取 50μl($1×10^4$ 个细胞)点在玻璃纤维滤纸,烤干,液闪测定为靶细胞总 cpm,计算标记率。

2. 效应细胞制备 脱颈处死小鼠,无菌取脾,用 120 目钢网制备脾细胞,离心 1500r/min,

5 分钟,弃上清后用含 10% 小牛血清培养液悬浮并调整细胞浓度为 $2×10^7$ 个/ml。

3. NK 细胞活性检测　取标记好的靶细胞 50μl($1×10^4$ 个) 和效应细胞悬液 100μl,加入圆底塑料培养板(三复孔);自发释放孔仅含 50μl 靶细胞,补充培养液 100μl。NK 细胞活性测定时按不同效靶比加入实验系统中,本实验选 200∶1,100∶1,50∶1,25∶1 四种不同效靶比,即靶细胞均为 $1×10^4$(50μl),效应细胞分别为 $2×10^6$,$1×10^6$,$5×10^5$,$2.5×10^5$ 个细胞(均为 100μl)。

加样后 1500r/min 离心 2 分钟,37℃ CO_2 孵育过夜(5 ~ 18 小时),加胰酶 50μl(含 0.5mg),置 37℃ 温箱 30 分钟,震荡,用多头收集器收集细胞于玻璃纤维滤纸,烤干,测 cpm。

【实验结果】

$$靶细胞标记率(cpm/细胞)=\frac{标记靶细胞总\ cpm}{靶细胞数}×100\%$$

$$自发释放率=\frac{靶细胞总\ cpm-自发释放孔\ cpm}{靶细胞总\ cpm}×100\%$$

$$NK\ 细胞杀伤活性(^3H\text{-}TdR\ 释放率)=(1-\frac{实验组\ cpm}{自发释放对照孔\ cpm})$$

【注意事项】

(1) 要选择生长状态良好的靶细胞进行标记,这样易获得较佳标记率,0.5 ~ 1.0cpm/细胞较好,标记率太低不能投入实验系统,一般以对数生长期 YAC-1 细胞较好。

(2) 标记好靶细胞后应充分洗涤,以免增加自发释放的数值。

(3) 孵育开始前,行低速离心以利效靶细胞充分接触。

(金旭鹏)

第九章 医学微生物学综合实验

第1次实验 病原性球菌的分离培养与鉴定

病原性球菌是临床上引起化脓性感染的常见病原菌,其形态、排列、染色性,生化反应各不相同,这些特征可用于鉴别。

【实验目的】

掌握病原性球菌的分离培养和鉴定方法。

【实验材料】

脓汁等标本,革兰染色液,普通琼脂平板,血琼脂平板,培养箱,生化及药敏实验相关试剂和器材等。

【实验方法】

1. 标本的采集和处理

(1)严格的无菌规范采集标本,如脓汁、痰液、咽喉分泌物、脑脊液、血液、尿道及阴道分泌物等。

(2)标本采集后应该尽快进行分离培养,以提高阳性检出率。对用于检查脑膜炎奈瑟菌的标本,还要注意保温保湿。

(3)有些标本,在分离培养前需要做预处理,如尿液和脑脊液标本常需要做无菌离心,然后取沉淀物进行培养。血液标本应首先做增菌培养。

(4)标本是否直接镜检视标本的种类而定。脓汁、痰液及分泌物标本均应做直接镜检,以了解标本内细菌的数量、形态、排列和染色性,作出初步诊断,这对于选择适宜的培养基具有参考价值。

2. 标本的分离鉴定程序

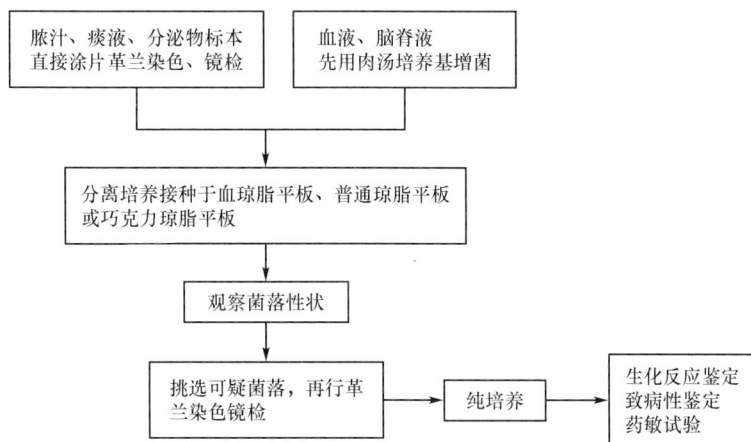

```
┌─────────────────────┐   ┌──────────────────┐
│ 脓汁、痰液、分泌物标本   │   │ 血液、脑脊液        │
│ 直接涂片革兰染色、镜检   │   │ 先用肉汤培养基增菌   │
└─────────────────────┘   └──────────────────┘
                    │
                    ▼
        ┌─────────────────────────┐
        │ 分离培养接种于血琼脂平板、普通琼脂平板 │
        │ 或巧克力琼脂平板              │
        └─────────────────────────┘
                    │
                    ▼
            ┌──────────────┐
            │ 观察菌落性状     │
            └──────────────┘
                    │
                    ▼
      ┌──────────────┐   ┌────────┐   ┌──────────────┐
      │ 挑选可疑菌落,再行革 │──→│ 纯培养    │──→│ 生化反应鉴定     │
      │ 兰染色镜检       │   │        │   │ 致病性鉴定      │
      └──────────────┘   └────────┘   │ 药敏试验       │
                                    └──────────────┘
```

3. 具体鉴定方法

(1)形态、染色及菌落初步判定为葡萄球菌时,做甘露醇发酵、血浆凝固酶试验和耐热核酸酶试验,以判定是否为金黄色葡萄球菌。需与链球菌鉴别时,应做触酶试验,葡萄球菌触酶试验阳性,链球菌为阴性。细菌对药物的敏感性试验用于检测敏感抗生素。

（2）形态、染色及菌落初步疑为链球菌时,根据溶血环的特征确定甲、乙、丙三型,同时接种肉汤培养基,观察其生长特征,再涂片染色镜检,视其链状排列状况做出鉴定。若疑为甲型链球菌则应做胆汁溶菌试验和菊糖发酵试验,以与肺炎链球菌鉴别。抗链球菌溶血毒素"O"试验,辅助诊断近期链球菌感染及风湿热。

（3）形态、染色及菌落疑为肺炎链球菌时,应将标本接种于小白鼠并做脏器荚膜染色观察,并做菊糖发酵和胆汁溶菌试验与甲型溶血性链球菌鉴别。

（4）形态、染色及菌落疑为脑膜炎奈瑟菌时,应做葡萄糖、麦芽糖、蔗糖发酵试验,氧化酶试验及血清学鉴定。

（5）形态、染色及菌落疑为淋病奈瑟菌时,应做糖发酵试验及氧化酶试验,或 PCR 及核酸杂交技术检测。

【实验结果】

通过上述系列试验,最终鉴定出标本中病原性球菌的种类及药敏试验结果。

【注意事项】

奈瑟菌属应接种于预温巧克力琼脂平板培养,初次分离需要提供 5% ~ 10% CO_2 的生长环境。

【思考题】

1. 常见的病原性球菌有哪些？简述它们的生物学性状？
2. 奈瑟菌属分离培养需要注意什么？

（王　岚）

第 2 次实验　肠道杆菌的分离培养与鉴定

肠道杆菌是一群寄居在人和动物肠道中生物学性状相似的革兰阴性杆菌。虽种类繁多,数量庞大,但只有沙门菌属、志贺菌属及埃希菌属的个别成员对人类有致病作用。因各种肠道杆菌革兰染色性和镜下形态基本一致,其分类与鉴定主要依据生化反应和血清学鉴定,生化反应是确定属甚至种的依据,而血清学鉴定是确定血清型的依据。

【实验目的】

（1）观察肠道杆菌在培养基上的生长情况和菌落特点。
（2）掌握肠道杆菌的主要生化反应和血清学鉴定方法。
（3）通过简化的肠道杆菌分离鉴定过程,使学生掌握细菌分离鉴定的基本方法。

【实验材料】

粪便标本,SS 培养基,双糖铁培养基,半固体培养基,糖发酵管,沙门菌属与志贺菌属诊断血清等。

【实验方法】

致病性肠道杆菌分离鉴定流程图:

标本(视具体情况也可先进行增菌培养) ⟶ 分离培养(SS培养基)

⟶ 鉴别培养(双糖铁培养基) ⟶ 生化反应(糖发酵试验、动力、IMViC等)

根据培养特性及生化反应
确定属甚至种,对于沙门
菌及志贺菌再作定向血清
学鉴定到群、型

沙门菌　　　　　　　　　　　　　志贺菌

沙门A-E群多价O血清　　　　　　　志贺A-D群多价血清

阴性　　　　阳性　　　　　　　阳性　　　　阴性
　　　　　　　　　　　　　　　　　　　　　(核查生化反应加以排除)

单价因子血清定群、型　　　单价因子血清定群、型

进一步做
其他O群血清

阴性　　　　阳性 ⟶ 　　　确定报告
(核查生化反应加以排除)

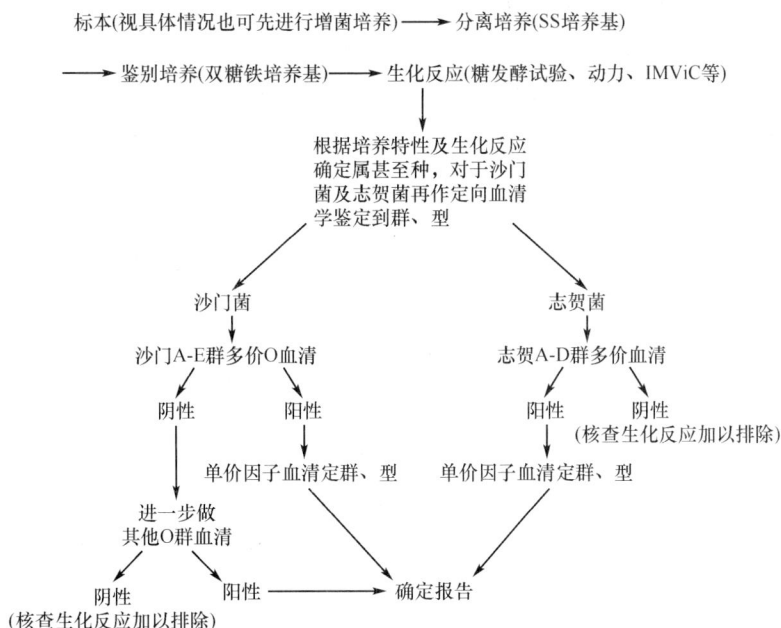

1. 粪便的分离培养

（1）用于培养的粪便标本,须取新鲜粪便,疑似肠热症患者应注意病程。检查可疑痢疾病人应取黏液脓血部分,如不能及时检查,可按1∶1比例将粪便保存于30%的甘油缓冲盐水中。

（2）用接种环挑取少量粪便,三段划线法接种于SS琼脂平板上。

（3）置37℃温箱培养18～24小时后,观察菌落大小、形状、表面、透明度、颜色等性状,根据菌落特征及革兰染色以初步判定所选菌落为肠道非致病菌菌落还是肠道致病菌菌落。

2. 双糖铁培养基培养

（1）用接种针在SS平板上挑取可疑病原菌菌落,然后将其穿刺于双糖铁培养基中,再划线接种于斜面上,放置37℃温箱中培养18～24小时。

（2）观察双糖铁培养基上细菌生长现象并判定反应结果。

3. 生化反应

（1）将双糖铁斜面培养物接种于五糖发酵管(葡萄糖、乳糖、麦芽糖、甘露醇、蔗糖)及半固体培养基中,置37℃温箱中培养18～24小时,观察结果。

（2）利用双糖铁斜面培养物进行IMViC试验,判定结果(参见表9-1)。

4. 血清学鉴定　根据培养特性及生化反应结果可以对肠道杆菌进行属甚至于种的确定,但只有通过血清学鉴定确定群和型,才算完成对肠道杆菌的鉴定。在血清学鉴定中,使用已知的抗体血清与未知的肠道杆菌(抗原)进行玻片凝集试验,依次定群、定型。本实验的血清学鉴定以沙门氏菌属和志贺氏菌属的血清学鉴定为例(参见表9-2、表9-3)。

【实验结果】

根据分离培养、生化反应、血清学反应确定所检菌的属、种及血清型。

【思考题】

（1）临床怀疑肠热症患者发热10天,应采集什么标本? 如何检查?

（2）采集痢疾患者标本应注意什么？

表 9-1　主要肠道杆菌的生化比较

试验项目	伤寒沙门菌	其他血清型沙门菌	志贺菌	大肠埃希菌	克雷伯菌属
动力	+	+	−	+	−
分解葡萄糖产气	−	+	−	+	+
吲哚试验	−	−	V	+	V
甲基红试验	+	+	+	+	−
VP 试验	−	−	−	−	+
枸橼酸盐利用	−	+	−	−	+
硫化氢产生	d	d	−	−	−
葡萄糖	+	+	+	+	+
乳糖	−	−	D	+	+
麦芽糖	+	+	D	+	+
甘露醇	+	+	D	+	+
蔗糖	−	−	D	d	+

D＝一个属中不同种的反应不同；d＝一个种或不同血清型中不同菌株得到不同反应；＋:阳性；－:阴性；V:不确定

表 9-2　常见沙门菌的抗原成分

组别	菌种	O 抗原	H 抗原 第Ⅰ相	H 抗原 第Ⅱ相
A	甲型副伤寒沙门菌	1(2). 12	a	−
B	肖氏沙门菌	1. (4). 5. 12	b	1.2
	鼠伤寒沙门菌	1. (4). 5. 12	i	1.2
C	希氏沙门菌	(6). 7. Vi	c	1.5
	猪霍乱沙门菌	(6). 7	c	1.5
D	伤寒沙门菌	(9). 12. Vi	d	−
	肠炎沙门菌	1. (9). 12	g，m	−
E	鸭沙门菌	3. 10	e，h	1.6

表 9-3　常见志贺菌的抗原成分

菌名	血清型 群	血清型 型	血清型 亚型
痢疾志贺菌	A	1～108a,8b,8c	
福氏志贺菌	B	1～6 ,X,Y 变型	1a,1b,2a,2b,3a,3b,3c,4a,4b
鲍氏志贺菌	C	1～18	
宋氏志贺菌	D	1	

（张　佩）

第3次实验 尿路病原菌分离培养与鉴定

尿路感染简称尿感,是指大量微生物在尿路中生长繁殖而引起的尿路炎症。可分为上尿路感染和下尿路感染。多见于成年女性。

尿路感染中常见病原菌:80%为革兰阴性杆菌,其中以大肠埃希菌最常见,其次为变形杆菌、铜绿假单胞菌、克雷伯杆菌等;20%为革兰阳性菌,其中以肠球菌为多见,其次为葡萄球菌、分枝杆菌等;目前,支原体、衣原体、真菌感染呈上升趋势。

【实验目的】

(1)掌握尿液标本的采集方法。

(2)熟悉尿液标本的细菌学检验程序和方法。

(3)了解尿液标本的细菌计数方法。

【实验材料】

1. 标本 临床尿液标本。

2. 培养基 血琼脂、中国蓝、Mac/EMB 琼脂平板。

3. 试剂 革兰染色液、药敏纸片等。

4. 其他 诊断血清等。

【实验方法】

1. 检验程序

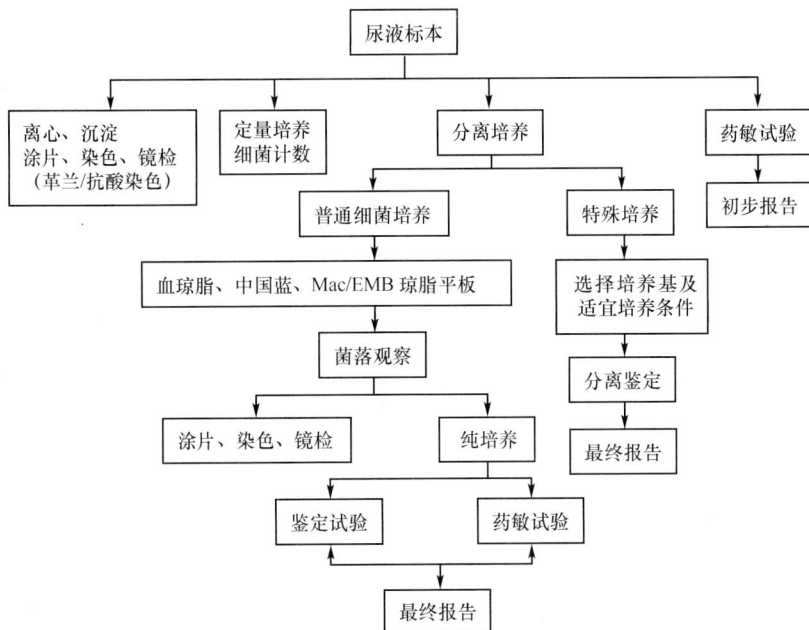

2. 标本采集 收集患者清晨第一次尿,较常用的方法有:

(1)中段尿用无菌生理盐水冲洗外阴后,留中段尿盛于无菌试管中送检。

(2)导尿用于无法排尿或已插导尿管的患者。

(3)膀胱穿刺取尿,主要适用于厌氧菌培养。

(4)尿标本采集后应立即送检,以免污染。实验室收到尿标本后,应立即进行涂片和做细菌培养。要在未用抗生素前采集标本做检查和培养。尿液中不得加防腐剂和消毒剂。

3. 检查方法

（1）直接涂片检查：取混匀新鲜尿涂片，健康人的尿涂片无细菌，若每个油镜视野下可见 1 个或 1 个以上的细菌（表示细菌定量培养 $\geq 10^5/ml$），提示为菌尿。也可取尿液 10ml，置于灭菌离心沉淀管内离心，取沉渣涂片染色镜检。

（2）分离培养与鉴定：用清洁中段尿做细菌分离培养，菌落计数。

1）培养基：培养一般革兰阳性和阴性细菌，可用一般普通培养基，（如血平板、中国蓝/Mac 等）。特殊细菌使用特殊培养基及选择培养基做细菌培养。

2）尿液细菌定量培养：用倾注平板法或定量接种法等方法，其诊断标准是以中段尿培养的细菌数 $\geq 10^5/ml$ 为真性菌尿。如 $10^4 \sim 10^5/ml$ 者为可疑阳性，表明有尿路感染存在，需要再复查；如 $<10^4/ml$ 则可能是污染。如两次中段尿培养的细菌数 $\geq 10^5/ml$，且为同一细菌时，则认为是病原菌。

（3）药物敏感性试验：有菌则做药物敏感性试验，指导临床正确合理使用抗生素。

【注意事项】

（1）尿路感染一般为单一细菌引起，偶尔也可由一种以上细菌引起。当同一份标本中同时检出三种或三种以上细菌时，污染可能性大，需要重新留取检验标本检查。

（2）尿液标本采取后应立即送检，放置时间长会导致感染菌和杂菌过度生长。可存放于 4℃ 冰箱，但不可超过 2 小时。

（3）菌落计数的影响因素较多。与尿频、抗生素的使用、输液、使用利尿剂、尿液 pH 变化和细菌种类有关。

【思考题】

尿液细菌计数时，油镜下每个视野内有多少细菌提示尿液中的细菌数约为 $\geq 10^5/ml$？

（董　颖）

第 4 次实验　脑膜炎萘瑟菌分离培养与鉴定

正常脑脊液中是无菌的。当病原体通过血-脑屏障进入中枢神经系统时可引起感染，病原体可能是细菌、真菌或病毒。常见病原菌为脑膜炎萘瑟菌、结核分枝杆菌、肺炎链球菌、流感嗜血杆菌、葡萄球菌等。

【实验目的】

了解脑膜炎萘瑟菌检验程序和方法。

【实验材料】

1. 标本　临床脑脊液标本、瘀点穿刺渗出液、鼻咽部分泌物、拭子、浆膜腔穿刺液。

2. 培养基　巧克力琼脂平板、葡萄糖肉汤。

3. 试剂　革兰染色液、生化鉴定试剂、药敏纸片等。

4. 其他　诊断血清等。

【实验方法】

1. 检验程序

```
            脑脊液          瘀点穿刺渗出液、鼻咽部分泌物、拭子、浆膜腔穿刺液              血液
             标本
                                           │                                    │
              │                            ▼                                    ▼
             离                      分离培养(5%CO₂)接种            ◄──   增菌培养(5%CO₂)
             心                      血平板/巧克力平板                     接种葡萄糖肉汤
      ┌───────┴───────┐                   │
      ▼               ▼             挑选可疑菌落
     上清             沉                   │
     液               淀            ┌──────┴───────────────────┐
      │               │            ▼                          ▼
      ▼               │          鉴定试验                   药敏试验
     荚膜             │    ┌───┬────┬────┬────┐
      │              │    ▼   ▼    ▼    ▼    ▼
   多糖     PCR    涂片  涂片 氧化 糖类 荚膜
   抗原            片镜  片镜 酶试 酵解 多糖
   直接            检    检   验   反应 抗原
   凝集                                  直接
   试验                                  凝集
                                         试验
      │       │                          │
      └───┬───┘                          │
          ▼                              ▼
       初步报告                         报告
```

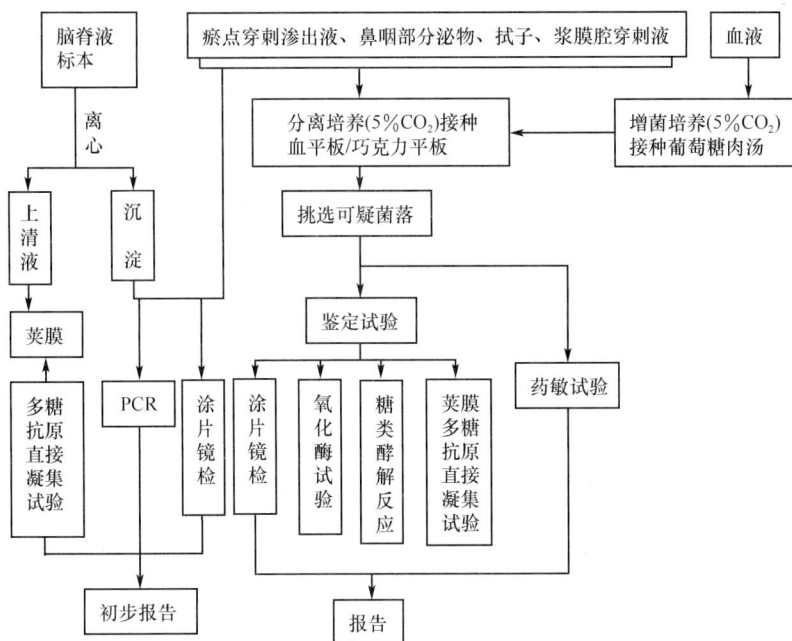

2. 标本采集　采集脑脊液、关节液、血液、瘀点穿刺液等标本后,经立即送往临床实验室,或用血平板进行床边接种后立即孵育。

3. 检查方法

（1）标本直接检查

1）直接显微镜检查:采集标本应立即(床边)涂片、固定、革兰染色,显微镜观察。脑脊液或皮肤瘀点渗出液涂片所见革兰阴性双球菌和白细胞内的革兰阴性双球菌,有助于流脑的早期诊断。

2）抗原检测与核酸检测:通常用胶乳凝集试验检测脑膜炎奈瑟菌抗原,试剂盒中有包括 A、C、Y、W25 血清型的多价抗体和血清型 B 抗体。检测结果应结合涂片和培养结果,可作出快速、推断性诊断。

（2）分离培养与鉴定:将标本接种于巧克力培养基中,立即置于 5% CO_2 气体条件下,35～37℃孵育。培养需观察 72 小时,72 小时后仍无菌生长方可报告为阴性。每隔 24 小时观察平板:脑膜炎奈瑟菌菌落直径约为 1～2mm,灰褐色、光滑、半透明、稍扁,有荚膜的 A、C 群脑膜炎奈瑟菌的菌落湿润。

（3）药物敏感性试验:药物敏感试验选择药物为青霉素、头孢菌素、四环素、环丙沙星和大观霉素等。治疗首选药物为青霉素。

（董　颖）

第 5 次实验　卫生细菌学检测

水的细菌总数的检测

【实验目的】

（1）了解水的细菌总数的检测方法。

（2）熟悉国家标准规定的细菌总数监测方法——平板菌落计数法。

【实验原理】

水中的病原菌主要来源于人和动物的传染性排泄物。水的肠道细菌的检测是评价水质状况的重要指标，同时也在疾病控制上有着重要意义。我国国家饮用水标准规定，饮用水中大肠菌群数每升中不超过 3 个，细菌总数每毫升不超过 100 个。

【实验材料】

1. 试剂 无菌生理盐水、营养琼脂培养基。

2. 器材 无菌带塞三角烧瓶，无菌平皿，1ml、10ml 无菌移液管，无菌试管等。

【实验方法】

1. 水样的采集

（1）自来水：先用酒精灯灼烧水龙头使其无菌，再放开水龙头流水至少 5 分钟，以冲去龙头口所带的微生物，获得主流管中有代表性的水样。以无菌三角烧瓶接取水样以备分析。

（2）地面水源水：在距离岸边 5m 处取距水面 20～50cm 的深层水样，先将无菌的带塞三角烧瓶，瓶口向下浸入水中 30cm，然后翻转除塞，使水流入瓶中，盛满后盖好瓶塞从水中取出。如果水在流动，瓶口必须迎着水流，以免手上的细菌被水冲进瓶子。

2. 细菌总数的测定

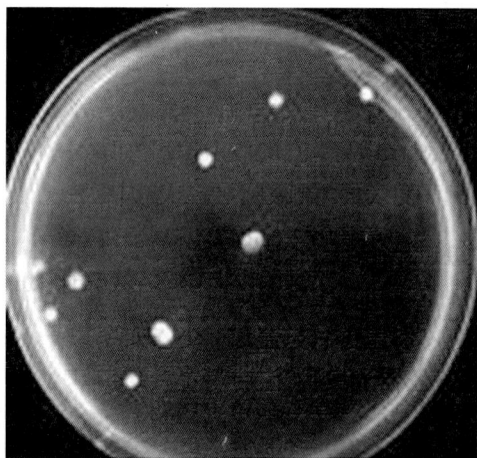

图 9-1 平皿内菌落生长情况

（1）按无菌操作法，选择适宜稀释度（饮用水如自来水、深井水等，一般选择 1、1：10 两种浓度；水源清洁水可选择 1：10、1：100、1：1000 三种稀释度；污染水则选择 1：100、1：1000、1：10000 三种稀释度），吸取 1ml 稀释液于无菌平皿内，每个稀释度做 3 个重复。

（2）将融化后温度为 45℃ 的营养琼脂培养基倒入平皿，每皿约 15ml，并立即旋摇平皿，使水样与培养基充分混匀。

（3）待琼脂凝固后，将平皿倒置于 37℃ 培养箱内培养 24 小时，计算平皿内菌落数。

【实验结果】

计算平板内菌落数并乘以稀释倍数，即得 1ml 水样中所含的细菌菌落总数。

计算方法：做平板计数时，必要时可用放大镜检查以防遗漏。在记下各平板的菌落数后，求出同稀释度的各平板平均菌落数（参见图 9-1）。

【注意事项】

取样容器应灭菌，水样送检及保存过程切勿污染。水样放置过程中，内含的细菌数目和类型会发生变化，所以要求水样品应置于 6～10℃ 储存，并不超过 6 小时。

（程　峰）

第6次实验　厌氧菌分离培养——庖肉培养基厌氧培养法

【实验目的】

（1）学习和掌握厌氧菌的培养方法。

（2）熟悉厌氧培养基的制备。

【实验原理】

庖肉培养基中的谷胱甘肽可发生氧化还原反应,以降低环境中氧化还原电势。其肉渣还含有不饱和脂肪酸,经肉渣等组织中的正铁血红素触酶作用后,能吸收空气中的氧气,加之培养基液面有凡士林封闭与空气隔绝,造成缺氧环境而利于厌氧菌的生长。

【实验材料】

1. 试剂　庖肉培养基、凡士林。

2. 器材　煤气灯、试管、接种环、恒温培养箱。

【实验方法】

（1）将庖肉培养基试管倾斜,置于火焰上微微加热,使凡士林熔化,并黏附于管壁一侧。

（2）用灭菌接种环取破伤风梭菌肉渣培养物,接种到庖肉培养基中。

（3）待接种好后再稍加温,直立试管,用凡士林封盖。

（4）置37℃温箱培养2～7天。

【实验结果】

破伤风梭菌在庖肉培养基中生长缓慢,厌氧培养2～7天后其生长现象为:培养液轻度混浊,肉渣部分消化微变黑,有少量气体,培养物变臭。

（程　峰）

第7次实验　流感病毒的分离与鉴定

取发病1～3天内流感患者咽喉含漱液或咽拭子做病毒分离。流感病毒可在鸡胚尿囊、羊水囊或人胚肾细胞内生长。如病毒生长,可用血细胞凝集试验来证实其存在,因流感病毒可凝集鸡红细胞;如血凝阳性,则可进一步用血细胞凝集抑制试验进行病毒型别鉴定。

【实验目的】

掌握分离鉴定流感病毒的方法。

【实验材料】

（1）待检患者咽拭子、生理盐水、青霉素、链霉素。

（2）9～11天龄鸡胚。

（3）检卵灯、剪刀、镊子、无菌小试管、注射器、试管架、吸管等。

（4）甲型流感病毒亚型诊断血清:抗亚甲型(抗 A_1)、抗亚洲甲型(抗 A_2)、抗香港型(抗 A_3)。

（5）微量血凝板。

（6）0.5%鸡红细胞悬液。

【实验方法】

分离鉴定程序如下：

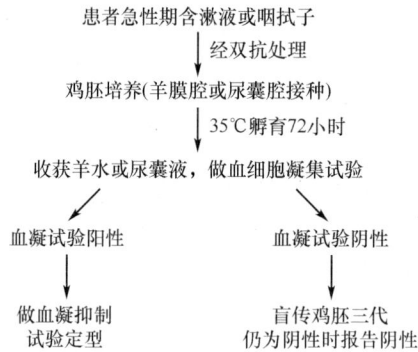

患者急性期含漱液或咽拭子
经双抗处理
鸡胚培养(羊膜腔或尿囊腔接种)
35℃孵育72小时
收获羊水或尿囊液，做血细胞凝集试验

血凝试验阳性　　　　　　　血凝试验阴性

做血凝抑制　　　　　　　盲传鸡胚三代
试验定型　　　　　　　　仍为阴性时报告阴性

1. 标本采集与处理　发病 3 日内急性期患者，采集含漱液或咽拭子标本于试管内，咽拭子贴壁挤压于试管内生理盐水中。标本经低速离心后，吸取上清液 1ml，加抗生素(每 ml 含青霉素 2 万单位及链霉素 20mg，简称双抗)0.1～0.2ml，置 4℃冰箱保存备用，24 小时内接种。

2. 流感病毒分离培养

(1) 取 9～11 天龄鸡胚，将上述处理材料 0.2ml，无菌接种于鸡胚尿囊腔。

(2) 置 35℃孵育 72 小时后，放 4℃冰箱过夜(防止出血)。

(3) 取出鸡胚收获尿囊液，并进行血凝滴定，以测定是否有病毒生长。

3. 血细胞凝集试验　见第二篇第六章第二节病原微生物分离培养鉴定中病毒血凝试验。

4. 血凝抑制试验　如果血凝试验阳性，则进一步做血凝抑制试验确定该病毒的型，甚至亚型。利用分型诊断血清与新分离的病毒液相互作用，其分型血清若能抑制病毒的血凝发生，证明待检病毒与该型诊断血清属同型，依此可对分离病毒进行型别鉴定。

方法如下：

(1) 在微量血凝板中选 5 个孔，标记 1，2，3，4，5，在每个孔分别加入 2 滴含 4 个血凝单位的新分离病毒液。

(2) 于孔 1，2，3 中加抗 A_1、抗 A_2、抗 A_3 诊断血清各 2 滴，孔 4 中加鸡血清 2 滴，孔 5 中加生理盐水 2 滴，轻轻摇匀，放置 5 分钟。

(3) 5 分钟后于上述 5 孔中各加 0.5% 鸡红细胞悬液 2 滴，再次将各孔内沉淀摇匀，静置 45～60 分钟，待血细胞完全下沉后观察结果，记录并分析结果。

出现明显血凝现象者，即全部或大部分血细胞凝集、下沉平铺孔底为血凝抑制阴性；凡未见血凝发生的试验孔，则证明新分离病毒与该孔所用的诊断血清亚型相一致。

【实验结果】

按照以上分离鉴定流程鉴定流感病毒滴度和型别。

【思考题】

(1) 试述流感病毒的微生物学检查原则。

(2) 列出流感病毒分离鉴定的程序。

(卢　颖)

第8次实验　疑似真菌感染皮屑观察

皮肤感染真菌寄生或腐生于表皮角质层,毛发和甲板角质蛋白中,引起浅部真菌病,其中以皮肤癣菌引起的皮肤癣,尤其是手足癣在临床上最常见。

【实验目的】

(1) 掌握真菌性皮屑标本直接检查的制片方法。

(2) 通过染色及不染色标本的观察,对皮肤感染真菌进行初步鉴别。

【实验原理】

皮肤真菌感染是临床上最常见的真菌病,直接镜检快速、准确。镜下检查真菌结构菌丝和孢子,虽不一定能确定真菌菌种,但却可直接迅速地诊断出是否为真菌感染。

【实验材料】

1. **标本**　甲屑、皮屑、毛发等固体标本。

2. **试剂**　100g/L KOH 溶液,生理盐水,革兰染色液,乳酸酚棉蓝染色液。

3. **其他**　小镊子、刀片、接种针、盖玻片、载玻片等。

【实验方法】

1. **采集标本**　皮肤的角质性物质:毛发、指(趾)甲、鳞屑等。

2. **直接检查**

(1) 不染色标本的直接检查法:将标本置于玻片上,加 100g/L KOH 溶液 1~2 滴,盖上盖玻片压紧,将载玻片置火焰上方微加热,使角质溶解。用低倍镜观察有无真菌菌丝或孢子,然后用高倍镜观察菌丝和孢子的特征。镜检时光线宜较暗。

(2) 乳酸酚棉蓝染色法:将标本置于玻片上,滴加乳酸酚棉蓝染液一滴,盖上盖玻片镜检。

【实验结果】

镜下观察有无菌丝孢子,并鉴定其类型。

【注意事项】

不染色标本加热勿过度,以免烤干标本。

(卢　颖)

第十章　人体寄生虫学综合实验

第1次实验　粪便寄生虫卵检测

【实验目的】

本实验是对人体粪便寄生虫卵检查方法的综合运用性实验,通过对粪便标本的收集、检查、检出物鉴定,使学生对寄生虫实验诊断方法有更深入的了解。

【实验材料】

待检粪便标本,小药勺,载玻片,铜筛(20目、60目),1000ml烧杯,1000ml锥形量杯,长吸管。

【实验方法】

1. 粪便标本的收集

(1)粪便常规检查标本采集:常规粪便检查所用粪便量不多,一般只需留取约"花生米"大小粪便量即可,粪便量太少易干,影响检查。若欲做粪便厚涂片、培养、漂浮、沉淀检查等,可适当多留一些标本。标本采集以后,装入粪便盒或塑料袋内送检。

粪便标本应及时送检,最好在标本采集后半小时内检查。对不能及时送检的或无法鉴定的标本,应标明留取标本的时间,用10%甲醛溶液或50%乙醇溶液固定,送有条件的单位检查。

(2)虫卵富集粪便标本采集:因需要获得大量虫卵标本时,可留取较多粪便做虫卵富集。实验室常采用沉淀法收集虫卵标本,根据具体情况可选择自然沉淀法或离心沉淀法。将留取的粪便置烧杯内加水稀释,通过铜筛滤入锥形量杯中,除去粪便粗渣。沉淀30分钟,倾去上层液体,加满清水,反复沉淀3~4次,倒去上清液体,用长吸管取沉渣显微镜检查。

2. 检查方法　对寄生虫虫卵检查的方法较多,常用的有生理盐水直接涂片法、各种沉淀法和浮聚法、孵化法、培养法等。

3. 检出物鉴定　通过粪便检查发现虫卵,是寄生虫(包括肠道与非肠道寄生虫)感染诊断最常用的方法。由于粪便中存在许多类似寄生虫卵或其他寄生虫病原体的物质,因此必须熟悉各种寄生虫虫卵的形态特征,根据虫卵的大小及形态特点进行鉴别。一般来说,寄生虫虫卵和包囊多为圆形或椭圆形,但有的寄生虫虫卵因为变异或寄生环境的作用,也能出现不规则等较特殊形态。

(1)形态鉴别:在粪便中发现可疑目标时,可根据人体寄生虫卵的形状、大小、颜色、卵壳及其附属物、卵内容物等特征综合分析加以鉴别。

1)形状:多数虫卵外形对称,圆形或椭圆形,也有不对称或不规则形状,如蛲虫卵呈"D"字形。但是各种寄生虫虫卵都有相对一致的外形,而且一份标本应该可以发现多个虫卵,不可能只有一个。

2)大小:每一种寄生虫虫卵都有一定的大小范围,可用测微尺进行测量。例如蛔虫受精卵长45~75μm,宽35~50μm。可将蛔虫受精卵作为一个比较标准,与所观察到的虫卵疑似物进行比较,如姜片虫卵明显比蛔虫虫卵大,钩虫卵与蛔虫卵大小相似,而肝吸虫虫卵比蛔虫虫卵明显小。

3）颜色：各种虫卵呈透明或半透明状，颜色也不尽相同，有金黄、淡黄、棕褐色等，深浅不一。

4）卵壳及其附属物：各种寄生虫卵的卵壳厚薄不一，是虫卵的一个重要鉴别特征。线虫虫卵没有卵盖，而吸虫虫卵有卵盖，鞭虫虫卵两端各有一透明塞状物，蛔虫虫卵有凹凸不平的蛋白质外膜，有的寄生虫卵卵壳有折光现象。

5）卵内容物：虫卵内受精卵细胞发育程度不同，在显微镜检查时其特征也有不同。线虫卵内没有卵黄细胞，只有卵细胞。蛔虫卵和鞭虫卵的卵细胞在宿主肠道内不发育，因此在新鲜粪便中只有单细胞期。钩虫卵的卵细胞在宿主肠道内可以发育，所以在新鲜粪便中可以看到卵细胞有4~8个，处于不同分裂状态的虫卵。吸虫卵的卵细胞位于虫卵的中央或偏向一端，其周围包绕着数目不等的卵黄细胞。不少吸虫卵随宿主粪便排出时，卵细胞已经发育形成毛蚴。如日本血吸虫卵，肝吸虫卵等。带绦虫卵内有一个六钩蚴，有的在显微镜下可以看到小钩。

（2）种类鉴别

1）变异虫卵标本形态特征：卵内的卵细胞已经裂解，卵壳内充满脂肪样大小不一的粗大颗粒，有的虫卵出现不规则形态。

2）真菌和酵母菌标本形态特征：在粪便中常可发现真菌和酵母菌等，有人认为其是粪便中的正常成分。多为椭圆形，胞壁厚，带折光性，但缺少内部结构，有时可看到出芽的形式（参见图10-1A、B）。

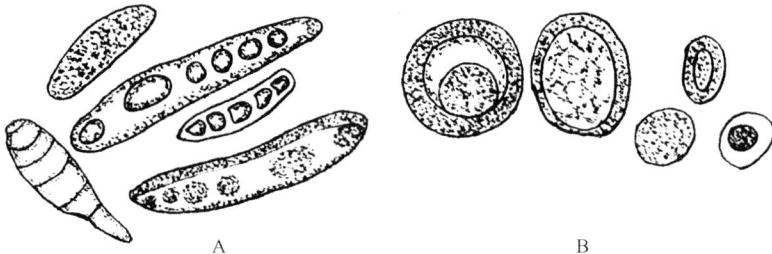

图10-1 真菌(A)和酵母菌(B)形态示意图

3）花粉颗粒标本形态特征（参见图10-2）：胞壁厚，呈多边形或多角形，缺少内部结构特征，看不到卵细胞，与常见的寄生虫虫卵或包囊在大小、形态或颜色上有区别。

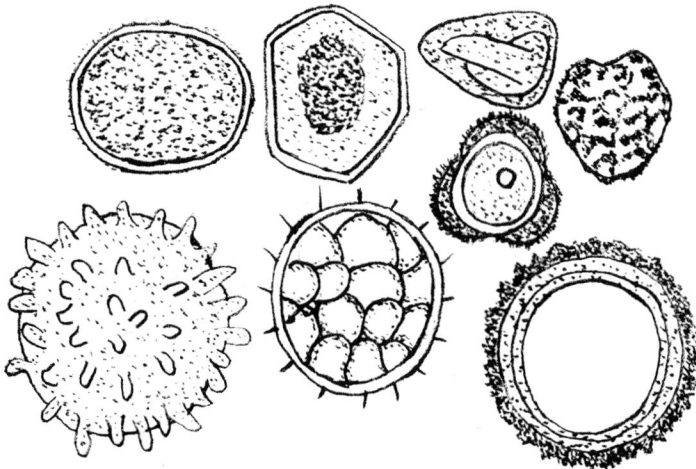

图10-2 花粉颗粒形态示意图

4）植物细胞标本形态特征(参见图 10-3)：粪便中有大量的蔬菜等食物残渣，形态复杂多变，有圆形、椭圆形、多角形、苯环状、螺旋状，这些物质常被误认为虫卵或包囊；透明条带状物质常被误认为是寄生虫幼虫。

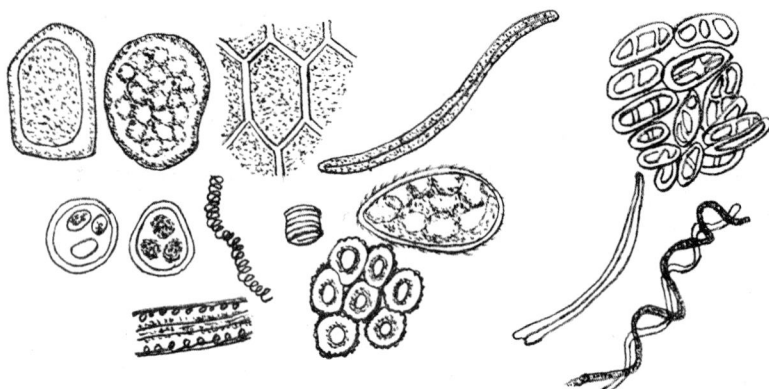

图 10-3　植物细胞形态示意图

5）淀粉颗粒、油滴和气泡标本形态特征(参见图 10-4)：圆形或成角，反光强，无内部结构。

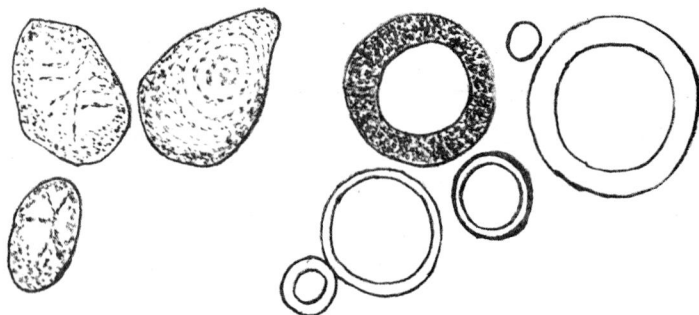

图 10-4　淀粉颗粒和气泡形态示意图

【注意事项】

本实验是对寄生虫诊断方法和实验技术的综合运用。对粪便标本的收集、送检应做到及时，防止因标本放置时间过长影响检查结果。粪便标本固定时应使用 2 倍于标本量的固定液，以保证固定效果。使用过的器皿要注意清洗消毒，废弃物不能随便倾倒，应灭活以防止污染。

【思考题】

粪便中可以检测到哪些寄生虫虫卵？

(单　颖)

第 2 次实验　日本血吸虫动物模型建立、鉴定及解剖病理变化观察

【实验目的】

掌握日本血吸虫病动物模型的构建；了解日本吸虫成虫寄生部位和宿主内脏组织的病理变化；熟悉日本血吸虫病的常用诊断方法。

【实验材料】

阳性钉螺数十只、2kg 左右家兔数只、生理盐水、三角烧瓶、搪瓷盘、平皿、剪刀、镊子、载玻片、盖玻片和显微镜等。

【实验方法】

1. 动物模型的建立

（1）尾蚴的释放：备好阳性钉螺，置于装有冷开水的三角烧瓶内，在25℃条件下近光光照，释放尾蚴。

（2）动物感染：将家兔固定，剪去腹部的体毛，擦湿皮肤。用镊子夹取盖玻片，浸入盛有尾蚴虫液的烧杯中，拿出并在解剖镜下计数，使每片含尾蚴1000条左右，然后用镊子将此盖玻片盖在家兔去毛的皮肤上，待感染15分钟后，取下盖玻片，将家兔放回笼中饲养。

（3）鉴定感染是否成功：待感染40天后，开始每天收集家兔粪便，采用自然沉淀法或醛醚沉淀法处理后，收集沉渣进行镜检，若发现虫卵，即可认为感染成功，做好标记。另外，还可以采用粪便毛蚴孵化法进行鉴定。

2. 日本血吸虫感染的免疫学检查

（1）环卵沉淀试验。

（2）快速 ELISA 法。

3. 动物模型的解剖及病理变化观察

（1）将鉴定感染阳性的家兔固定在解剖台上，从耳缘静脉注入空气，将兔处死。用剪刀沿腹部中线打开兔的腹腔，观察有无腹水。暴露肠系膜静脉，可见血管中有一条条灰白色或暗黑色的成虫，用解剖针轻轻地将静脉血管壁挑破，用镊子将虫体取出，放在盛有生理盐水的平皿中，仔细观察虫体的形态特点。

（2）观察兔的肝脏及肠壁有何病理变化，肝脏表面是否有大量密集的乳白色、针尖大小的虫卵结节，肠壁上也可看见虫卵结节，剪取少量肝脏或肠壁组织（米粒大小），置两载玻片间挤压后，在显微镜下观察，可见有大量葡萄串样排列的虫卵，既可看见成熟期虫卵，又可看见未成熟虫卵。

（3）收集成虫和虫卵标本，可采用胸主动脉灌注冲虫法收集成虫；取下兔肝脏，研碎肝组织，可进行过滤、离心、沉淀后，分离得到大量虫卵。

【注意事项】

（1）日本血吸虫尾蚴是感染阶段，操作时严格按生物安全规则操作，凡是接触尾蚴的废弃物，须经高温处理杀灭尾蚴后才能废弃。

（2）Fast-ELISA 试剂盒必须保存在2~8℃，用后及时放回冰箱，使用前轻轻摇匀；室温低于15℃时，各步反应时间要适当延长。

【实验报告】

详细记录实验过程及所观察到的实验结果，写出实验报告。

【思考题】

简述日本血吸虫病的致病机制。

（单　颖）

第3次实验　阴道毛滴虫的体外培养及检测

【实验目的】

（1）学习阴道毛滴虫的体外培养方法。

（2）掌握阴道毛滴虫的检查方法。

【实验材料】

牛或兔肝、蛋白胨、氯化钠、胱氨酸盐酸、麦芽糖、生理盐水、试管、烧杯等。

【实验方法】

1. 肝浸液培养基的配制　蛋白胨2g;麦芽糖1g;氯化钠0.5g;胱氨酸盐酸0.2g;15%肝浸液100ml。将上述成分混合,加热促溶,经细滤纸过滤后,调节pH至5.6～6.0,每管分装4ml,高压灭菌20分钟,冷却后置冰箱中备用。接种前每管加入无菌新生牛血清1ml,即可接种。

15%肝浸液的制备:取牛或兔肝15g,洗净,剪碎如小米粒大小,浸入100ml蒸馏水中,置冰箱过夜,次日煮沸半小时,用四层纱布过滤除去渣滓,补充蒸馏水至100ml,即成15%肝浸液。

2. 取材和接种　在医院妇科检查中,用消毒棉拭子取阴道分泌物做生理盐水涂片镜检,确诊后取其部分分泌物于消毒试管内,带回实验室接种、培养。

3. 青、链霉素的稀释方法　水溶性链霉素100万单位,加蒸馏水50ml充分溶解后再倒出10ml,将剩余的40ml再加入80万单位青霉素充分溶解。每管培养液加入稀释后的抗生素液0.3ml,即每毫升培养液1500U。

4. 培养与接种　将取回的含阴道毛滴虫的分泌物在无菌室内接种入上述培养基中。接种时加入稀释后的抗生素液0.3ml,以后每次转种时都加入,直到获得无菌培养为止。

5. 镜检与观察

（1）涂片直接镜检。

（2）悬滴法。

（3）涂片染色法:在载玻片上滴加一滴培养基试管中的液体,自然干燥后,甲醇固定,姬氏或瑞氏染色后镜检。

【注意事项】

肝浸液培养基调节pH至5.6～6.0,在此范围内,培养基如偏碱,虫体活动力减弱,虫体大小不均,变圆,繁殖慢;培养基如偏酸时,虫体活动力强,繁殖快,梨形,虫体小。

【实验报告】

详细记录实验过程与实验结果,写出实验报告。

（单　颖）

第4次实验　鼠疟原虫的接种及检测

【实验目的】

掌握疟原虫在动物体内的保种方法。

【实验材料】

健康昆明株小鼠(6~8 周),经血感染伯氏疟原虫 4~7 天的小鼠,消毒空针,灭菌生理盐水,碘酒,75%乙醇溶液,消毒棉球等。

【实验方法】

(1) 用消毒空针吸取灭菌生理盐水 1ml,注入 1 只灭菌试管中。

(2) 取感染伯氏疟原虫 4~7 天的小鼠 1 只,用 75%乙醇溶液消毒尾尖部,用解剖剪刀剪去尾部 1~2mm,用力从小鼠尾根部向尖端推挤,将血滴入盛有生理盐水的试管内,使血与盐水混合,比例为 1:10。

(3) 用注射器吸取 0.1~0.2ml 稀释的含鼠疟原虫血液,在无菌操作下,给健康小鼠做腹腔注射,接种后将鼠做好标记放回笼内饲养,观察和记录小鼠健康状况,5~6 天后尾尖采血、涂片、染色及镜检。

(4) 镜检(油镜下观察):鼠疟原虫红内期环状体偶见双核型。晚期滋养体结实,不呈阿米巴样。成熟裂殖体较多见,可见 6~10 个裂殖子。雌配子体较大,约 8~9μm,核不在中央,核内有一深染的中心块;雄配子体稍小,核较大,也具深染的中心块。疟色素细小,黑色或金黄色。受染红细胞明显胀大,多虫寄生在同一细胞的现象极为普遍。

【注意事项】

鼠疟原虫每 5~7 天转种 1 次,每次转种 2~3 只健康小鼠。如发现转种小鼠健康情况不佳时,应提前转种。

【实验报告】

详细记录实验过程与实验结果,写出实验报告。

(单　颖)

第 5 次实验　疟原虫在蚊体内的发育观察

【实验目的】

掌握疟原虫在蚊体内的发育过程。

【实验材料】

感染伯氏疟原虫 4~7 天的小鼠、按蚊、葡萄糖水、生理盐水、载玻片、解剖针。

【实验方法】

(1) 取若干按蚊,饥饿两天后,放入蚊笼内。将带配子体的小鼠血置蚊笼内,用人工膜喂血。两小时后把饱食的蚊虫取出,分别放入一号、二号、三号蚊笼内,加糖水喂养。

(2) 蚊虫解剖前,用乙醚使蚊虫麻醉致死,放在干净载玻片上,在解剖镜下用解剖针切除翅和足,再在蚊体上滴一滴生理盐水。

(3) 将一号蚊笼内吸血后的蚊虫进行解剖,撕破胃壁,取出血滴,做成薄血膜涂片,染色后检查有无出丝的雄配子体(出丝过程,因发生时间太短,常常不易看见)。

(4) 吸血后第四天,解剖二号蚊笼内的蚊虫。用解剖针在腹部末二节之前的腹节外皮处切一小口,但不要损伤肠道,用左手持针固定胸部、右手持针压在腹部尾端,慢慢向下拉即可将消化道拉出。将取出的消化道用解剖针从后肠处切断,除去尾节和马氏管,剥下蚊胃。将蚊胃移至另一滴生理盐水中,加上盖玻片,镜下检查。在蚊虫的胃壁下寻找囊合子(即卵囊)。卵囊呈球形,大小不一,直径 $6 \sim 80 \mu m$,随发育的成熟而增大,具有薄的囊壁,成熟卵囊内含有无数的子孢子。

(5) 吸血后第十二天,解剖三号蚊笼内的蚊虫。将蚊体侧卧,头部向下,背向左方,左手持解剖针,刺入蚊胸固定,右手持针压住蚊的头部,轻轻向下拖拉,涎腺可随头部的牵引而被拖出。将拖出的涎腺移至另一载玻片上的一滴生理盐水内。加盖玻片,置镜下检查有无子孢子。疟原虫子孢子在光学镜下呈反光的镰状小体。如有可疑用姬氏染色鉴定。

【注意事项】

按蚊吸感染小鼠的血后,除保持饲养室湿度外,温度亦不能超过 $24℃$,以利于鼠疟原虫在蚊体内发育。

【实验报告】

详细记录实验过程与实验结果,写出实验报告。

(单　颖)

第四篇 创新性实验

第十一章 医学免疫学创新性实验

第1次实验 卡介苗免疫对T细胞亚群的影响

卡介苗(Bacillus Calmette-Guerin,BCG)是由两位法国的细菌学家Calmette和Guérin将有毒的牛型结核分枝杆菌在甘油、胆汁、马铃薯培养基上长期培养传代,得到减毒且仍保持免疫原性的疫苗株,它的主要作用是通过对T细胞的致敏,产生特异性细胞免疫,即致敏T细胞在抗原的特异刺激下,分化、增殖、合成并释放出一系列细胞因子,由于细胞因子的综合协调作用,从而发挥细胞免疫作用,此作用可预防结核菌感染。

结核分枝杆菌是细胞内寄生菌,因此人体抗结核的适应性免疫主要是细胞免疫。接种卡介苗实际上是进行初次感染,经过巨噬细胞加工处理,将其抗原信息传递给T淋巴细胞,形成致敏淋巴细胞,当机体再遇到结核菌感染时,巨噬细胞和致敏淋巴细胞迅速被激活,执行免疫功能,引起适应性免疫反应。

成熟的T淋巴细胞表面均可表达CD3分子,而CD4、CD8不能同时表达于成熟的T淋巴细胞表面,故根据T淋巴细胞表面分化抗原的不同,可将成熟T淋巴细胞分为CD4⁺T淋巴细胞和CD8⁺T淋巴细胞。T淋巴细胞亚群的测定是检测机体细胞免疫功能的重要指标,并对某些疾病(免疫缺陷病、自身免疫病、恶性肿瘤、变态反应性疾病等)的辅助诊断、分析发病机制、观察疗效及检测预后有重要意义。T细胞亚群的检测已广泛用于基础、临床免疫学研究和患者免疫功能的测定。

正常参考值:CD3细胞60%~80%;CD4细胞35%~55%;CD8细胞20%~30%;CD4/CD8比值1.4~2。

目前,常用的检测方法主要有同位素法、免疫酶法、SPA花环法及免疫荧光法。主要是应用CD3、CD4和CD8的单克隆抗体检测外周血中的单个核细胞,根据CD3⁺、CD4⁺和CD8⁺细胞的阳性率,判断人总T细胞、T辅助/杀伤细胞亚群的百分率。

【实验要求】

(1)由教师首先介绍有关卡介苗的一般知识及预防接种的意义。

(2)由教师讲解有关T淋巴细胞亚群的基本知识及临床意义,并引导学生分析如何检测T细胞亚群。

(3)学生分组讨论下列问题

1)检测T细胞亚群的临床意义。

2)通过哪种实验可以检测T细胞亚群,实验原理是什么。

3)设计一个检测T细胞亚群的实验研究方案。

（4）各组组长向全体同学汇报本组讨论情况和设计方案。

（5）自由发言。

【教师点评】

教师对学生的讨论情况和设计方案进行点评。

【学生作业】

利用一种免疫方法,设计一个检测 T 细胞亚群的实验方案。

（吴学敏）

第 2 次实验　白细胞介素 2 的产生及检测

白细胞介素 2(interleukin 2,IL-2)是细胞免疫中心性细胞因子,具有多种生理功能。可刺激 T 细胞增殖分化,诱导产生 CTL,增强 NK 细胞活性,激活产生 LAK 和 TIL 细胞,刺激 B 细胞增殖分化和分泌抗体,诱导干扰素和多种细胞因子的分泌。上述作用与 IL-2 生成量和其受体表达量呈定量相关。在临床可用于肿瘤辅助治疗和癌性胸、腹水的治疗。

目前,IL-2 的检测方法主要有两大类,一类是细胞增殖法,另一类是免疫学检测法。

1. 细胞增殖法　IL-2 可刺激某些淋巴细胞增殖,根据细胞增殖情况可反映 IL-2 的活性,结果以 U/ml 表示。目前所用的 IL-2 反应细胞主要有 CTLL、CTB6、F12、CTLL-2 等小鼠 IL-2 依赖细胞株以及 ConA 活化的小鼠淋巴母细胞和小鼠胸腺细胞。这类细胞的增殖情况均可通过显微镜下直接计数、^{3}H-TdR 掺入法以及 MTT 法加以测定。细胞增殖法包括依赖性细胞株增殖法、T 淋巴母细胞增殖法和胸腺细胞增殖法等。

2. 免疫学检测法　根据抗原-抗体反应的原理,可利用抗 IL-2 的单克隆或多克隆抗体直接测定样品中的 IL-2 含量,结果用 ng/ml 表示。本法在 rIL-2 生产制备过程中可用以跟踪检测,在 rIL-2 基因克隆时亦可对阳性质粒进行初步筛选。

【实验要求】

（1）由教师讲解有关 IL-2 的基本知识、生理功能及临床意义,并引导学生分析如何检测 IL-2。

（2）学生分组讨论下列问题

1）IL-2 的特点。

2）IL-2 的临床意义。

3）选择何种方法能够检测 IL-2,并设计一个 IL-2 的实验研究方案。

（3）各组组长向全体同学汇报本组讨论情况和设计方案。

（4）自由发言。

【教师点评】

教师对学生的讨论情况和设计方案进行点评。

【学生作业】

利用一种方法设计一个 IL-2 的实验方案。

（吴学敏）

第3次实验 肿瘤坏死因子的诱生及活性测定

肿瘤坏死因子(tumor necrosis factor,TNF)具有杀伤或抑制肿瘤细胞的作用(直接杀伤或抑制作用;TNF 通过对机体免疫功能的调节作用,促进 T 细胞及其他杀伤细胞对肿瘤细胞的杀伤;TNF 作用于血管内皮细胞,可损伤内皮细胞、导致血管功能紊乱、使血管损伤和血栓形成,造成肿瘤组织的局部血流阻断而发生出血、缺氧坏死);TNF 可提高中性粒细胞的吞噬能力,增加过氧化物阴离子产生,增强 ADCC 功能,刺激细胞脱颗粒和分泌髓过氧化物酶;抗感染;亦可作为内源性热原质,引起发热,并诱导肝细胞急性期蛋白的合成等。

TNF 有 α 和 β 两种类型,后者亦称淋巴毒素(lymphotoxin,LT),虽然产生的细胞类型不尽相同,但能与相同的受体结合,故二者的生物学活性极其相似;此外,二者亦有膜结合型与分泌型两种形式。

TNF-α 与 β 在体内、外均可对一些肿瘤细胞或细胞系起杀伤或抑制作用,而对体外培养的多种正常细胞则无细胞毒效应。根据这一特点,可利用对 TNF 敏感的靶细胞测定 TNF 活性。最常用的方法是检测 TNF 对小鼠成纤维细胞株 L929 或 L-M 细胞的细胞毒活性,细胞死亡率与 TNF 活性成正比。并可用特异性中和抗体来区别 TNF-α 与 TNF-β。检测细胞毒活性可用 ^{51}Cr 释放法或染料染色方法。

利用抗原抗体反应检测 TNF,可采用 RIA、ELISA、间接免疫荧光法及免疫组化法。RIA 及 ELISA 可用于待检样品的精确定量,现已有国产的 TNFELISA 试剂盒出售,方法简便、敏感且特异。而间接免疫荧光法及免疫组化法可用于对 TNF 的组织定位或观察 TNF 在细胞内及胞膜的定位。

TNF-α 分为跨膜型及分泌型,前者分子量为 26kD,而后者则为 17kD。可借助 SDS-PAGE 电泳,将蛋白按分子量大小分开,再用免疫印迹技术特异性地显示两种类型的 TNF-α。

【实验要求】

(1) 由教师讲授肿瘤坏死因子的基本知识及临床意义,并引导学生分析如何进行肿瘤坏死因子的检测。

(2) 学生分组讨论下列问题

1) TNF 的特点。

2) TNF 的临床意义。

3) 选择何种方法能够检测 TNF,并设计一个 TNF 的实验研究方案。

(3) 各组组长向全体同学汇报本组讨论情况和设计方案。

(4) 自由发言。

【教师点评】

教师根据各小组的发言情况进行总结点评,并对学生提出的问题集中解答。

【学生作业】

每人设计一个 TNF 的实验方案。

(吴学敏)

第 4 次实验　骨髓移植前的 HLA 配型

骨髓移植成败的关键之一是 HLA（也称组织相容性抗原，是人类白细胞抗原）配型问题，若骨髓供者与患者（受者）HLA 不同，便会发生严重的排斥反应，甚至危及患者生命。

经典的 HLA 基因座位有 A、B、C、DR、DQ 和 DP。在移植方面，主要进行 HLA-A、HLA-B 和 HLA-DR 三对位点的配型，只有两个个体的 HLA 配型完全相同才能进行造血干细胞移植，否则可能会发生两种情况：一是患者体内的免疫细胞把植入的供体细胞当做"异物"或"入侵者"进行攻击，称为移植排斥反应，其结果是移植失败，"种子"不能在患者体内植活。另一种可能是供体的造血细胞在患者体内植活，产生大量的免疫活性细胞，这些细胞"反客为主"把患者的组织和细胞当做"异物"和"入侵者"进行攻击，最容易受攻击的组织和器官是皮肤、肝脏和肠道，发生皮疹、黄疸、转氨酶升高和腹泻不止甚至血便，称为移植物抗宿主病，严重者可致命。

HLA 由遗传决定。我们知道，人类有 23 对染色体，来自于父母各 23 条，HLA 位于第六对染色体的短臂上。理论上说，同胞兄弟姐妹中有 1/4 的机会 HLA 配型完全相合；子女与父母之间只有一半 HLA 抗原相同，医学上叫做半相合。通常不能相互移植。所以骨髓移植供者最初主要在同胞兄弟姐妹之间进行筛选。

【实验要求】

（1）教师首先介绍有关 HLA 一般知识、遗传特点及在临床上进行 HLA 配型的意义。

（2）由教师讲解有关骨髓移植的基本知识及临床意义，并引导学生分析如何进行骨髓移植前的准备。

（3）学生分组讨论下列问题：

1）骨髓移植的特点。

2）HLA 配型的原理。

3）HLA 配型的临床意义。

4）选择何种方法能够进行 HLA 配型，并设计一个 HLA 配型的实验研究方案。

（4）各组组长向全体同学汇报本组讨论情况和设计方案，随后自由发言。

【教师点评】

教师对学生的讨论情况和设计方案进行点评。

【学生作业】

利用一种方法设计一个 HLA 配型的实验方案。

（吴学敏）

第十二章　医学微生物学创新性实验

第1次实验　肺结核——结核杆菌的分离培养与鉴定

患者,女,21岁。就诊时主诉:近一个多月来咳嗽,痰中时有血丝,痰少,多为干咳,无胸痛,但有明显乏力,消瘦,食欲不振,盗汗,自觉午后微热,心悸。查体:T38℃,慢性病容。实验室检查:外周血 WBC $12×10^9$/L,分类:杆状核3%,分叶核63%,淋巴细胞33%,单核细胞3%,血沉为70mm/h。X线透视右肺尖有小块阴影,边缘模糊。

【实验目的】

将结核杆菌分离鉴定的方法应用到临床实践中,培养学生对结核分枝杆菌分离鉴定的思维和实践能力。

【实验要求】

为该患者做结核杆菌分离培养时,采取相应临床标本,按照细菌分离鉴定的程序,设计试验方案,将所采取的临床标本中的结核分枝杆菌分离鉴定出来,以明确诊断。并测定其对常用抗结核药物的敏感度,以指导临床用药。

(董　颖)

第2次实验　支原体肺炎——肺炎支原体的微生物学鉴定

张某,男,8岁。以间断咳嗽气喘2个月余加重1周入院。查体:咽红充血,口唇轻度发绀,双肺呼吸音粗,可闻及痰鸣、喘鸣及中小湿鸣。入院摄胸片提示支气管肺炎,查血支原体 IgM 抗体阳性,血常规及粪尿常规均在正常范围。

【实验目的】

要求学生掌握肺炎支原体分离鉴定方法。

【实验要求】

要求学生自行设计肺炎支原体分离培养鉴定流程和具体实验材料与方法,明确诊断。

(卢　颖)

第3次实验　慢性肾盂肾炎——L型细菌的检测

患者,女,50岁。因"排尿刺激、腰痛、血尿、畏寒、发热2日"就诊,患者曾有7年慢性肾盂肾炎并反复急性发作的病史,3日前因受凉突发尿频、尿急、尿痛、腰痛加重、畏寒、发热症状。体格检查可见急性热病容,皮肤无红疹或红斑,浅表淋巴结未触及,眼睑无浮肿,心肺无异常,腹软,下腹部无压痛,肝脾未触及,双肾区扣痛(+),双下肢不肿;体温39.5℃,血压130/80mmHg,脉搏95次/分,呼吸20次/分;化验:血红蛋白132g/L,白细胞 $10.8×10^9$/L,中性粒细胞0.80,尿白细胞 $8×10^6$/L,尿蛋白(+),可见白细胞管型,尿细菌计数培养为大肠埃希菌 10^5CFU/ml,B超检查显示双肾形态无明显异常,初步诊断为慢性肾盂肾炎急性发作。

【实验目的】

了解细菌 L 型的分离与鉴定方法

【实验要求】

要求学生自行设计 L 型细菌分离培养鉴定流程和具体实验材料与方法,明确诊断。

(程　峰)

第 4 次实验　念珠菌性肺炎——白假丝酵母菌微生物学鉴定

患者,男,64 岁。慢性气管炎病史 20 年。近日因受凉后出现发热、咳嗽、咳痰,在当地医院抗生素治疗 2 周未见好转,近 2 天咳嗽加重,痰呈脓性来院。查体:T38.3℃,P124 次/分,R26 次/分,BP120/75mmHg。口唇发绀,口腔黏膜可见点状白膜。痰涂片找到真菌菌丝,未找到抗酸杆菌,3 次痰培养见白假丝酵母菌,对氟康唑敏感。胸部 X 线:肺见纤维条索影,斑片状密度半高影,双下肺纹理明显增多,右下肺大片状密度增高影。

【实验目的】

要求学生掌握白假丝酵母菌分离鉴定方法。

【实验要求】

要求学生自行设计白假丝酵母菌分离培养鉴定流程和具体实验材料与方法,明确诊断。

(卢　颖)

第 5 次实验　大蒜提取物的抗菌性分析

【实验目的】

要求学生掌握抗菌性分析方法。

【实验要求】

要求学生设计实验证实大蒜提取物的抗菌性,设计具体实验材料与方法,要求使用定性和定量两种方法。

(卢　颖)

第 6 次实验　食堂炊餐具等卫生细菌学调查

公用餐饮具的卫生状况关系到广大师生的就餐安全和身体健康。微生物大肠菌群检测是评价餐饮具卫生状况的重要指标。为了解本校公用餐饮具的卫生状况,现对食堂餐具进行卫生细菌学调查。

【实验目的】

对食堂餐具进行卫生细菌学调查。

【实验要求】

查阅相关文献,设计实验方案对食堂餐具进行卫生细菌学调查,并写出调查报告,并提出改进意见。

(张　佩)

第十三章　人体寄生虫学创新性实验

第1次实验　市售蔬菜土源性线虫卵污染调查

【实验目的】

掌握市售蔬菜土源性线虫卵的调查方法及分离方法,学习寄生虫流行病学调查基本方法,为制定寄生虫病防治措施提供依据。

【实验材料】

多种市售蔬菜、33%硫酸锌液、毛刷、锥形瓶、钢筛、吸管、载玻片、盖玻片。

【实验要求】

1. 标本采集　到附近菜市场购买10种以上当地常见生吃或半生吃的新鲜蔬菜,如小白菜、苦苣、大葱、西红柿、青椒、生菜、黄瓜、香菜、空心菜、萝卜等。每250~500g为一组。

2. 标本的清洗与浓缩　将蔬菜放入脸盆中,逐叶或逐个用毛刷蘸取自来水刷洗,将洗过的水用钢筛过滤,除去大块物质及其他杂物,将滤液倒入锥形杯中,待其自然沉淀。1.5小时后倾去其上层液,再放入清水,搅拌后静置。如此反复水洗和自然沉淀,直至上液澄清为止。倾去上清液,每份保留约100ml的沉渣和沉淀液。

3. 土源性线虫卵的检查　可采用硫酸锌离心浮聚法。取上述沉渣10ml于有塞的玻璃管中,加水接近满瓶,搅拌后经2000r/min离心4分钟,弃去上液。在沉渣中加入33%硫酸锌液至距管口约1cm处,2000r/min离心1分钟,再加入硫酸锌溶液至略高于瓶口,覆上盖玻片,静置15分钟,取下盖玻片置于载玻片上镜检。

【注意事项】

临床标本检查通常采用新鲜粪便标本,但是蔬菜瓜果上的虫卵都已经发育,检查时可能看到各种发育阶段的虫卵,所以要注意各个时期虫卵的鉴别。

【学生作业】

仔细观察镜检结果,统计当地市售蔬菜土源性线虫卵的污染状况,得出调查结论并进行分析,写出调查报告。

(单　颖)

第2次实验　人体蠕形螨感染的检查

【实验目的】

掌握人体感染蠕形螨的检查方法及蠕形螨的形态特点。

【实验材料】

刮片或痤疮压迫器、解剖针、载玻片、盖玻片、透明胶纸、甘油。

【实验要求】

1. 挤压涂片法　通常采用痤疮压迫器或两拇指在被检查者的鼻尖、鼻翼、鼻唇沟、颊部及颏部等处用力挤压,将皮脂分泌物挤出,用充分消毒过的刮片将皮脂分泌物挑至载玻片上,滴加一滴 50% ~ 70% 的甘油,然后将皮脂涂匀,覆以盖玻片轻压,使油脂均匀摊开,镜检。

2. 透明胶纸粘贴法　取一洁净载玻片,剪一段透明胶纸,长 7.5cm,宽 2.5cm,贴于载玻片上。嘱受检者晚上睡前洗脸后将胶纸揭下,贴于自己的鼻尖、两侧及鼻沟处,次日早晨洗脸前将胶纸取下贴于载玻片上,注意将胶纸帖平,镜检。此法安全简便,检出率高,并有捕捉灭虫效果,也可按胶纸面积定量计算螨的感染率。

【注意事项】

不管是挤压涂片法还是用透明胶纸法采集的标本,最好及时检查,若放置时间过久,虫体透明不易检出。蠕形螨对 75% 乙醇有一定耐力,消毒 15 分钟以上才有效,故用于检查后的器材,经 75% 乙醇消毒后须再用火焰消毒,以防传播。用手挤压后更应注意手的充分消毒。

【学生作业】

自制调查表,调查并统计分析全班或全年级同学蠕形螨的感染状况。

(单　颖)

第3次实验　蚊生活史各阶段的饲养与保存

【实验目的】

掌握蚊成虫与幼虫的饲养技术与保存。

【实验材料】

蚊虫笼、瓷盆、玻皿或烧杯、吸管、温度计、湿度计、各种饲料。

【实验要求】

1. 成蚊的饲养

(1) 现场捕获成蚊的饲养:采集的饱血雌蚊应立刻放入蚊笼内,笼内放置一条折叠多层的湿纱布,增加笼内湿度和供蚊吸水,途中要避免剧烈震动。成蚊带回实验室后,应置于 (28±1)℃,湿度 60% ~ 70% 的饲养室内,笼内放含 10% 糖水纱布或棉球的小盅,供成蚊吸食,糖水纱布或棉球 1 ~ 2 天更换一次,直至产卵。

(2) 实验室羽化成蚊的饲养:在蚊笼内放入新羽化的成蚊 500 ~ 1000 只,雌雄比例约 1:1,并放入 10% 葡萄糖水,供蚊吸食。成蚊羽化后 3 ~ 4 天,在蚊笼内放置产卵皿,供其产卵。成蚊产卵期间,一般隔两天供应血源一次,让其充分吸血,大量产卵。成蚊交配、吸血及卵巢发育均需要一定的光照,因此应将蚊笼向光放置,每天光照 10 ~ 14 小时。

2. 蚊卵的收集　将吸血的雌蚊放入蚊笼内。笼内放一个铺有棉花或吸水泡沫的玻皿,加水润湿后,上面再放一层吸水纸。蚊虫在纸上产卵后,将产卵纸移出,保持湿度。2 ~ 4 天后,放进水中孵出幼虫。

3. 蚊幼虫的饲养　关键在于保持合适的水温、适合的幼虫密度、合理的喂饲和水体的清洁。水的表面温度应与室温相似,水底温度应不低于水面温度 2～3℃。幼虫饲料的肝粉需脱脂,并经 100 目筛,酵母粉应用纯品,亦需 100 目筛。投加饲料的量和次数,要根据幼虫不同龄期的需要和幼虫密度的大小而定。饲养用水一般为天然水或自来水,若用自来水须放置过夜,使其脱氯。饲养方法将卵或幼虫放瓷盆中,加入饲料喂养,等幼虫长成蛹时再将瓷盆放昆虫笼中。

(1) 第一、二龄幼虫的饲养:将成熟的卵连同滤纸或尼龙丝布移入直径 28～35cm 盛放2000～3000ml 水的搪瓷盆内孵化。一般蚊卵入水后在 24 小时内大部孵化。刚孵出的第一龄幼虫,第 1 天不给饲料;第 2 天用小勺将其移入放幼虫的盆内,盆的大小及水容量同上。每盆放养 25000 条左右,加少量的肝粉和酵母粉(约 0.01g/盆)。随着幼虫个体的增长,适当增加撒布肝粉和酵母粉的次数,每天投加 3～4 次。饲养用水一般不用更换,只需隔天适量地补充一些清水。如水面出现水膜或水变混浊而致幼虫出现死亡时,应立即将存活的幼虫连同一部分水换入新盆,并补充新水,按原来方法继续饲养。幼虫发育至第二龄末期时,再行分盆,每盆 500～700 条。分出的新盆可多加一些饲料,为底饲料。而后加饲料的次数及量不变。

(2) 第三、四龄幼虫的饲养:幼虫从第三龄发育迅速,食量增加,因此每天施加的饲料次数应增加 4～6 次,每次量约为 0.03g 左右。同时要经常注意水质的变化,如发现水质混浊、盆底有腐败粘絮状物时,应及时清除。另外,每天要补充一些清水。整个幼虫期约为 8～10 天,存活率可在 80% 以上。

(3) 蛹的处理:幼虫化蛹后,用大口吸管将蛹吸出,放入 13cm×5cm 搪瓷碗内,每碗放蛹1000 条左右,并用清水漂洗 1～2 次,然后置于蚊笼内,48 小时后,蛹将全部羽化。

【注意事项】

(1) 应注意瓷盆中幼虫的密度不可太大,尤其在三、四龄的幼虫。一般在 10 cm² 水面平均有 5～8 条三、四龄幼虫比较适宜。

(2) 应给与适当的灯光或阳光的照射,但注意阳光照射不能将水晒热,以免温度增高导致幼虫死亡。

(3) 注意保持水的清洁,不可长霉或发出恶臭。

(4) 如果幼虫不放进昆虫笼内饲养时,应注意在蛹出现时,立即将蛹放入笼内水盆中饲养。这样蚊在笼内羽化后就不会飞出。

(5) 饲养成蚊的糖水不可过浓,否则蚊来吸食时,将被粘在纱布或棉球上,亦不可过稀,否则蚊将吸食过量而胀死。

【学生作业】

详细记录实验过程与实验结果,写出实验报告。

(单　颖)

参 考 文 献

黄敏,张佩.2010.医学微生物学(案例版).第2版.北京:科学出版社

金伯泉,2008.医学免疫学.第5版.北京:人民卫生出版社

李凡,刘永茂.2002.基础医学实验教程.北京:高等教育出版社

杨宗琪.2009.病原生物与免疫实验学.北京:科学出版社

张朝武.2006.细菌学检验.北京:人民卫生出版社

周庭银,赵虎.2001.临床微生物学诊断与图解.上海:上海科学技术出版社